赵敏俐·总主编

细读黄帝内经

细读国学经典丛书

姚春鹏 姚 丹——著

太素 至数 一气 清净 内守 有节 阴阳 平衡 互生 养藏

中国出版集团 研究出版社

图书在版编目（CIP）数据

细读黄帝内经 / 姚春鹏，姚丹著 . —北京：研究出版社，2017.7（2019.8重印）
ISBN 978-7-5199-0049-6

Ⅰ . ①细… Ⅱ . ①姚… ②姚… Ⅲ . ①《内经》—通俗读物
Ⅳ . ① R221-49

中国版本图书馆 CIP 数据核字（2017）第 020038 号

细读黄帝内经

作　　者	姚春鹏　姚丹　著	
责任编辑	刘姝宏	
出版发行	研究出版社	
地　　址	北京市东城区沙滩北街 2 号中研楼	
邮政编码	100009	
电　　话	010-63292534　63057714（发行中心）	
	63055259（总编室）	
传　　真	010-63292534	
网　　址	www.yanjiuchubanshe.com	
电子信箱	yjcbsfxb@126.com	
印　　刷	三河市兴国印务有限公司	
开　　本	787mm×1092mm　1 / 16	
印　　张	22	
版　　次	2017 年 7 月第 1 版　2019 年 8 月第 2 次印刷	
书　　号	ISBN 978-7-5199-0049-6	
定　　价	58.00 元	

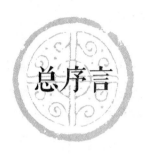

总序言

　　中华民族的现代化建设离不开传统文化，这是我们在近百年的历史实践中得出的最宝贵的经验。2013 年 8 月，习近平总书记在全国宣传思想工作会议上提出的"四个讲清楚"，强调了传统文化在现代化建设中的重要意义。2014 年 2 月 24 日，习近平总书记在主持中共中央政治局第十三次集体学习时又说："培育和弘扬社会主义核心价值观必须立足中华优秀传统文化。牢固的核心价值观，都有其固有的根本。抛弃传统、丢掉根本，就等于割断了自己的精神命脉。博大精深的中华优秀传统文化是我们在世界文化激荡中站稳脚跟的根基。中华文化源远流长，积淀着中华民族最深层的精神追求，代表着中华民族独特的精神标识，为中华民族生生不息、发展壮大提供了丰厚滋养。"

　　要讲清楚传统文化在现代化建设中的作用，在立足传统的基础上培育和弘扬社会主义核心价值观，首先必须认真地学习传统文化。只有对传统文化有了透彻的了解，我们才能认识到它在当代文化建设中的价值和意义。学习传统文化的最佳方式是阅读经典，经典沉积着中华文化最核心的内容，在文化传承过程中发挥着最为重要的作用。早在先秦时代，《诗》《书》《礼》《乐》《易》《春秋》这六种著作，就被人们推崇为"经"。梁人刘勰说："经也者，恒久之至道，不刊之鸿教也。""经"在中国古代何以有这样崇高的地位？因为它们产生于中华文化的早期，是中华民族文明和智慧的结晶，也是后世文化发展的基础。我们今天所说的经典虽然超出了古代"六经"的范畴，但是它的基本内涵不变。凡是可以被后世称为经典的著作，它一定具有永恒的价值、丰富的内容，一定适合各个不同历史阶段的文化需要。阅读经典，会使我们更深切地感受到中华文明的悠久与伟大，受到民族文化智慧的熏陶，领会先贤们在社会、人生、历史等诸多方面所做过的深刻思考，从而提升我们的文化水平和人生境界。

然而，经典产生的时代距离我们已经非常久远，特别是由于白话文运动兴起之后而产生的古今隔膜，本来就文字古奥、内容艰深的中国早期文化经典，对今人来讲在学习和阅读上都存在着很大困难。细读经典，就是有效的学习途径之一。

所谓细读经典，就是对经典进行一字一句的仔细研读。由于古今文字的差异，字义的变迁，句法结构的不同，对今人来讲，读通一篇古文已经不易。更何况，由于古今历史的变革，名物典章制度的变化，以及由于时代不同所造成的文化断裂和知识背景的差异，即便是从表面看起来似乎已经读通的句子，如果不经过仔细辨析，也往往会有望文生义之弊。而要弄通一部经典博大精深的文化内容，就更需要仔细研读不可。

然而在生活节奏越来越快的当代社会，除了专业学者之外，很少有人有时间细细地研读古代经典。有鉴于此，我们聘请了国内著名的专家学者，精选了古代经典中的若干篇目，编辑了这套细读经典丛书，期望由专家学者带领大家，在有限的时间内细读经典中的精华片断，从而了解经典的内容，体悟经典的魅力。在我看来，要认识优秀的传统文化，就必须细读经典，没有经过对经典的细读，就妄称自己了解了传统文化，奢谈传统文化的好与坏，除了少数的"天才"之外，对多数人而言不过是在自欺欺人。不了解传统文化，又如何谈得上弘扬和继承？所以，在这个喧哗而又浮躁的社会里，我们希望有人能够抽出时间坐下来，静静地品读经典，安定浮躁的内心，修养自己的品性，提高人生的智慧，创造高雅的生活。谈到古代经典，不免让有些人望而生畏。其实，如果你能坐下来真正平心静气地细读几篇，就会发现，经典从来就不是高头讲章，也并非如人们想象的那样深奥难穷。经典本身就来自于生活。细读经典，我们才会从中体会到传统文化与我们的关系是多么亲近。细读《论语》，我们感到孔子就是一位可爱慈祥的老人，仿佛他正在与我们促膝谈心。细读《周易》，我们会发现古人是如何从自然与社会中总结经验，如何在生活中增长智慧并且又将其用于自己的生活……总之，我们之所以要细读经典，是因为只有如此，我们才能真正地了解传统文化，真正受到传统文化的熏陶，才能从传统文化中汲取有益的营养，才能将其真正地传承下去，落实到自身的文化实践中，而不是停留在口头上。

我们编选这套"细读国学经典丛书"的目的就是引导大家细读经典。为了真正落实细读两个字，我们确定了如下体例：第一是从经典中选取最能体现其精华内容的篇目。第二是对原文做简洁的注释，以求扫除读书识字的障碍。第三是进行细读，即由专家引导读者对所选篇目进行尽可能细致的导读。经典之所以称为经典，是因为其包含的知识内容特别丰富。因此在细读部分，专家们会根据所选篇目补充大量的知识，以便于读者对经典的理解。当然，对于一名优秀的读者来说，他对经典的阅读不应该受专家的限制，他还可以在此基础上阅读更多的资料，在对经典的涵咏中有更深入的理解。我们期望通过这样的方式，能够引导读者真正坐下来平心静气地读书。

"子曰：'学而时习之，不亦说乎？有朋自远方来，不亦乐乎？人不知而不愠，不亦君子乎？'"细读经典，就让我们从《论语》开篇的这三句话入手。对这三句话有了比较深切的了悟，由此而前行，就会不断地体会到细读经典的乐趣。

赵敏俐

于京西会意斋

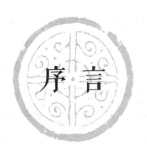

序 言

　　《黄帝内经》简称《内经》，是中国传统文化的元典之一，是传世现存最早的中医理论典籍，是汉代之前中医学理论和实践的集大成者。《黄帝内经》的面世标志着中医学以全新的面貌出现在华夏大地，以独特的思想理论和实践方式维护着中华儿女乃至东亚文化圈中人民的健康。并且通过商贸往来和文化交流远播古代阿拉伯、欧洲以及世界各地，给世界古代医学注入了新鲜血液。

　　在源自西方的现代科学技术称霸世界的当今时代，中医学仍然能够跨越文化、思想和交流的障碍，越来越受到包括欧美在内的世界各国人民的喜爱，彰显了中医学的顽强生命力。中医学是每个中华儿女都应该多少学习一点的必修课。在倡导全民、全社会学习国学，继承中华优秀传统文化的今天，不仅应该从诸子百家以及历史典籍中汲取做人和治国理政的精神营养；也应该学习《黄帝内经》，从中汲取养生的科学方法，为自己的身心健康提供保障；了解中国古代科学独特的思维方式和科学方法，为自己的事业提供来自不同视野的思想启迪。

　　《黄帝内经》包括《素问》和《灵枢》两部分，全书18万字左右。在今天18万字的著作算不上什么长篇大作，但在古代绝对是鸿篇巨制。受本书字数和阅读对象的限制，只选取其主要内容和精华来细读。考虑到本书的读者并不是职业医生或医学生，我们选择了能够反映中医学的基本思想理论以及与养生学关系密切的原文做详细的解读。这样做的目的是让读者对中医学获得基本的认知，为养生实践提供思想理论的保证和方法论的指引。

　　在细读之前，我们先为读者介绍《黄帝内经》这本书的有关问题。《黄帝内经》的名字出现在史籍，最早见于班固的《汉书·艺文志·方技略》："《黄帝内经》十八卷，《外经》三十七卷。"从《黄帝内经》的书名，以及初读原著，人们会形成《内经》是黄帝所作的印象。古代很多医家也认为《内经》非黄帝不能作。不过这种看法，到宋代受到了儒家学者的质疑。宋代理学家程颐认为从文字气象即语言风格特点看，《内经》应该成书于战国时代。司马光认为黄帝作为政治家主要的任务应该坐明堂，治理国政，哪里有时间和岐伯等大臣探讨医学问题呢？

　　我们认为《内经》作为古代的鸿篇巨制，并不是一部书，而是由多个学派的不同著作汇集而成，说成书并不准确，说成编可能更确切些。我们认为《内经》成编于汉代司马迁之后。司马迁很重视医学，为扁鹊和仓公作了列传，但《史记》未见《内经》之名，而最早见于《汉书·艺文志·方技略》。说明至少在司马迁之前《内经》还没有成编。《内经》没有成编并不代表构成《内经》的原始文献还没有出现。实际上，《内经》是汉代之前中华先民医学理论与实践的结晶，因此，把《内经》的成编追踪到中华人文始祖黄帝那里也是不无道理的。

　　《内经》冠名黄帝，在当时的考虑是取重于世人。《淮南子·修务训》说："世俗之人，多尊古而贱今。故为道者，必托之于神农、黄帝而后能入说。"意思是现在世人大多尊崇古人而轻贱今人。所以创立思想学术的人必定是依托于神农、黄帝这些古代的圣人才有利于自己学说的传播。

　　问题是往古的圣人不仅仅是神农、黄帝，《内经》为什么单单托名黄帝呢？显然不会是仅仅因为黄帝的声名，一定是有着某种内在的渊源关系。

　　根据《史记》的说法，黄帝为传说中的五帝之首，是有熊国君少典之子，姓公孙，名轩辕。据说在黄帝生活的时代，天下大乱，诸侯纷争，百姓饱受战乱之苦。轩辕黄帝不仅善于用兵打仗，而且胸怀正义，讨伐那些作乱的部落。最后各个部落归顺，建立了太平世界。黄帝不但建立了伟大的事业，而且在古人看来还是一位讲求医药和养生之道、最后成仙得道的帝王。《素问》王冰注说：黄帝"铸鼎于湖山，鼎成而白日升天，群臣葬衣冠于桥山，墓今犹在"。意思是黄帝肉体成仙而去，所以只能葬其衣冠为念。在先秦诸子百家中，道家是特别重视研究自然和生命，倡导养生，追求"长生久视"的学派，所以追认黄帝为道家始祖之一。在汉代初年，黄老学派盛行即其证明。在《庄子》书中多次提到黄帝事迹，其中论养生最有名的，是广成子和黄帝关于养生之道的对话。中医学作为养生保健、祛疾愈病的实用技术，其价值追求与道家有很多相似之处，所以和道家一样把黄帝作为自己学派的始祖崇拜，古代有关养生保健的著述多冠以黄帝之名，《内经》就是其中之一。

　　既然黄帝是托名，那么《内经》的作者是谁呢？《内经》作为自上古以来中华民族医学理论与实践的概括总结，绝不是一人一时可以完成的，而是多少代人在广袤的中华大地，漫长的历史长河中集体奋斗和智慧的结晶，即便是黄帝时代的人乃至黄帝本人对中华民族传统医药学和《内经》的形成都做出过自己的贡献。在这个意义上，托名黄帝也是有道理的。

　　《内经》为什么称为"内"经呢？据班固的《汉书·艺文志·方技略》记载，不但有《黄帝内经》，还有《黄帝外经》。据此，有人认为"内""外"犹如现在的"上""下"，不过是表示顺序的，并没有太多的深意。但也有人认为医学经典分内外是根据理论与临床，或理论的纯粹与驳杂而分的。也就是说《内经》主要是探讨医学基本理论的，《外经》是论述具体治疗技术的。

　　《内经》包括《素问》和《灵枢》两部分。"素问""灵枢"是什么意思呢？有人认为"素问"就是平素问答之书。而宋代的林亿等人在《新校正》中说："按《乾凿度》云：夫有形生于无形，故曰有太易，有太初，有太始，有太素也。太易者，未见气也；太初者，气之始也；太始者，形之始也；太素者，质之始也；气形质具，而疴瘵（zhài）由是萌生，故黄帝问此。太素者，质之始也，《素问》之名义或由此。"《乾凿度》是汉代解释《易经》的纬书《易纬》中的一篇。这段文字是论述宇宙发生过程的。古人认为现在可见的有形的万物都是从无形的原始状态演化而来的。古人把原始的演化状态分为四个阶段：太易、太初、太始、太素。太易是还没有气的阶段，太初是气开始的阶段，太始是形开始的阶段，太素是质开始的阶段。气、形、质都具备了，有了万物、有了人类，也就有了人类的疾病。林亿认为《素问》的名称可能就是由此而来的。一般认为这一说法是有道理的。因为隋朝的杨上善的《黄帝内经太素》可能就是源于此。另外，就《内经》本身说，基本上是以阴阳五行理论论证人体生理病理的，而阴阳五行学说就是解释宇宙气、形、质变化的一种古代自然哲学。

　　《灵枢》也称《九卷》《针经》。《灵枢》开始没有名字，因为总卷数为九卷，与《素问》相对就称为《九卷》。《灵枢》的内容主要论述的是针刺方法以及针刺的理论基础——经脉气穴的，所以称为《针经》。称《灵枢》实质上也与针刺有关。"枢"为门枢，即门轴，门户的转动全赖门枢。门枢的功能与今天门上的折页相同。"区"（ōu）古文作"區"，古篆作"〇"。其中有圆点表示转动的门轴。因为古代的门都是木制的，所以后来加"木"作"枢"，有转动、枢纽等意思。"灵"是对"枢"的修饰，灵活地转动。中医学认为气是人体生命活动的动力源泉，气只有在身体内灵活地运转，人的生命活动才能正常，身体才能健康。针刺正是通过调整经络，使失常的气血运行恢复正常，即恢复到灵动的枢转状态，故称《灵枢》。

《内经》总计一百六十二篇，《素问》《灵枢》各八十一篇。八十一篇之数不是偶然的，而是古人刻意选择的结果。数，在今天看来不过是计量单位；而在古人看来，数不仅是数量，而且表征着宇宙之中的某种规律，如所谓的"气数"。《内经》认为从"一"至"九"这九个数是天地之至数。"至数"就是最重要的数，最根本的数。八十一是"九""九"之积，是对天地之间疾病变化及治疗规律的模仿。

《黄帝内经》是我国现存最早的医学典籍，但其内容又不仅限于医学，而与中国古代的哲学、天文、地理等学科密切相关，是一部哲学和自然科学的综合著作。在现代学术分类的视野下，医学作为以治疗疾病、维护人体健康为目的的学科，归属于自然科学的范畴。但医学在其本性上并不仅属于自然科学，它更蕴含着社会科学的内容。所以有的医学家认为，医学与其说是自然科学，不如说是社会科学更为合适。因为与人有关的科学就不仅是自然科学所能涵盖的，必然蕴含着社会文化的内容。我国古代的医学家从来没有把医学看成是孤立的为医学专家所垄断的专门学问，而是把它放在天地自然和社会文化的大视野中来思考的。所谓"道者，上知天文，下知地理，中知人事，可以长久"。

《黄帝内经》医学著述写作于诸子百家学术争鸣的年代，与诸子之学百家相互倡和，对其多有吸收，并深受其影响。从《内经》文本看，黄老道家、《周易》与《内经》关系最紧密。如老子的无为思想，庄子的真人、至人、圣人、贤人人格，出现在《内经》的很多篇章中，《内经》多处引用《老子》《庄子》中的言论。可以说，在价值观上，《内经》与黄老道家是一致的，有的学者将《内经》看成黄老学派的著作是不无道理的。这也是《内经》托名黄帝的内在根源。

《周易》的"象数"思维是《内经》理论体系建立的核心方法。脏象学说、十二经脉理论与《周易》有着渊源关系。《周易》的观象论、制器尚象论导出了医学上的脏象学说。《周易》对阴阳的太少划分、八卦的三爻论及天地人三才论，成为医学三阴三阳、十二经脉理论的依据。《周易》对《内经》论述运气学说的七篇大论影响更为明显。《天元纪大论》与《周易》的《乾》《坤》两卦的《象传》《文言传》有着明显的渊源承袭关系。可以说，运气学说的理论框架深受《周易》的理论框架的影响。另外，儒家的中庸、中和，"有诸内，必形诸外"以及重"本"的观念等也都是《内经》医学的重要观念。

《内经》的医学理论之所以与诸子百家之学有着如此密切的关系，是因为中国古代的学术是一个一以贯之的统一整体。在今天看来，医学与诸子百家之学分属于科学与哲学两个截然不同的领域，但在中国古代并没有这种分别。中国古代的学问并不像源自西方的现代学术那样有着明显的学科划分，而是有一个普遍的大道贯穿于一切学术之中。不同的学术都是这同一大道的显现。另外，从中国古代的宇宙观来看，古人把包括人在内的整个宇宙看成一个大生命的流行发育过程，一切学问都是对这大生命流行化育的揭示，医学与其他学术之间并不是外在而是内在统一的关系，即都是关于生命的学问。

中华民族是具有悠久历史传统，创造了光辉灿烂的文化，富有伟大智慧的民族。我们祖先所创造的文化是与西方文化不同的另一种文化，是富有相当智慧的文化，在一定意义上代表了人类未来的发展方向。当然，随着中国近百年来的现代化运动，我们祖先所创造的文化已经越来越遥远了，现代的中国人已经不太理解我们传统的文化和思维方式了。这影响了我们阅读和理解古人的作品，阻碍了我们与先人的心灵交通。为此，有必要把《内经》最基本的学术思想和思维方式向读者做一简要的介绍，为读者朋友提供渡河的津梁，打开宝藏的钥匙。

阅读中华文化的经典，首先要排除现代思维定式的干扰，进入古人的思维之中，才可能理解经典的本来意蕴。借用当年公乘阳庆传授仓公医术时，让他尽弃其旧学的说法，请读者朋友先把我们固有的思想观念"悬搁"起来，摆脱其束缚，倾听古人的声音。

天人合一的天人相应观。天人问题是中国古代哲学的基本问题，在这个问题上各家说法虽有不同，但基本上取天人合一的观点。《内经》持天人相应的观点。天人相应的基本内涵是指人由天地之气所化生，人的生命活动取决于天地自然的变化规律，人应该主动顺应天地自然的变化规律。顺应天地自然对养生和治病有着特别重要的意义，顺之则生，逆之则死。

天地万物由一气所化。中国古人认为气是宇宙和生命的本源，人与天地万物都由气所化生。天与人之间之所以存在着相应的关系，源于天人一气。气是沟通天人万物的中介，气是人与万物生死存亡的根据，是生命的本质。在气论自然观的宇宙图景中，整个宇宙是一个大生命体，是由气所推动的大化流行过程。就人来说，生命取决于气，养气、调气是养生和治病的根本要求。

阴阳五行是中医学认识世界的基本框架。古人认为作为天地万物本源的气（或称元气）具有运动化生的本性。气的运动展开为阴阳五行，阴阳五行之气是世界的基本结构。整个世界就是以气为内在本质，以阴阳五行为外在形态表现的动态统一系统。

万事万物通过阴阳五行联系为一个统一的整体。《内经》根据这一思想建立了以五脏为中心，在内联系六腑、经脉、五体、五华、五窍、五志等，在外联系五方、五时、五味、五色、五畜、五音、五气等，相互关联相互作用的整体医学宇宙观。阴阳脏腑辨证成为中医认识疾病的基本思维模式。

形神统一，重神轻形，是中医区别于西医的基本特征。古人认为，天地万物由气所化生，具体说来，是由在天之气（阳气）和在地之形（阴气）和合而成。就人来说则是形神合一。神是气之功能的极致表现，神本质上也是气。人的生命活动虽然要以形体为依托，但终究以气为本质。气在，生命存；气去，生命亡。所以中医在生命观上重气轻形。最佳的生理状态应该是形气相得，在病理状态下则是气胜形则生，形胜气则死。因此，与重视人体生理解剖结构研究，从有形的物质存在着眼的西医不同，中医重视对无形的生命之气变化过程的研究。在养生和治疗上取得了西医所不曾达到的成就，对人类文明的发展做出了独特的贡献。中医西学是互补而不能相互代替的医学体系。

阴阳和平是中医学最高的价值追求。追求宇宙万物的和谐是中华民族的永恒价值观。孔子认为中庸是至德，是历代圣贤相传的不二法门。《中庸》一书则将中和提升到宇宙本体的高度来认识。认为中和是天地居其位，万物得其化育的先决条件。同样，《内经》也认为阴平阳秘是生命存在的前提。在养生上，调和阴阳，达到和同筋脉，气血皆从，内外调和是养生的最终目标。人之所以生病，根本原因就是气血阴阳的逆乱失调，所以中医的具体治疗原则虽有很多，但都以平调阴阳气血为最后目的。

取象运数比类是中医思维的基本方法。这一思维方法肇始于上古，形成于《周易》，在中医学和其他传统学科中得到了运用和发展。《易传·系辞》讲："古者包牺氏之王天下也，仰则观象于天，俯则观法于地，观鸟兽之文，与地之宜。近取诸身，远取诸物。于是始作八卦，以通神明之德，以类万物之情。"八卦就是用观象的方法制作的。象是物象，是事物显现于外的形象。观是对物象的观摩、研究。古人认为万物皆由阴阳五行之气所化生，相同的气所生之物具有相同或类似的作用功能和形象，彼此之间具有特别的亲和力，所谓"同气相求""同类相动"。古人就是以此为根据归类划分事物，作为认知基础的。《周易·说卦》有一种在今天看来很奇怪的分类方法。如"乾为天、为圜、为君、为父、为玉、为金、为寒、为冰、为大赤、为良马、为老马、为瘠马、为驳马、为木果"。在这里，这些属于乾的事物在今人看来似乎风马牛不相及，古人将其归为一类所依据的是它们所具有相同或相似的功能作用。《周易》依据这一原理把天下万物归为八卦这八大类。而《内经》则根据五行把万物归为五大类。

运数就是运用天地之数作为认知世界的纲领。《周易·系辞》说："天数五，地数五，五位相得，而各有合。天数二十有五，地数三十，凡天地之数五十有五，此所以成变化而行鬼神也。"所谓"天地之数"实际上就是一至十这十个基本的数字。在古人眼中，这十个数有着非同一般的意义，是决定世界存在方式的根据，这样的数已经不是普通计算意义上的数字，而成为一种认知世界的框架，也就是一种哲学——数理哲学了。《内经》所重视的是一至九这九个数。"天地之至数，始于一而终于九焉。"运数思维使《内经》能够运用一个简单的框架来认知复杂的世界及人体生理病理现象；取象思维使《内经》根据同象归并的原则类分事物，并认知事物之间的相互作用和联系。取象运数思维是《内经》建立医学理论体系的核心思维方法。也是其后中医学家运用中医理论认识疾病、认识药物的基本思维模式。

这里，再对与"象数"思维有关的象思维略加说明。象思维是中国古代哲学和科学独特的思维方式。说独特其实也不独特，象思维实际上是人类发生最早的普遍的基本的思维方式。象思维是其他思维方式的基础，太过于平常，反而为一般人所忽略。我们现在熟悉和使用的主要是概念思维。概念思维发源于西方，是现代科学、哲学的基本思维方式，是以抽象概念的形式来把握世界的。而象思维则与之相反，以象作为基本的要素来把握世界。所谓"象"即事物的形象。在中国象思维中，象是广义范畴，事物的静态形象、动态形象以及功能属性都属于"象"。象思维与概念思维的抽象性的最大的不同点是具体形象性。概念思维是心灵通过对事物不同属性的把握来定义概念的，而象思维则不能定义，而是心灵对事物之象的直接把握。象思维的象虽然也不是混乱的堆砌，也有其逻辑的秩序，但象本身是心灵直觉的产物。如我们在经验中认识了"红"的颜色，在其他场合别人说出"红"我们才能理解，反之则不能理解。《内经》是象思维的经典之作。因此，不能仅仅局限于文字的理解，必须对文字所揭示的象进行一番真切的体验，才能真正理解《内经》的内涵。这是要提示给每一位读者的。

在了解中医学的基本思想概念和理论方法之后，结合本书的另一个要点，对养生学的基本原则做一介绍。先秦儒道及各家文献中已经出现了"养生""摄生"的概念，可以推知先秦诸子百家都是非常重视养生的。对养生的关注成为中国文化的一大特色，这在与其他民族文化如西方文化的比较中更容易发现。读过西方思想史的人都知道，西方思想中好像没有中国文化这样系统的养生学方面的内容。养生学何以超越了医学领域成为中国传统文化普遍关注的对象？这与中国古代独特的世界观、生命观有关，是中国古代哲学理念的逻辑要求。

中国古代之所以有着丰富的养生学理论与实践，取决于古人对生命的独特认识。古人认为整个世界就是一个生生不息的大生命体，世界的本性就是生。"生"，为象形字，《说文解字》云："生，进也。象草木生出土上。凡生之属，皆从生。"《易传》说："天地之大德曰生。""生生之谓易。"天地最大的美德就是生化万物。人与动植万类的生生不息正是天地大德的体现，生也是天地之仁的体现。《易传》说："立天之道，曰阴与阳；立地之道，曰柔与刚；立人之道，曰仁与义。"阴阳、柔刚、仁义虽然分属于天、地、人，但天、地、人又是相互联系的，所以古人认为天道也有仁义。天地万物的生生不息就是天道之仁的生动体现。古人把包括天地万物和人在内的整个自然界看成一个大生命体，也就是说古人视世界是生命的存在、有情的存在。所以很多学者，包括笔者在内，认为中国哲学属于生命哲学或生态哲学。过去很多人根据古人的一些表述，把中国哲学的主流判定为唯心主义，其实是不对的。中国哲学不能用唯心主义或者唯物主义来框定。过去的学者之所以把中国哲学的主体判定为唯心主义，与其对生命的狭隘理解有关，他们仅仅把以蛋白体为特征的物质运动理解为生命。如果我们把生命的观念扩大开去，整个生生不息的宇宙不可以看成一个大生命过程吗？把包括人在内的天地万物看成一个有情的大生命体，就为合理地处理人与自然界和万物的关系确立了温情主义的基调。

张载在《西铭》中把乾坤天地看成父母，把人民看成自己的同胞，万物看成自己的朋友。程颢持"仁者混然与物同体"，王阳明也持"以天地万物为一体"的基本价值理念。既然乾坤天地以生为大德，那么保养好自己乃至万物的生命就是作为万物之灵的人类的使命和责任。《中庸》说："唯天下至诚，为能尽其性；能尽其性，则能尽人之性；能尽人之性，则能尽物之性；能尽物之性，则可以赞天地之化育；可以赞天地之化育，则可以与天地参矣。"而养生就是"尽性"的主要手段。所以说，中国文化内在地包含着养生学。内经养生学的基本原则主要有：

一、因顺四时。阴阳决定着天地之间的四时季节气候变化，决定着万物的生长收藏。天人相应，人在天地宇宙之间必须根据一年四季阴阳寒暑的变化来生活才能健康长寿。

二、精神内守。精、气、神是生命活动的物质基础、能量来源和信息调控中心。生命活动的展开实际上也就是精、气、神的消耗过程，这当然是必须付出的代价，但是如果过度地消耗就会损伤生命，所以必须懂得保养精、气、神。而消耗精、气、神最大的无外乎各种嗜欲，即对富贵名利的贪恋。《内经》养生学价值观告诉我们，嗜欲不但不是人生的终极价值目标，而且会伤生败德，所以要适嗜欲于世俗之间，精神内守，追求清静虚无，无为自得的精神境界。

三、节欲保精。房事活动是繁衍后代的必然要求，也是天地、阴阳、夫妻的自然之道。孤阴不生，独阳不长。但房事必须有度。否则会伤精殒命。男子的生殖之精是人体之精中可见的一部分，过度消耗则导致生命活动物质能量来源不足，使生命机能整体下降，大大伤害身体，必须懂得节欲保精的道理。女子虽然在房事活动中没有可见之精的排出，实际上也有阴精的消耗，过度房事于女子同样伤精，所以节欲保精于男女都是一样的。

四、五味中和。饮食五味是人的后天营养来源，但饮食不当也会伤生。其一，要饮食有节，不能为满足口腹之欲而暴饮暴食。《内经》说："饮食自倍，肠胃乃伤。"其二，要五味中和，今天的说法就是营养均衡。根据中医理论，五味之间存在着生克制化的关系，五味各走五脏，过食某味会导致该味所入之脏的机能偏盛，从而导致五脏之间机能的平衡失调，所以在饮食上要保持五味均衡，即五味中和。

五、躲避虚邪。中医认为在外部世界存在着很多致病因素，虽然疾病的发生最终取决于正气的强弱，但是也应该尽可能避免邪气的侵袭。《内经》说："虚邪贼风，避之有时。"又说："避虚邪之道，如避矢石然，邪弗能害。"疾病的发生责任终究在自身。"夫天之生风者，非以私百姓也，其行公平正直，犯者得之，避者得无殃，非求人而人自犯之。"所以，"清静则肉腠闭拒，虽有大风苛毒，弗之能害"。

中华民族是富有智慧的民族，《内经》的养生思想在今天依然闪耀着智慧的光芒，依然是我们健康长寿的不二法门。但是西学东渐以来，包括哲学世界观、价值观及现代科学技术文化的西方文化在中国开始兴盛，包括养生文化在内的中国传统文化已经淡出。经过五四新文化运动，以儒家思想为代表的整个中国传统文化遭到了不公正的批判和抛弃，历史虚无主义成为人们的潜意识。我们已经与祖先创造的文化渐行渐远，已经很难真正理解自己的文化了。但是金子总是要发光的，近年来，国学热、养生文化热在民间自发地悄然兴起。说明包括养生学在内的国学能够满足人们心理的和实际的需要，是有用之学、有益之学。正如《中庸》所云："道也者，不可须臾离也，可离非道也。"既然养生学对于我们的生活、我们的健康如此重要，那就有必要学习养生学。

我们当今所处的是个什么样的时代呢？有人可能会说这是个物质富足，可以让人尽情享受的时代。我认为在一定意义上说这是个过度看重物质生活，而忽视精神，精神家园荒芜而物欲横流的时代。由此，而导致了很多人追逐物欲，鄙视精神的生活方式。这样的生活方式虽然能够满足一时的感性欲求，但终究不能给人带来持久的幸福。因为这与人的本性相背反。人是形神身心的统一体，人不能仅仅追求物质而忽视精神，精神才是人之为人的本质。精神家园的富足，精神境界的提升才是持久幸福之所在。相反，追逐物欲，鄙视精神的生活方式不仅不能使人持久幸福，还会使人致病。人人都不希望自己为疾病困扰，但是很多人没有反思，我为什么患病？用古人的话说是我们悖逆了自然之道，悖逆了养生之道。用我们今天的语言来说疾病源于我们错误的生活方式。生活观念与生活习惯的总和构成生活方式。

有人可能有疑问，养生是可能的吗？这个问题问得很有意义。如果养生像企图制造永动机一样没有可能性，那我们谈论这个话题就没有任何意义了。养生不像企图制造永动机一样没有可能性，而是有可能的。因为养生的最大障碍就是疾病。而我们之所以生病是由于我们错误的生活方式。采取什么生活方式，是可以选择的。每个人都有自己的生活方式，生活方式各不相同，但从根本上可以分为正确与错误两种。符合自然规律的生活方式是正确的；反之，则是错误的。老子说："自胜者强。"现在人们也常说："人最难战胜的就是自我。"养生的过程在一定意义上就是战胜自我的过程。从观念上说就是古人讲的理欲之辩的问题，是顺从天理还是放纵人欲。理学家讲"存天理，灭人欲"，这句话近代以来遭到人们的严厉批判。其实，人们对这句话有误解。所谓"天理"是合乎自然规律的一切行为，包括饮食男女；而人欲则是违背自然规律的一切行为。合理的饮食、男女之欲就是天理，而暴饮暴食，纵欲淫乱则是人欲。在这个意义上说，应该"存天理，灭人欲"。用今天的话说就是用理性思维来驾驭感性欲望。很多人在长期的生活中形成了错误的观念，养成了错误的生活习惯，给身心健康带来了伤害，必须纠正改变，这就是战胜自我的过程。病由业起，业由心造。有因必有果，因果报应。欲得养生之善果，必除害生之恶因，种养生之善因。学习《内经》养生学懂得了什么是正确的生活方式，什么是错误的生活方式，改变自己错误的生活方式，是我们告别疾病，永葆健康的根本途径。

如果您认同了《内经》的养生之道，那么如何才能获得养生的效验呢？这就要付诸实践了。但是实践的问题并不是一个简单的问题。古人云："知之非艰，行之惟艰。"有些问题，认识和理解固然不易，而实行起来则更难。养生就属于这一类。养生实践并不像竞技体育那样有什么超过常人能做的高难动作。养生之难不在于不容易做，而在于难于恒久地坚持。养生就是我们的生活本身，就是把合理的生活方式贯彻于人生的一切方面和始终。这当然不是很容易的。请朋友们记住《周易》的两个卦：《渐》与《恒》。《渐》卦的《象传》说："山上有木，渐；君子以居贤德善俗。"山上的树木是渐渐成长的，君子取法这一道理，逐渐地以自己的贤德善化风俗。《恒》卦的九三爻辞说："不恒其德，或承之羞。"没有持之以恒的德行就会产生令人羞辱的结果。《象传》说："日月得天而能久照，四时变化而能久成，圣人久于其道而天下化成。观其所恒，而天地万物之情可见矣！"恒久是天地自然之道，是万物发展的实情。所以，养生同样要遵循"渐""恒"之德。

中国古代文化是一个博大精深的整体，理解《内经》也必须进入中国文化这一大背景才行。因此，在细读时引证了很多诸子百家之言，以加深对《内经》的理解。古人讲做学问要懂得溯本求源，既要知其然，更要知其所以然，这样才能把学问贯通起来，才是真学问，活学问。否则了解只言片语，记住一二名词，除了炫耀己能之外，实在无益于身心。因此，在注释某些词语时，阐明其词义由来的逻辑关系，使读者逐渐养成求索语源，贯通学问的习惯。北宋理学家程颐在《易传序》中说："予所传者辞也，由辞以得其意，则在乎人焉。"望读者朋友能够借助注译、评析这一津梁，进入中国医学养生文化这一智慧的殿堂。《易传》云："神而明之，存乎其人。"愿与读者诸君共勉。

黄海不孤儒　姚春鹏
于曲阜师范大学日照校区静远斋

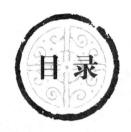

目 录

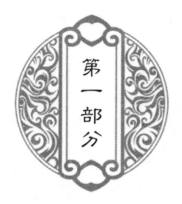

第一部分

素　问

古人把天地万物形成之前的某个阶段称为"太素"，所以"素"有本源的意思。所谓《素问》就是对包括人在内的万物生成原理以及人类疾病发生根源的追问，可以说是研究万物的生化规律、人生的养生原则和疾病的防治方法的学问。《素问》共计八十一篇，大致包含如下内容。

论养生之道：《上古天真论》《四气调神大论》《生气通天论》《移精变气论》《汤液醪醴论》；论阴阳五行：《金匮真言论》《阴阳应象大论》。论脏腑：《灵兰秘典论》《六节脏象论》《五脏生成》《五脏别论》《经脉别论》《脏气法时论》《宣明五气篇》；论脉法：《脉要精微论》《平人气象论》《玉机真藏论》《三部九候论》；论疾病：《热论》《咳论》《举痛论》《腹中论》《风论》《痹论》《痿论》；论刺法：《宝命全形论》《八正神明论》《调经论》；论治法：《异法方宜论》《标本病传论》；论五运六气：《至真要大论》《五常政大论》；论医德：《疏五过论》《徵四失论》。研读以上篇章，可以对《素问》的整体概貌有大致的把握，为进一步学习、研究中医学打下坚实基础。

《内经》在自然观、价值观上接受了道家思想，认为人类的道德是一个退化的过程。上古是人类道德水平最高和生活最合乎理想的时期，那时的人类完全取法于自然之道而生活，能够享尽天赋百年寿命，而当世的人们因违背了养生之道，难获天赋之年。号召人们遵循道家自然无为的态度，合乎养生之道去生活。养生的要义在于保持"形与神俱"的形神统一状态。"天真"即天赋与人的真精真气。上古懂得养生之道的人明白保养天真的重要意义，故以《上古天真论》名篇。本篇还依据女七、男八的自然节律论述了人体生理变化的规律，以指导养生实践。最后，论述了真人、至人、圣人和贤人四等养生成就所达到的境界。本篇名言："行不欲离于世，举不欲观于俗。"

古今年寿不同的原因

昔在黄帝①，生而神灵②，弱而能言，幼而徇齐③。长而敦敏④，成而登天。乃问于天师⑤曰：余闻上古之人，春秋⑥皆度百岁，而动作不衰；今时之人，年半百而动作皆衰者，时世异耶？人将失之耶？

【注释】

①黄帝：传说中的五帝之首。黄帝为中华民族的人文始祖，古代许多文献，常冠以"黄帝"字样，以示学有根本。《淮南子·修务训》说："世俗之人，多尊古而贱今，故为道者必托之于神农、黄帝而后能入说。"②神灵：聪明而智慧。③徇齐：此指思维敏捷，理解事物迅速。徇，迅疾。徇，通"睿"。齐，敏捷。《荀子·修身》："齐给便利，即节之以动止。"④敦敏：敦厚，勤勉。⑤天师：道家把天道（道）看成天地万物创生的根本，通晓天道的人称为天师。后来的道教中有天师道一派。这里的天师是黄帝对岐伯的尊称。《内经》主要是以黄帝、岐伯对话的形式写成的。中国传统医学不仅仅是治病养生的实用技术，其背后还有一套以道家天道论为主要背景的哲学理念的指导。⑥春秋：古人最早把一年分为春秋两季，所以春秋指年，一个春秋即一年。古代各诸侯国的编年史也称《春秋》。后来用春秋指称人的年龄。

【细读】

黄帝，据《史记》记载为传说中的五帝之首，是有熊国君少典之子，姓公孙，名曰轩辕。据说在黄帝时代，天下大乱，诸侯纷争，百姓饱受战乱之苦。轩辕黄帝善于用兵打仗，以征讨那些不按时祭祀天地鬼神的部落，讨伐那些作乱的诸侯。最后诸侯归顺宾服，黄帝建立了太平世界。黄帝不但建立了伟大的事业，而且还是一位擅长医药和养生之道，最后成仙得道的帝王。《素问》王冰注说：黄帝"铸鼎于湖山，鼎成而白日升天，群臣葬衣冠于桥山，墓今犹在"。意思是黄帝肉体成仙而去，所以只能葬其衣冠为念。

在先秦诸子百家中，道家是特别重视研究自然和生命，倡导养生，追求"长生久视"的学派，所以追认黄帝为道家始祖之一。在汉代初年，黄老学派盛行就是证明。在《庄子》书中多次提到黄帝事迹，其中论养生最有名的是广成子和黄帝关于养生之道的对话。广成子训导黄帝说："吾语女至道：至道之精，窈窈冥冥；至道之极，昏昏默默。无视无听，抱神以静，形将自正；必静必清，无劳女形，无摇女精，乃可以长生。目无所见，耳无所闻，心无所知，女神将守形，形乃长生。"中医学作为养生保健、祛疾愈病的实用技术，其价值追求与道家有很多相似之处，所以和道家一样把黄帝作为自己学派的始祖崇拜，古代有关养生保健的著述多冠以黄帝之名，《内经》就是其中之一。

古代的轩辕黄帝，生来就异常聪明，小时候就善于言辞，对事物有着敏锐的洞察力。长大后，敦厚朴实而又勤勉努力，到了成年就登上了天子位。黄帝问岐伯说：我听说上古时代的人，年龄都超过了百岁，但行动没有衰老的迹象；现在的人，年龄刚到五十岁，动作就显得衰老了。这是时代的不同呢？还是人们违背了养生之道的缘故呢？

黄帝不仅是一位善于平定天下、治理社会的最高统治者，而且是一位关心百姓个人生活幸福的慈悲仁者。因此，在治国理政之余，不辞辛劳与岐伯等通晓医道的大臣探讨医学和养生之道，为人们的健康长寿提供帮助。

黄帝发现他的时代的人刚刚年过半百就行动不便，身体衰老了；可是听说上古时代的人都能寿享百年而行动自由。黄帝没有认为当时的人半百衰老是理当如此的，而是探求其中的原因。经过思考，黄帝认为造成这种状况的原因有两种可能性：一种可能是时代社会变化了，人的生理与寿命的长短也改变了；另一种可能就是人自身生活起居的失误造成的。对此，黄帝不能做出判断而提出来向岐伯询问。

由此可见，黄帝不仅满足于在宏观层面上把社会治理好，而且关心百姓的生活特别是身心健康问题。黄帝勤于思考从古今对比中发现问题，并思考出现问题的原因。黄帝作为五千年前中华民族的人文始祖，这种勤政爱民的精神值得今天的社会管理者思考学习。作为社会管理者不能仅仅满足社会安定的表象，还应该有更高的人文关怀和价值追求。不仅满足于社会正常运转，而且思考如何使人民在物质、精神、身心各方面获得更好的发展和满足。

知道、守道是长寿的根据

岐伯对曰：上古之人，其知道①者，法②于阴阳，知于术数③，食饮有节，起居有常，不妄作劳，故能形与神俱④，而尽终其天年⑤，度百岁乃去。

【注释】

①知道：懂得养生的道理。②法：这里作动词，取法、效法。③术数：古代称各种技术为术数，包括类似于今天的科学技术及各种技艺等方面的内容。因为在"术"中有"数"的规定，故称"术数"。如在弹琴的技艺中就要掌握一定的数量的关系。这里指调养精气的养生方法。④形与神俱：形体与精神活动一致。形神是中国哲学及中国医学的重要范畴。古人认为人是形与神的统一体，形体来源于地的阴气，精神来源于天的阳气，二者结合化生为人，二者的分离就是人的死亡。因此，养生的要义就是要保证形与神的统一。⑤天年：人的自然寿命。天赋予人的寿命，故称天年。人类作为一个物种，其个体应然的寿命应该大致相同。但是由于后天的环境及自身调养的差异，个体寿命的长短差异是很大的。但能够达到天年的人是比较少的。

【细读】

岐伯回答说：上古时代的人，大都懂得养生之道，取法天地阴阳的变化规律，懂得保养精气，饮食有节制，起居有规律，不过分劳作，所以形体和精神能够协调统一，享尽自然的寿命，度过百岁才离开世间。

"古今"原本是一对时间范畴，但是在中国传统文化中更是一对价值范畴。人是追求理想的动物，人类之所以追求理想皆因为现实之不尽如人意，现实即"今"。今天的人类往往把理想投射到未来，而中国古人则相反，大多数的学派把理想投射于过去，即"古"。所以，我们阅读古籍，见到古人崇古的话语不能简单地认为古人都是复古主义者。古者，即理想的状态或标准之意。

《内经》认为人的天年，即自然赋予人的寿命之限应该是百岁，而当时的普遍情形是"半百而动作皆衰"了，这种情况的出现是时代变化所致，还是人事之失呢？岐伯认为出现这种情况不是时代变化的原因，而是自身养生失当造成的。这里岐伯提出了养生必须遵守的几条基本原则。"法于阴阳，知于术数，食饮有节，起居有常，不妄作劳"，做到了这些就叫作"知道者"，即懂得养生之道的人。

"知道"这个词，是我们每个人几乎天天都用的词，人们并没有觉得有什么深意，仅仅是表示自己明白别人所说的道理或者要求自己所做的事情等。可是在古代一般人绝不敢自称是"知道者"。"知道（dao）"在现代汉语是一个词，是从古汉语的词组"知道（dào）"发展而来。古汉语"知道（dào）"是动宾词组，"知"是动词，了解、明白；"道"是"知"的内容。而现代汉语的"知道（dao）"一词中，道实际上已经虚化了，意思只是"知"而已。这样的例子非常多，如"睡觉"，睡是入睡，觉是醒来，在现代汉语中，"觉"虚化了。再如，"休息"，休是修养，息是生息，意思正相反，修养是生息的条件。在现代汉语中，"息"实际上也虚化了。这是我们阅读古籍必须了解的；否则，就不能准确理解。

那么"知道"的"道"是什么？这绝非三言两语可以说明白的，人们常说"千言万语说不尽一个道"。可以说中国文化就是关于"道"的文化。说到"道"人们往往想起道家、道教，似乎只有道家、道教谈道。其实，整个中国文化都谈道。儒有儒道，佛有佛道，兵有兵道，商有商道，医有医道，等等。《内经》就把医称为"道"或"医道"，而不是像现在称为"医学"。道，从造字来说是由"首"即头和辵（chuò，急行）构成。《说文》云："道，所行道也。从辵从首，一达之谓道。"道的本意就是行走，是动词。世界上原本没有路，是人走出来的，所以道就由动词演变为名词，意指道路。但前人走出来之后，后人就可以跟从，而不需要再去开道，因为这样最节约人们做事的成本，所以道又有规则、法则、准则，以至规律等意思。古人发现世界上普遍存在着道，其大概曰：天道、地道、人道。

到了老子概括出"道"这个最普遍的概念，作为其哲学的起点和最高范畴。在老子哲学中，道有两个基本意思：第一，创生宇宙万物的本源；"有物混成先天地生。寂兮寥兮独立不改，周行而不殆，可以为天下母。吾不知其名，强字之曰道"。（《老子·二十五章》）"道生一，一生二，二生三，三生万物。万物负阴而抱阳，冲气以为和。"（《老子·四十二章》）第二，宇宙万物所遵循的基本法则；"人法地，地法天，天法道，道法自然"。（《老子·二十五章》）《内经》中的道是从老子继承发展而来，主要指天地自然之道和养生之道。《素问·气交变大论》："夫道者，上知天文，下知地理，中知人事，可以长久。"所以，"知道者"绝不是一般人所敢承当的，在《内经》看来，"知道者"就是圣人。"道者，圣人行之，愚者佩之。"（《素问·四气调神大论》）虽然完全的"知道""行道"难以实现，但我们总可以朝着这个目标努力，这就是我们学习《内经》养生之道的意义所在吧！只要我们"知道""行道"，于我们的生命就会有所获益。

下面分析"知道者"所遵循的几条基本养生原则。"法于阴阳"，可以说是古人生活、行动的根本准则，也是中医学养生防病的根本原则。法，作动词，是取法、效法之意。"阴阳"是中国文化和中医学最核心的范畴之一。阴阳的本意指背阴和向阳，引申后上升为哲学范畴。可以标志世界上一切相互对立或对待的事物或现象，是分类和认识事物的最基本范畴。从本源论或本体论来说，古人认为世界上的万事万物都是由道或气化生而来。如老子说："道生一，一生二，二生三，三生万物。万物负阴而抱阳，冲气以为和。"到了宋代的周敦颐更提出了"无极→太极→阴阳→五行→万物"的具体模式。道、无极、太极这些概念如果不做学术上的详细辨析，简单地都可以理解为"气"或者"元气"。在古人看来，宇宙中的根本存在是气或元气，气或元气由于自身具有的动静本性分化出阴阳二气，阴阳二气分化成五行之气，五行化生出万物。这其中阴阳、五行是非常重要的，阴阳、五行作为气化生万物的中间状态决定着万物的存在和发展状况。《内经》也是把阴阳五行看成化生世界万物的前提，并把阴阳五行模式作为认识世界的基本框架。阴阳对应着世界万物的万象，在自然界最主要的表现为从一天的昼夜到一年的四季寒热温凉等的阴阳转化。人作为自然界的一部分、作为气化阴阳的产物，其生命过程及规律必然是和天地阴阳一致的，必然要顺应这一规律，这是人类生存和养生的基本规律，不可违逆，否则必将受到惩罚。这应该是"法于阴阳"的基本内涵。张介宾《类经》云："天以阴阳而化生万物，人以阴阳而荣养一身。阴阳之道，顺之则生，逆之则死。故知道者，必法则于天地。"

"知于术数"则是"法于阴阳"的具体化。上面我们说过，古人认为阴阳五行是世界万物的普遍规律，在自然界及包括人在内的万物中蕴含着数量的规律，人们可以根据此规律来制订或创造具体的养生保健方法。至于"术数"的具体内涵，待我们遇到时再阐释。

"食饮有节，起居有常，不妄作劳"这看起来很简单的三句话，其实也是养生的重要原则。人的生存是以从食物和水中获得营养物质为前提的，断绝食饮的供给经过一定时间人就会死亡。这是一个普遍的真理。《灵枢·平人绝谷》云："人绝水谷七日死。"但是另一方面，过量的饮食也会导致疾病甚至死亡。饮食过量致病并不少见，如节日亲人朋友聚餐往往因暴饮暴食而致病，或者遇到自己特别喜爱的东西贪多而致病。过食致死的，如长期饥饿的人突然得到食物，暴食而亡；或者身体有宿疾，因过食而引致旧疾发作而亡。当然，上面的情况发病较明显，一般人能够注意，在人群中总体上说并不多见。还有一种情况则是更为隐蔽，而且危害更大，又往往不易引起人们的注意。很多人长期饮食过量，由于这种过量达不到暴饮暴食的程度，不易引起本人的注意，但长期过食，超过了人体的消化吸收能力，多余的物质不能排出，导致肥胖。从中医角度来说，浊气积聚体内，清浊相干，影响气血对人体的温煦濡养功能而最终致病。人的生存一方面要以食饮为基础，另一方面食饮又要适度，既不能不足，也不能过度，这就是"食饮有节"。"食饮有节"就是儒家倡导的中庸之道在养生上的体现。孔子认为无论做什么，都不能"过"和"不及"，"过"和"不及"虽然表面上完全相反，但在实质上都违反了中道，所以造成的结果是一样的，即"过犹不及"。因此，只有"中庸"才是最高的"至德"。《内经》也认为"有余"和"不足"都是病态，只有中道才是最好的。在食饮上，我们特别要注意不能过度。因为食饮的不足往往是食物来源受限，是客观条件造成的，与人的主观因素关系不大；而由于人自身的贪欲，在食物充足的条件下，往往容易过度，所以，《内经》特别要求人们要"食饮有节"。正如《素问·痹论》说："饮食自倍，肠胃乃伤。"

"起居有常"，"起"指劳作活动，"居"指安居休息，人的日常起居必须遵循一定的常规。起居是人生的两种相反状态，"起"属于阳，"居"属于阴。自然界的阴阳是按照一定的规律交替转化的；同样，人的起居也必须有常规。人的正常生命活动是依赖于气血及精气神发挥正常的功能活动来保证的，而气血及精气神有着自身的阴阳变化节律，人有规律的起居才能使气血及精气神得到涵养和补充，只有这样才能保证气血及精、气、神在人体生命活动中发挥功用。俗话说"会休息的人，才会工作"，这与古语"文武之道，一张一弛"说的是一个道理。"起居有常"看起来很简单，但真正实行起来，特别是长期坚持又不是一件很容易的事。特别是在当今，人们很难做到像古人那样"日出而作，日入而息"。很多人习惯于晚睡晚起，这是非常不好的，日久于健康有很大的损害。因为人类作为自然界的产物，其生命节律与自然的节律是一致的，人不能违逆自然规律，长期违逆的结果只能是损害健康，所以聪明人应该"知道"并且循道而行，人应该听自然的话。

一方面人类是天之骄子，万物之灵；另一方面只有人类需要通过劳作才能满足自身生存和发展的物质条件。但劳作也要有常规，任意妄为也会损害精气神，所以《内经》要求人们"不妄作劳"。

《内经》认为做到了"法于阴阳，知于术数，食饮有节，起居有常，不妄作劳"，就"能形与神俱，而尽终其天年，度百岁乃去"。"形与神俱"是生命存在的前提，形神分离则意味着生命的结束。所以养生就是要维护形与神，具体说是形与精、气、神的和谐统一状态。这样才能"终天年""尽百岁"。在古人看来，百岁是上天赋予给人的寿限，能够活到百岁的人才是合格的人，才是"天地"这一大父母的肖子。古人认为人是天地之气化生，天地是人的大父母。父母赐予我们的宝贵生命，不能好好保护，就像败家子一样，能是好孩子吗？！所以人应该怀着一颗感恩的心，像爱护眼睛一样保养好自己的身体，百年之后才有颜面回到天地大父母的怀抱中。

今时之人，背道伤生

今时之人不然也，以酒为浆，以妄为常，醉以入房，以欲竭其精①，以耗散其真②。不知持满，不时御神③，务快其心，逆于生乐，起居无节，故半百而衰也。

【注释】

① 精：精气。《黄帝内经》继承了道家精气论自然观，认为包括人在内的万物由精气所化生，养生之道重在保养真精。《老子·二十一章》云："道之为物，惟恍惟惚。……其中有精，其精甚真。"② 真：真气。③ 御神：控制精神过度思虑，以免过度消耗精气。御，驾驭、控制。

【细读】

现在的人与上古之人不同了，把浓酒当作甘泉般地豪饮，把任意妄为当作生活的常态，醉后还勉强行房，纵情声色，以致精气衰竭，真气耗散。不懂得保持精气的盈满，不明白节省精神，一味追求感官快乐，违背了生命的真正乐趣，起居没有规律，所以五十岁左右就衰老了。

《内经》在正面提出了养生应该遵循的基本原则后，对当时的人们背离养生之道，不能"尽天年"进行了毫不留情的批判。《内经》的批判之声虽然发自两千多年前，但今天听起来依然铿锵有力，击中时弊。看来，古往今来，人性的弱点没有变，这就更加彰显了《内经》震烁千古的批判之声超越时空的永恒价值。

在这里《内经》主要提到了导致"半百而衰"的主要原因是"以酒为浆，以妄为常，醉以入房"和"起居无节"几个方面。"以酒为浆"是说过量饮酒没有节制。在中医看来，酒是水谷之悍气，性热伤阴，酒能乱性，所以酒不能像水浆一样大量饮用。孔子对酒的态度是"唯酒无量"，但紧接着一句"不及乱"。所以并非真的"唯酒无量"，而是以不乱性为前提。孔子常说"不为酒困"。所以古代制定了"酒礼"，目的就是一方面发挥酒对人在生理上的益处和沟通人心、联系情感的社会功能，另一方面又避免醉酒带来的伤害。"以妄为常"是"不妄作劳"的反面，是行为没有常规。这是不易引起人们注意，常常易犯的毛病。这里说的行为没有常规不是违背了社会规范，做出有违道德的事情，相反主要是指违背了养生之道的自然规律。"醉以入房"是说过度的房事伤害健康。对于房事与健康的关系问题传统中医学是非常重视的。从生物学意义说房事是生殖的前提。而生殖在中医学看来是父母精血结合的结果。精血是人体极其宝贵的物质，过度的外泄会使真精元气耗伤而损害健康，所以古人对房事有严格的要求。现代人受西方纵欲主义思想影响，追求房事中的感官享受，认为性交中精液的排泄仅仅是损失了点蛋白质，于健康没有什么影响。这种思想正确与否，后面我们详细讨论。传统中医学把房事过度看成致病的主要因素之一，也是养生应该注意的大问题。这里把醉酒和房事并提是因为古人平时一般能够注意节制房事，而在醉酒后往往把持不住，所以传统中酒色并提，对于沉迷于此者称为"酒色之徒"，以警示世人节制。《内经》告诫世人要懂得保养精气使之盈满，时时驾驭自己的精神，而不能只知道追求感官的快乐，以致半百而衰。

《内经》于两千年之前发出的告诫在今天依然具有警示意义。今天物质的发达程度远非古代能比，物欲的诱惑时时出现于人们面前。

一方面，是物质财富本身对人的诱惑力。人生活需要一定的物质财富，相对而言，占有的物质财富越多生活就越富足、滋润。对物质财富的追求是人与生俱来的天性。另一方面，经常有人以物质利益来诱惑你，以期获得非法的利益。被物欲诱惑，从养生角度看也是错误的。

每个人都是有限的个体，人的物质需要是有限的，是应该有节制的。在生活上不要有过分的奢求，能够满足我们基本的衣食住行就可以了。如果缺乏自制能力，放纵欲望，虽然会得到短暂的满足，但终究会毁坏自己的身体和健康。如果再违法乱纪更要受到党纪国法的制裁。这样，就把自己美好的而且是唯一的人生毁坏了。实在是不值得啊！

古人养生的法则与功效

夫上古圣人①之教也，下皆为之。虚邪贼风②，避之有时；恬惔虚无③，真气从之；精神内守，病安从来？是以志闲而少欲，心安而不惧，形劳而不倦。气从以顺，各从其欲，皆得所愿。

【注释】

① 圣人：古代指道德修养极高的人。各个学派有不同的理解，儒家认为圣人是道德修养的最高境界，是与天合德的人；而道家关于道德修养成就的说法比儒家多，有真人、至人、圣人、贤人等不同说法，而且圣人也不是最高的修养境界。《内经》在这方面继承了道家的说法，见下面所论养生成就的四种人格。② 虚邪贼风：四时不正之气。虚邪，中医把一切致病因素称为邪。四时不正之气乘人体气虚而侵入致病，故称"虚邪"。贼风，中医认为风为百病之长，因邪风伤人，就像盗贼偷抢财物一般，故称"贼风"。《灵枢》有《贼风》篇。③ 恬惔（dàn）虚无：清静安闲，无欲无求。语源《庄子·刻意》。

【细读】

上古时期，对通晓养生之道的圣人的教诲，人们都能遵守。对于四时不正之气，能够及时回避，思想上清静安闲，无欲无求，真气深藏顺从，精神持守于内而不耗散，这样，疾病怎么会发生呢？所以他们心志闲淑，私欲很少，心情安宁，没有恐惧，形体虽然劳动，但不过分疲倦。真气从容和顺，每个人的希望和要求，都能满足。

这里提出了养生外避虚邪、内守精神的两大准则。人生存于天地之间，天地四时之气是人生活的基本条件，但是不正常的四时之气又是造成人类疾病的重要因素，所以养生首要的就是避免虚邪贼风的侵入。同时，还要保持内心的安静，精神持守于内，这是身体健康，不为疾病困扰的根本。在中医学看来，养生保健需要我们在方方面面都加以注意，其中重要的有避免外邪侵袭、饮食有节、房事有度等，但其中最重要的莫过于调养情志，安宁心灵，修养精神。

人们常说人之三宝精、气、神。精、气、神是传统生命科学和中医学解释生命现象及生命活动规律的主要概念。精，本意是精加工的细米、精米，引申指生成人类及动物生命及供给其生命活动的精微物质，精相对而言属阴主静，有形可见，如生殖之精。而气则是由精转化而来，气属阳主动，无形可见，气是生命活动的直接动力。因为精与气之间有着如此密切的关系，所以"精""气"联用称"精气"。而神有广义和狭义之分，广义的神指一切生命活动的外在显现，狭义的神指人的精神情志活动，神是气的表现，或者说气的功能发挥到极致就是神。神也是气，故《内经》常用"神气"一词。从逻辑上说精、气、神存在着由精而气而神的转换关系，即精→气→神。当然，精、气、神之间的关系并非单向的，同时还存在神→气→精的关系。特别是神对于气和精有驾驭能力。传统文化认为"神"具有两种基本能力，一方面感知认识周围的环境和外部世界，这是人类生存的前提之一；同时，还有调控精气运转，维持生命活动正常进行的功能。这两种功能虽然都是人类生存不可缺少的，但同时也是矛盾的。如果过度地与外部环境交流，使精神外弛，就会耗伤精气。因为神是由精气转化而来，是精气功能的外部表现；同时异常的神志活动又会干扰体内精气的正常运转。所以传统文化中多主张使精神内敛，老子就主张"视之不见""听之不闻"。《庄子·刻意》的"无所于忤，虚之至也；不与物交，惔之至也"意思与老子相同，指排除与外界的交流，不使外物干扰精神。又说："夫恬惔寂漠，虚无无为，此天地之平而道德之质也。故曰，圣人休焉。休则平易矣，平易则恬惔矣。平易恬惔，则忧患不能入，邪气不能袭，其德全而神不亏。"可见，"恬惔虚无"是"德全而神不亏"的前提。所以本篇认为，只有"恬惔虚无"才能"真气从之"；这样"精神内守"，疾病从哪里来呢？这是养生的根本。这里的"精神"是"精"与"神"，不是今天作为精神意识的精神，与之相当的只是"神"。

合乎养生之道的表现有四个："志闲而少欲""心安而不惧""形劳而不倦""气从以顺"。"志闲而少欲"和"心安而不惧"是精神层面的良好状态。心之所之为志，即现在所谓的意志、志向，是内心持久的追求，这种持久的追求往往导致内心的"紧张"。大多数人皆有"志"，无志则是浑浑噩噩之人；"志"还有高尚与卑下之别，应该有高尚之志。养生之道要求要有高尚之志，但即便高尚之志也会造成内心紧张，所以要求"志闲"。"欲"既是人的天性，也是人生存的前提，但是多欲又是养生和社会安定的大敌，所以古代思想家都对"欲"做了限制。老子主张："不见可欲，使民心不乱"，"使民无知、无欲"，"少私寡欲"。孟子主张："养心莫善于寡欲。"而荀子则主张"节欲"和"导欲"。《内经》接受老子思想主张"少欲"。反之"多欲"则不满，所谓欲壑难填，不满则内心不得安宁，因患得患失而忧愁恐惧，是养生的大患，所以要"心安而不惧"。

"形劳而不倦"和"气从以顺"则是生理层面的良好状态。无论是为求生存还是为养生，人都要"劳动"。"劳动"古意为劳作和运动。但劳动不能过度，即"不倦"。《庄子·刻意》解释说："形劳而不休则弊，精用而不已则劳，劳则竭。"华佗也说过："人体欲得劳动，但不当使极耳。"前面讲过，气是生命活动的动力，而气机的顺从是气发挥生命活动动力的前提，所以"气从以顺"既是修志、修心、修形的结果，又是身心健康的前提，在养生中具有基础性的作用。

古人养生，各守本分

故美其食^①，任其服，乐其俗，高下不相慕，其民故自朴。是以嗜欲不能劳其目，淫邪不能惑其心。愚智贤不肖^②，不惧于物^③，故合于道。所以能年皆度百岁而动作不衰者，以其德全不危故也。

【注释】

① 美其食：以下五句，语源《老子·八十章》："甘其食，美其服，安其居，乐其俗。邻国相望，鸡犬之声相闻。民至老死不相往来。"② 不肖：不像。③ 不惧于物：即"不撄于物"，不追求酒色等外物。

【细读】

所以，古人无论吃什么都觉得甜美，穿什么都觉得漂亮，喜欢社会习俗，互相之间也不羡慕地位的高低，人们都自然朴实。所以过度的嗜好，不会干扰他的视听，淫乱邪说也不会惑乱他的心志。无论愚笨、聪明、有能力、无能力的，都不追求酒色等身外之物，所以合于养生之道。因而他们都能够度过百岁而动作不衰老，这是因为他们的养生之道完备而无偏颇的缘故。

上面一节讨论的是在养生当中人们所遵循的共同规律，是对每个人的共同要求。此外，因为人在社会生活中总是处于不同的政治、经济地位，处于不同的境遇，个人有个人的特点，在这些方面也提出了养生要求。"各从其欲，皆得所愿"是说每个人顺从自己的欲望，实现自己的愿望，而不是盲目地和他人攀比，与自己的饮食、服饰、风俗相调试，无论高下彼此不羡慕，这是保持健康快乐的前提。这种思想在今天看来，固然有为社会不公、人的际遇的不平等辩护的成分，但从养生思想看又具有真理性。因为追求绝对同质化的"平等"本身就是不可能的。人类即使建立了完全合理的社会，人们之间的差异还是客观存在的，这是世界的本性，也是人类社会丰富多彩的前提。因此，就是在绝对合理性的社会中仍然有一个如何正确看待人与人之间差异的问题。青年人羡慕老年人的智慧，老年人羡慕青年人的健壮，这本身就是不应该的。所以中国传统文化虽然不反对人与人之间的横向比较，但更看重自身本性的完美发展。这也是养生学的内在要求，人生快乐的源泉。国王有国王的苦恼，穷光蛋有穷光蛋的快乐，明白了这个道理，人就可以从现实世界中超拔出来，嗜欲淫邪不能劳伤困惑心目，无论愚智贵贱都能摆脱外物的困扰，他们的行为都顺应了天道，禀受了完全的天德。其外在的表征就是长命百岁而动作不衰，《内经》把这一点作为实现养生之道的重要标志。

"各守本分""安分守己"，过去是贬义词，常常被人们误解，认为是暮鼓晨钟，不思进取的代名词。其实，这样理解是不对的。每个人在社会中都有自己特别的身份、职分。如果把社会比喻成一部复杂的机器，每个人就都是机器上的零部件，都有自己独特作用。只有每个零部件都正常发挥作用，整个机器才能有效运行工作。作为有自觉的思想意识的人，都应该清楚自己在家庭、社会生活中所处的不同位置和自己的职责。尽到自己应尽的责任，而又不去干涉别人的责任，家庭和社会生活才能和谐进行。相反，自己该尽的责任不尽，反而去干涉、指责他人，家庭和社会生活必然陷入混乱。古人对此有深刻的认识，儒家倡导"名教"，即因名设教。根据人的不同名分规定不同的职责。在家庭中要做到：夫唱妇随，父慈子孝，兄友弟恭；在社会上要做到：君义臣忠、朋友有信。

法家也非常看重各守其责的问题。韩非子讲了一个故事：有一次，韩昭侯醉酒睡着了。管帽子的人（"典冠"）怕他受凉，就在他身上盖了件衣服。韩昭侯酒醒后很高兴，就问："是谁给我盖的衣服？"身边的人说："是管帽子的人。"韩昭侯听后就把管衣服的人（"典衣"）治罪，把管帽子的人杀了。韩昭侯的做法一般人可能很难理解，有人好心给自己盖衣服，免受了可能的伤风之苦，为什么好心不得好报，反而被杀？

韩昭侯这样做的根据就是"审合形名"。担任某一职责（"名"），就有与之相应的"实"（也叫"形"）。"典衣"的职责就是给君主穿衣服；"典冠"的职责就是给君主戴帽子，他们各自完成自己的职责，就是名实相符，就该受赏。否则就要受罚。如果都不守本分，去做超出本分的事，就会乱套。无论是普通人还是领导干部都应该做好自己的事，而不是去越俎代庖。在养生实践中也要根据个人的身体状况、经济状况和社会状况而选择适合自己的养生方法。

论女子七七之生理规律

帝曰：人年老而无子者，材力①尽邪？将天数②然也？岐伯曰：女子七岁，肾气实，齿更发长。二七而天癸至，任脉③通，太冲脉④盛，月事以时下，故有子。三七，肾气平均，故真牙⑤生而长极。四七，筋骨坚，发长极，身体盛壮。五七，阳明脉⑥衰，面始焦，发始堕。六七，三阳脉⑦衰于上，面皆焦，发始白。七七，任脉虚，太冲脉衰少，天癸竭，地道不通^⑧，故形坏而无子也。

【注释】

① 材力：精力、筋力。《说文》："材，木梃也。从木，才声。"又释："才，草木之初也。从｜

（gǔn）上贯一，将生枝叶一地也。"所以，才、材都有力量、勇力的意思。这里释为精力、筋力都与

生殖力有关。肾藏精，精力即肾气，肾主生殖。肝主筋，"厥阴脉循阴器而络于肝"。男子生殖器的勃

起决定于肝气的充足与否。肾属水，肝属木。肝木有赖于肾水的滋养，所以生殖力以肾为根本，直接

表现为肝的机能。② 天数，天赋之数，即天癸之数。指自然的生理变化规律。中医认为人的生殖能

力取决于肾，肾在五行属水。十天干中壬癸属水。壬为阳干；癸为阴干。肾为脏，属阴，故肾与癸相

配。天癸即产生于肾的先天之水，为生殖之精。天癸一般是女子十四岁、男子十六岁时产生。天癸产

生后，人的生殖功能形成，能生育子女了。③ 任脉：奇经八脉之一，循行路线为人体前正中线，从百

会穴至会阴穴。在女子主调月经，妊育胎儿。任是接受的意思，受纳经络之气血，任脉受纳一身阴经

之气血，故名任脉。④ 太冲脉：奇经八脉之一，能调节十二经的气血，主月经。冲脉之"冲"大概源

于老子。《老子》云："万物负阴而抱阳，冲气以为和也。"又云："道冲而用之或不盈。"冲意为虚。气

无形，其性虚，故称"冲气"。中医认为冲脉为十二经之海，气血大聚于此，故称冲脉。⑤ 真牙：智

齿。⑥ 阳明脉：指十二经脉中的手阳明、足阳明经脉，这两条经脉上行于头面发际，如果经气衰退，

则不能营于头面而致面焦发脱。⑦ 三阳脉：指会于头部的手足太阳、手足阳明、手足少阳六条经脉。

⑧ 地道不通：指女子断经。女子属阴、属地，所以女性的生理功能称为"地道"。

【细读】

黄帝问道：人年老了，就不能再生育子女，是精力不足呢？还是自然的生理变化

规律就是这样的呢？

岐伯回答说：女子到了七岁，肾气开始充实，牙齿更换，毛发生长。到了十四岁

时，天癸发育成熟，任脉畅通，冲脉旺盛，月经按时而来，所以能够孕育子女。到了

二十一岁，肾气平和，智齿生长，身高长到最高点。到了二十八岁，筋骨坚强，毛发

长到了极点，身体非常强壮。到了三十五岁，阳明经脉开始衰微，面部开始枯槁，头

发也开始脱落。到了四十二岁，三阳经脉之气从头部开始都衰退了，面部枯槁，头发

变白。到了四十九岁，任脉空虚，太冲脉衰微，天癸枯竭，月经断绝，所以形体衰

老，不能再生育儿女了。

本节论述了女子以七年为生理变化周期的生命节律变化规律，讨论了生殖能力的

产生与消失的根源在于天癸的产生和枯竭。不仅生殖能力，人的生命活力的盛衰实际

上也是取决于天癸的盛衰，并与此同步。天癸，古人理解为调控生命机能的先天之

水。从今天科学的角度看，应该与以性激素为首的各种激素的水平和作用相关。从养生学的角度说，妇女的养生应该结合妇女的生理特点及各个不同生理阶段的特点来选择适合的方法，人的活动应该在尊重自然规律的前提下进行。如在妇女月经期，夫妻房事是绝对禁止的。

论男子八八之生理规律

丈夫八岁，肾气实，发长齿更。二八，肾气盛，天癸至，精气溢泻，阴阳和 [①]，故能有子。三八，肾气平均，筋骨劲强，故真牙生而长极。四八，筋骨隆盛，肌肉满壮。五八，肾气衰，发堕齿槁。六八，阳气衰竭于上，面焦，发鬓颁白。七八，肝气衰，筋不能动。八八，天癸竭，精少，肾脏衰，则齿发去，形体皆极 [②]。肾者主水，受五脏六腑之精而藏之，故脏腑盛，乃能泻。今五脏皆衰，筋骨解堕，天癸尽矣，故发鬓白，身体重，行步不正，而无子耳。

【注释】

①阴阳和：此处阴阳指男女。"和"是和合，交媾。②形体皆极：形体衰弱至极。

【细读】

男子八岁时，肾气开始充实，头发长长，牙齿更换。到了十六岁时，肾气盛满，天癸发育成熟，精气充满，如男女交合，就能生育子女了。到了二十四岁，肾气平和，筋骨强劲，智齿生长，身高也长到最高了。到了三十二岁，筋骨粗壮，肌肉充实。到了四十岁肾气开始衰退，头发开始脱落，牙齿干枯。到了四十八岁，人体上部阳明经气衰竭了，面色憔悴，发鬓斑白。到了五十六岁，肝气衰，筋脉迟滞，手足运动不灵活了。到了六十四岁，天癸枯竭，精气少，肾脏衰，牙齿头发脱落，身体感到为病所苦。人体的肾脏主水，它接受五脏六腑的精华以后贮存在里面，所以脏腑旺盛，肾脏才有精气排泄。现在年龄大了，五脏皆衰，筋骨无力，天癸竭尽，所以发鬓斑白，身体沉重，走路不稳，不能再生育子女了。

以上两节原文以"人年老而无子"这一现象发问，探讨了与生殖能力相关的男女生理机能发育问题。这里有几个问题需要说明。古人发现伴随着生殖能力的产生、发展和衰退甚至消逝存在着女七男八的自然节律，即女子以七年为一个周期、男子以八年为一个周期。到周期之极即女子七七四十九岁，男子八八六十四岁，一般生殖力就消逝了。为什么有这样的周期规律呢？现代科学并没有给出解释，或者没有注意到或者认为没有意义。而古人根据阴阳学说及数理哲学做出了说明。根据数理哲学一至十这十个自然数分为阴阳两组，奇数为阳，偶数为阴。这样九为老阳之数，七为少阳之数；十为老阴之数，八为少阴之数。事物的发生都是从少至老，所以取少阳之数七和少阴之数八。问题是男为阳，女为阴，为什么女配少阳之数七，男配少阴之数八呢？古人认为万物生生之道，不过阴阳二气，阴阳相合，不能分离，阴中有阳，阳中有阴，阴阳互根，所以女子虽然属于阴，却配以少阳之数；男子虽然属于阳，却配以少阴之数。

古人认为元气化生阴阳二气，阴阳二气分化为五行之气，五行之气化生万物。结合数理哲学，古人认为五行的生成过程是天一生水，地六成之；地二生火，天七成之；天三生木，地八成之；地四生金，天九成之；地五生土，天十成之。这是说五行是由一至十的十个自然数根据阴阳两两相合，由小到大渐次生成的。最早生成的是水，由一和六生成。水为阴，就是说万物的发生都是始于阴性的水，水是生成万物的最基础的物质。所谓"天癸"就是天一之水。癸即十天干中壬癸的癸，在五行属于水。水既然为生成万物最基础的物质，也就是人类生殖的原始物质，所以古人认为人之所以具有生殖能力是由于决定生殖能力的原初物质——天癸产生了。天癸相当于现代科学理解的决定人类生殖能力的物质或某种机能。伴随着天癸的到来无论男女，身体机能发生了周期性的变化。最重要的改变是女子的任脉开始畅通，太冲脉盛满，出现了月经，具有了生育能力；而男子则出现精满自溢的现象，可以生育子女了。

还有一个问题就是"肾气"。中医学认为"肾气"的盛衰决定身体机能及生殖机能的盛衰。这是因为在中医学看来，肾在五行属于水。前面说过，五行中最先产生的是水，水是产生五行及万物的基础物质。所以储藏在肾中的水也是人体生命及生殖机能的物质基础。五行的先天之水也就是"精"，"精"能化"气"。肾气是肾精或肾水所化。因为肾气是人体生命机能及生殖机能的直接推动者，所以，这里不言"肾水"或"肾精"而言"肾气"。所以，"肾气"与"天癸"有着密切的关系，都是先天之水的显现。天癸与肾气在内影响着任脉、太冲脉、三阳脉以及肝气等，在外影响着齿发、筋骨、肌肉的盛衰，以及女子月经的有无、男子精气的多少。"肾主水，受五脏六腑之精而藏之，故脏腑盛，乃能泻。"肾作为藏精主水之脏决定着身体及生殖机能，也是养生保健的关键所在。

论常人生育之极与道者百岁有子

帝曰：有其年已老而有子者，何也？岐伯曰：此其天寿①过度，气脉常通，而肾气有余也。此虽有子，男不过尽八八，女不过尽七七，而天地②之精气皆竭矣。帝曰：夫道者，年皆百数，能有子乎？岐伯曰：夫道者，能却老而全形，身年虽寿，能生子也。

【注释】

①天寿：先天禀赋，即上文之"天年"。②天地：天为阳，地为阴；男为阳，女为阴。所以这里用天地代指男女。

【细读】

黄帝问道：有人年纪已很大，还能生育子女，是什么道理？岐伯说：这是因为他的先天禀赋超过了常人，气血经脉还畅通而肾气有余。虽然能够生育，但在一般情况下，男子不超过六十四岁，女子不超过四十九岁，到这个岁数男女的精气都穷尽了。黄帝问：养生有成的人，年纪都达百岁，能不能生育呢？岐伯说：善于养生的人，能够推迟衰老，保全身体如壮年，所以即使年寿很高，仍然能生育。

在《内经》看来，只要肾水充足，"肾气有余"即使年老也还能生子，虽然对于一般人来说，以男不过八八，女不过七七为大限，但对于得道者，即使百岁仍然能够生子。因为养生得道者能够养护好肾水，天癸不竭，生育能力就不会衰竭。本篇开始黄帝就提出了上古之人，年皆百岁而动作不衰的问题。显然，《内经》相信"百岁"是遵循养生之道的人应有的寿数，对养生之道的效验充满了十足的信心，同时也就暗含了对不能"知道"和"行道"之人的批判。

虽然通过对人的生理节律的长期观察，古人发现并确定了女子以七数，男子以八数的生命周期节律。但黄帝及岐伯相信，通过养生实践，人是可以突破一定的生理限制，获得更理想的生命时间和生命质量的。我们说，人作为一个物种是有其自然的生命长度极限的，任何人也不能超出这个生命的极限。这就是《吕氏春秋·尽数》篇说的，尽数不过是穷尽了自然的天数，并不是本来是短的，再增加一些。但是由于各种干扰因素的破坏，实际上，人的寿命是大大缩水，打了折扣了。因此，采取顺应生命本性的生活方式，也就是养生的方式是可以获得超出常人的寿命和质量的。这也提示我们，在工作中经过努力可能获得超出一般认为的不可能的结果。这是因为用常规的工作方法并没有使所有的因素发挥其应有的效能，我们应该善于发现人们还没有发现的潜能，并使其成为现实，获得更大的收益。

最后要说明的一点是《内经》对人的生命周期有两种分类方法。一种即本篇，从生殖机能的角度，以女七男八为节律。另一种是《灵枢·天年》篇，从出生到百岁，以十年为节律，以外在机能变化为根据的分类。这两种分类各有不同的根据，适用于不同方面，并不矛盾。

养生四境界——真人、至人、圣人、贤人

黄帝曰：余闻上古有真人 ① 者，提挈天地 ②，把握阴阳。呼吸精气 ③，独立守神，肌肉若一。故能寿敝天地，无有终时。此其道生。中古之时，有至人 ④ 者，淳德全道，和于阴阳 ⑤。调于四时 ⑥，去世离俗。积精全神，游行天地之间，视听八达之外。此盖益其寿命而强者也。亦归于真人。其次有圣人者，处天地之和，从八风 ⑦ 之理，适嗜欲于世俗之间，无恚嗔 ⑧ 之心。行不欲离于世，举不欲观于俗。外不劳形于事，内无思想之患。以恬愉 ⑨ 为务，以自得为功。形体不敝，精神不散。亦可以百数。其次有贤人者，法则天地，象似日月。辩列星辰，逆从阴阳 ⑩。分别四时，将从上古。合同于道，亦可使益寿而有极时。

【注释】

① 真人：至真之人。谓养生修养最高的一种人。《内经》依养生成就之高低分为真人、至人、圣人、贤人四种。此种说法大概来源于《庄子》。② 提挈天地：把握住自然的变化规律。"提挈"与下文的"把握"从字面上看是难以理解的，个体的人怎能提挈无限的天地空间和无限的阴阳时间呢？其实这是古人对气功导引实践中有限个体与无限天地阴阳合一的功夫体验境界的描述。《庄子·天道》："静而阴同德，动而阳同波。"意与此同。③ 呼吸精气：吐故纳新，汲取天地精气的导引方法。④ 至人：指修养高，次于真人的人。⑤ 和于阴阳：符合阴阳变化之道。⑥ 调于四时：调整身心，适应四时气候的往来。⑦ 八风：指东、南、西、北、东南、西南、西北、东北八方之风。⑧ 恚（huì）嗔（chēn）：生气。⑨ 恬愉：清静愉悦。⑩ 逆从阴阳：顺从阴阳升降的变化。逆从，偏义复词，意偏于从。

【细读】

黄帝说：我听说上古时代有真人，他能与天地阴阳自然消长变化的规律同步，自

由地呼吸天地之间的精气，来保守精神，身体与精神合而为一。所以寿命就与天地相当，没有终了之时。这就是因得道而长生。中古时代有至人，他道德淳朴完美，符合天地阴阳的变化。适应四时气候的变迁，避开世俗的喧闹。聚精会神，悠游于天地之间，所见所闻，能够广及八方荒远之外。这是能够延长寿命，身体强健的人。这种人也属于真人。其次有圣人，能够安居平和的天地之间，顺从八风的变化规律，调整自己的爱好以适合世俗习惯，从来不生气。行为不脱离世俗，但举动又不仿效世俗而保有自己独特的风格。在外不使身体为事务所劳，在内不使思想有过重负担。以清静愉悦为本务，以悠然自得为目的。所以形体毫不衰老，精神也不耗散。年寿也可以达到百岁。其次有贤人，能效法天地的变化，取象日月的升降。分辨星辰的运行，顺从阴阳的消长。根据四时气候的变化来调养身体，追随上古真人，以求合于养生之道，这样，也可以延长寿命而接近自然的天寿。

这几节论述养生的四种境界：真人、至人、圣人、贤人。这几节承接了前文论"寿"的思想，突出长寿是养生的目的和标志。真人是"寿敝天地，无有终时"，至人是"益其性命而强者也"，圣人是"可以百数"，贤人是"可使益寿而有极时"。从文中对真人、至人、圣人、贤人的描述看，他们达到的境界类似于今天所说的特异功能或气功，这些我们不去管它。在他们的修炼功夫中蕴含一个核心思想，即精气神的修炼。对此，我们略作分梳。

文中说到，真人"呼吸精气，独立守神"；至人"积精全神"；圣人"形体不敝，精神不散"。精、气、神是中国生命科学及中医学用来说明生命现象以及指导生命修炼及养生治疗的基本概念。精、气、神之间存在着相互依存和转化的关系，前面已经提及。精、气、神之间的关系古人有不同的说法。金元四大家之一的李东垣在《省言箴》里说："气乃神之祖，精乃气之子，气者精神之根蒂也。大矣哉！积气以成精，积精以全神。必清必静，御之以道，可以为天人矣，有道者能之。余何人哉？切宜省言而已。此言养生之道，以养气为本也。"这里的关系是：气→精→神，而以气为最重要。似乎与一般讲的精→气→神不同。实际上是讲问题的角度不同。张介宾认为："气义有二：曰先天气，后天气。先天者，真一之气，气化于虚，因气化形，此气自虚无中来；后天者，血气之气，气化于谷，因形化气，此气自调摄中来。此一形字，即精字也。盖精为天一所生，有形之祖。"可见，一般说的精→气→神是人体后天生命的化生过程，而气→精→神是宇宙先天的化生过程。先天之气，气化为精，后天之气，精化为气，精气之间是相互化生的关系。精气充足，神的功能自然旺盛。神虽然为精气所化生，神又有驾驭精气、主导生命活动的作用。神藏于心，称心神。如果心神安动，则气随心散，气散不聚，精也就随气而亡了。所以在养生中，修养心神具有特别重要的意义。所以要求"适嗜欲于世俗之间，无恚嗔之心。行不欲离于世，举不欲观于俗。外不劳形于事，内无思想之患。以恬愉为务，以自得为功"。故修心养性，调养情志是养生之首务。

这里提出了养生的四种境界，每一种境界的所得和感受是不一样的。人生应该是一个在各个方面不断提升境界的过程。孔子描述其人生境界的不断提升过程时说过一段有名的话："吾十有五而志于学，三十而立，四十而不惑，五十而知天命，六十而耳顺，七十而从心所欲、不逾矩。"（《论语·为政第二》）孔子说自己十五岁立志向学；三十岁自己的思想学术就基本确立起来了；四十岁时就不会再为他人的意见所左右，以致没有定见而困惑了；五十岁时已经明白了天道运行的规律与个人的命运是怎么回事了；六十岁时达到了完全与外界、与环境、与他人的高度和谐，无论什么话语听起来都感到耳顺而不刺耳了；七十岁就达到了自由自在而又合乎规矩的最高境界了。

人的生命应该是一个不断攀升的过程，而不应该是一个下降的过程。人的生理生命是一个由出生而成长而壮大而衰老而终结的自然过程，但是人的精神生命不应该是这样的自然过程。人到中年之后不能随着身体精力的下降而在精神上也走下坡路，仍然应该像青年人一样不断提升自我，达到一生所能达到的最大高度，这才是人生的意义和价值所在。

四气调神大论篇第二

四气，即春温、夏热、秋凉、冬寒的四时之气。调神，调理精神情志。人作为天地之气化生的产物，人的生命活动时时离不开自然，与自然之气相通。同时，人作为万物之灵，精神是其生命活动的主宰。因此，在天地四时之气的变化中调摄好精神情志是养生的关键。本篇对此问题做了专门的论述，所以名为《四气调神大论》。本篇首先论述了依据四时之气的变化而调摄形神的具体方法；其次论述了异常的气候变化对生命活动的消极影响，指明违逆四时养生原则所造成的伤害；最后提出了「阴阳四时者，万物之终始也，死生之本也」的命题，指出了「春夏养阳，秋冬养阴」的养生原则和「治未病」的积极思想。

春三月养生

春三月 ①，此谓发陈 ②。天地俱生，万物 ③ 以荣。夜卧早起，广步于庭。被发缓形 ④，以使志生。生而勿杀，予而勿夺，赏而勿罚 ⑤。此春气之应，养生之道也。逆之则伤肝，夏为寒变 ⑥。奉长者少。

【注释】

① 春三月：指农历的正、二、三月。按节气为立春、雨水、惊蛰、春分、清明、谷雨。② 发陈：生发于陈旧，即推陈出新，在上一年陈旧的大地上萌生新草木。③ 万物：古人常指草木。物，本意为杂色牛，在古代文献中，引申后多指有生命之物。泛指一切存在之物是近代以来的事。④ 被发：披散开头发。被，通"披"。缓形：松解衣带，使身体舒缓。⑤ 生而勿杀，予而勿夺，赏而勿罚："生""予""赏"，象征顺应春阳生发之气的神志活动，"杀""夺""罚"，指与春阳生发之气相悖的神志活动。⑥ 寒变：夏月所患寒性疾病之总名。

【细读】

春季三个月，是万物复苏的季节。大自然生机勃发，草木欣欣向荣。适应这种环境，应当夜卧早起，在庭院里散步。披开束发，舒缓身体，以使神志随着生发之气而舒畅。神志活动要顺应春生之气，而不要违逆它。这就是与春生之气相适应，是养生的方法，违背了这个方法，会伤肝，到了夏天就要发生寒变。这是因为春天生养的基础差，供给夏天成长的条件也就差了。

天人相应是中医学的核心思想。天人问题是中国古代哲学的基本问题，天人合一是中国古代哲学的基本观点。这一观点在不同的领域有不同的表现形式，在中医学中就表现为天人相应。在中国哲学看来，人是由天地之气所生，人的生存也必须因顺天地之道。人类的道德、社会生活以及一切学术都是建立在这一基础上的。中医学就是建立在天人相应这一理念基础上的。如果说《上古天真论》是从养生的主体——人的角度确立了养生的原则和方法，那么本篇就是从"天人相应"的角度来展开养生之道所应遵循的原则和方法。天人相应有多重内涵，从养生的角度来看，从天地之气化生而来的人的生命是与天地自然息息相关的，因此养生的根本大法就是因顺自然，而违逆自然之道则是养生的大忌，是病夭之由。天地自然之道的基本规律表现为循春夏秋冬四时之序终而复始的循环，所以养生就从一年之首的春三月开始。

原文首先描述了春三月自然界的状态和特点，然后论述在这三个月中人的生活应该遵循的方法及要求。这种先论自然界再论人的写法绝不是为了文学上的优美，正是天人相应思想的内在要求，蕴含着深刻的内容。春三月是继承冬三月而来，经过冬三月的沉寂和积蓄，自然界新的循环开始了。天地之气开始生发万物。在古人看来，天地之于万物就好比父母之于子女。《灵枢·本神》说："天之在我者，德也，地之在我者，气也，德流气薄而生者也。"这是说人类的生成是天德下降，地气上交的结果。其实在古人看来，万物何尝不是如此？这里要注意的是在古人的思维中生成必须依赖于阴阳天地双方。孤阴不生，独阳不长。古人思考问题总是从阴阳，从二者的关系中进行的，不像西方思维从单一的原子出发，这是中国古代思维的根本特点。所以说"天地俱生"，天和地同时发生，才有万物因着天德地气而欣欣向荣。春三月总的特点是万物开始萌生，生长是其根本趋势。养生必须顺应这一根本趋势。睡眠的要求是"夜卧早起"，睡得晚些，早点起床。养生活动从起床后开始，这是每天生活的首要活动。一年四季皆如此。在庭院中散步，披散开头发，舒缓形体。这是为了适应春天气机生发的特点。这样做的目的是使意志生发。《内经》的养生之道，不仅对形体有所要求，而且在精神意志上也有同样的要求。因为人是形神统一体。无论在心态上还是在行为上都要做到使万物生成而不能杀戮，给予而不能劫夺，赏赐而不能惩罚。这是与春天生发之气相应，是"养生（生发）"所要求的。在古代春天可以给树木培土浇水，这符合使万物生成之道；但不许砍伐树木，因为这样违逆了春生的自然规律。宋代理学大师程颐给小皇帝做师傅，某年春天的一天，小皇帝在御花园中游玩，无意中折了根树枝玩耍，遭到了程颐的严厉批评。程颐批评小皇帝的根据就是春天是生长的季节，折断树枝违逆了万物的生长之性，因此是绝不允许的。大家想想，小皇帝与程颐虽然是师生关系，但更是君臣关系，程颐之所以敢于严厉批评小皇帝，一定是在他看来是非常严重的事，是原则性的问题。通过程颐对这样一件在今天看来微不足道的小事的态度，我们可以看出古人顺从春生之气近乎宗教信仰的执着。在古代无论犯了多么严重罪行的死刑犯都不能在春天执行死刑，因为这是违逆天道的行为，一定是秋后问斩。所以，这里强调的是无论采用什么样的具体养生方法都必须顺应春生之气。最后要说的一点是养生活动有的是特定时间的有意行为，如"广步于庭""被发缓形"。有的则是任何时间都保有的无意行为，如"生而勿杀，予而勿夺，赏而勿罚"，这主要是一种心态。其他季节的养生也是如此。

《内经》接着论述了违逆春生之道的结果：逆之则伤肝，夏为寒变，奉长者少。为什么是这样？从五行学说来看，春天属于木气当令，人体的肝属于木。所以春天养生不当就会损伤肝。在人体，肝属于木，心属于火。按照五行学说，木能生火。在人体心的功能有赖于肝的充养，由于春天养生不当，肝气被伤，机能不足，所以到夏天心火当令之时，得不到足够的滋养，心火不足，就会出现寒冷的病变，这样能够提供给成长季节的东西就少了。由此可见，养生是一个连续的过程，无论现在是什么样的状况，都是此前行为的结果，原因并不在当下，而是在过去。这就是中医学的整体思维的伟大之处。

夏三月养长

夏三月①，此谓蕃秀②。天地气交，万物华实。夜卧早起，无厌于日。使志无怒，使华英③成秀。使气得泄，若所爱在外。此夏气之应，养长之道也。逆之则伤心，秋为痎疟④。奉收者少。

【注释】

①夏三月：指农历的四、五、六月。按节气为立夏、小满、芒种、夏至、小暑、大暑。②蕃（fán）秀：草木繁茂，华美秀丽。秀，华美。③华英：这里指人的容貌面色。华，古文"花"字，花是后来产生的俗字。英，草开的花。④痎（jiē）疟：疟疾的总称。

【细读】

夏季三个月，是草木繁茂秀美的季节。天地阴阳之气上下交通，各种草木开花结果。适应这种环境，应该夜卧早起，不要厌恶白天太长。心中没有郁怒，使容色秀美。并使腠理宣通，如有为所爱之物吸引一样，使阳气疏泄于外。这就是与夏长之气相应，是养长的方法。如果违背了这个道理，会损伤心气，到了秋天就会患疟疾。这是因为夏天长养的基础差，供给秋天收敛的能力也就差了。

夏三月是接着春三月而来的。春天的生气累积到夏天，万物进一步成长壮大所以称为"蕃秀"。蕃，是繁茂；秀，是华美。夏至一阴生，阴气开始微微上升，阳气开始微微下降，所以说"天地气交"，天地之气相融相交。上文说过，古人认为万物的生成必须是阴阳二气和合。阳气施化，阴气结成，二者相合，所以万物开花结果。这是自然界的变化，顺应这一变化，应该和春天一样"夜卧早起"，不要躲避日光。日为阳，夏三月是阳气盛大之时，人体的气机与自然界的气机应该同步变化。如果夏天不敢见日光，总是躲在阴凉之处，人体之气就不能与天地之气同步变化，这不合乎夏天的养长之道。本文要告诉我们的是，夏天虽然天气炎热，但不能总是藏在阴凉处，完全躲避日光，应该是适当地日晒，以保持与自然界的密切联系。当然，也不能过度地暴晒。现代有了空调，很多人夏天都喜欢躲在空调房中。虽然感觉比较舒服，但并不符合养生之道。这样就切断了人与自然的联系，人的气机不能与自然界的气机变化保持同步。夏天的时候还是应该多出些汗，才能有效排除体内的毒素，脏腑机能处于活跃的状态。相反，夏天躲在空调房中，完全不出汗，脏腑就不能处于其应有的状态，于养生不利。有的人在夏天甚至把空调开得很低，晚上还要盖被子，这样不仅浪费电能，而且于健康没有好处。建议大家尽可能不用空调，除非炎热难耐。人毕竟是自然之子，现代的科技固然给人带来舒适便利，但也容易使人远离自然。我们一方面享受科技的好处，同时也应该看到科技带来的问题，加以避免。在这个问题上，应该运用我们的理性，不能完全顺从自己感性的欲求。

除了在行为上"无厌于日"，在精神上还要"使志无怒"，即不能让精神受到压抑。何谓"怒"？一般理解，怒是发怒，生气。那么发怒、生气是什么状态呢？我们知道，有个成语叫"含苞怒放"。苞是花蕾未开之前的包裹状态，花开了，这包裹状就打开了，所以，"怒"就是形容花要开未开之前的冲击状态。另外，人在暴怒时会出现血管暴胀的现象。这是被压抑出现的反应。我们知道，发怒是人的愿望被客观现实所阻，不能实现的心理反应。夏天正是天地阴阳之气相互交融的季节，阴阳之气的交融不能受到压抑和阻滞。所以夏天人的精神意志应该处于自由开放，不能压抑，才符合养生之道。这样才能"使花英成秀"。"花英成秀"本意是由花结成果实。英，也是花，是草的花。这里是比喻。是说人体之气，脏腑的机能也像自然界的花结成果一样发生应有的变化，其主要的表现是"使气得泄"。夏天是成长的季节，万物成长壮大，人体之气也应该向外伸张疏泄，就像有特别喜爱的人或者物在外面召唤自己，不得不出去一样。这就是夏天人体之气应该有的反应，是养长的方法。

秋三月养收

秋三月①，此谓容平②。天气以急，地气以明。早卧早起，与鸡俱兴。使志安宁，以缓秋刑。收敛神气，使秋气平。无外其志，使肺气清。此秋气之应，养收之道也。逆之则伤肺，冬为飧泄③，奉藏者少。

【注释】

①秋三月：指农历的七、八、九月。按节气为立秋、处暑、白露、秋分、寒露、霜降。②容平：草木到秋天已达成熟阶段。容，为草木之形容、形态。平，成，成熟。③飧（sūn）泄：完谷不化的泄泻。飧，本意为夕食、晚餐，引申后有水浇饭之意，可能古代晚餐有吃水浇饭的习俗。飧泄是水浇饭的引申。

【细读】

秋季三个月，是草木自然成熟的季节。天气劲急，地气清明。适应这种环境，应当早卧早起，和鸡同时活动。保持意志安定，从而舒缓秋天劲急之气对身体的影响。精神内守，不急不躁，使秋天肃杀之气得以平和。不使意志外驰，使肺气清和均匀。这就是与秋收之气相应，是养收的方法。如果违背了这个方法，会损伤肺气，到了冬天就要生飧泄病。这是因为秋天收敛的基础差，供给冬天潜藏之气的能力也就差了。

由夏三月而来的是秋三月，其物象特征是容平。这是阴阳作用的结果。夏天阳气盛大，所以万物成长，呈"蕃秀"之象。而到了秋天，由于从夏至开始一阴生，阴阳和合，万物尤其是植物开始秀而结实，已经平定，不再像夏天那样成长、扩张了，所以称"容平"。这时天气的特点是风气劲急，地气清明，物色清肃。我们从经验中都知道，秋天的蔬菜有清凉之感，不像夏天的蔬菜有一种混浊之象。这是因为秋天金气当令，金气的特点是清凉肃杀；而夏天是火气当令，火气的特点是炎热混浊。顺应这一特点，秋天的养生应该"早卧早起，与鸡俱兴"。早卧以避初寒，早起以从新爽。秋天养生在情志上要"使志安宁""收敛神气""无外其志"。秋天是从夏天的阳气主令转变为阴气主令，顺应这一变化，意志也从夏天的自由奔放的"所爱在外"，变成

"无外其志"的安宁收敛。这样才能舒缓秋天的肃杀之气，所谓"秋刑"。以前我们说过，古代是秋后问斩，称"秋刑"。引申指秋天的肃杀凋零的气象。秋天人体是肺气主令，肺气的特点是清肃下行。如果这时还是意志外弛，就与肺气的清肃相反，肺气不得清肃。顺应秋天养生的关键是意志不能再像夏天那样"若所爱在外"了。这就是顺应秋天气候应有的反应，是"养收"的方法。违逆了"养收"的方法就会伤肺。肺属于金，旺于秋，秋失所养，故伤肺。在五行，金生水，肾属水，肺伤则不能滋养肾水，所以到了肾气当令的冬季则肾虚飧泄，这样供给冬藏的就少了。

冬三月养藏

冬三月^①，此谓闭藏。水冰地坼，无扰乎阳。早卧晚起，必待日光。使志若伏若匿，若有私意，若已有得。去寒就温，无泄皮肤，使气亟^③夺。此冬气之应，养藏之道也。逆之则伤肾，春为痿厥^④。奉生者少。

【注释】

① 冬三月：指农历的十、十一、十二月。按节气为立冬、小雪、大雪、冬至、小寒、大寒。② 闭藏：密闭潜藏，指大地凋零，万物生机潜伏。③ 气：指"阳气"。亟（qì）：频繁、多次。夺：被耗伤。④ 痿厥：四肢枯痿，软弱无力。

【细读】

冬季三个月，是万物生机潜伏闭藏的季节。寒冷的天气，使河水结冰，大地冻裂。这时不能扰动阳气。适应这种环境，应该早睡晚起，一定等到太阳出来时再起床。使意志如伏似藏，好像心里很充实，好像已经得到满足。还要避开寒凉，保持温暖。不要让皮肤开张出汗，而频繁耗伤阳气。这就是与冬藏之气相应，是养藏的方法。如果违背了这个道理，会损伤肾气，到了春天，就要得痿厥病。这是因为冬天闭藏的基础差，供给春季生养的能力也就差了。

冬三月天地和万物的特点是闭塞收藏。由于阳气潜藏，而见河水结冰，大地开裂。这是自然界的基本状态，顺应这一规律，冬三月养生的要义是不能扰动潜藏的阳气。古人认为人的活动必须顺应阴阳的变化，日出而作，日入而息，所以冬三月"早卧晚起，必待日光"。关于"卧起"，春夏秋三季是早起，冬季晚起。其实，无论早起晚起都是以日出为标准，就是说春夏秋三季早起也不能早于日出，冬季晚起也不能晚于日出。由于春夏秋三季白天较长，即使早起一般也不会早于日出；而冬季日短，所以特别强调晚起要到日出之后。冬三月养生在意志上的要求是"使志若伏若匿，若有私意，若已有得"。意思是顺应冬藏的特点意志也要闭藏于内，而不能外弛。由于意志作为主观的精神状态不好用语言描述，所以作者用了几个比喻来说明。"若伏若匿"，就像潜伏藏匿；"若有私意"，私，与公相对，也有隐秘之意；"若已有得"，已有所得，就不再外求。在形体方面的要求是"去寒就温，无泄皮肤"，以养气，不使阳气被劫夺。所以冬季养生以闭藏阳气，不使之耗夺为关键。这是顺应冬气的反应，是"养藏"的方法。违逆则伤肾，肾属水，旺于冬，冬失所养，故伤肾，肾伤则肝木不得滋养，肝主筋，至春令而筋病为痿。阳气应该潜藏，冬季不能潜藏，则阳虚为厥。违逆了冬藏的准则，供给春生的就少了。

以上我们对春夏秋冬四季的养生之道分别做了阐释。下面把四季养生串连起来，做一分析。本文把一年分为四季春夏秋冬各三月来论述自然界的变化规律以及顺应这一规律的养生之道。一年四季之所以有这样的变化规律，其根本原因在于阴阳之气，特别是阳气的周期变化使然。正如下文所云："夫阴阳四时者，万物之根本也。"由于阳气的生长收藏的变化而有了自然界中万物的生长收藏的变化。其中，以植物的变化最为明显。当然，动物和人类同样也有这样的变化规律，在《内经》看来，尤其是具有能动性和自觉性的人类更应该自觉地遵循，而不能违反。这是养生的关键。《内经》春夏秋冬四季的特征概括为"发陈""蕃秀""容平"和"闭藏"，这是非常正确的。这是阳气一年四季周期变化所致物象的根本特征。这是人类养生的基础和前提。《内经》在论四季养生时首先描述自然界的特点，这并非文学化的笔法，而是中医学天人相应理论的具体体现，只有懂得了自然界的变化规律，才能谈得上养生。四季养生包含的内容应该是非常丰富的，但《内经》特别强调的是"卧起"与"志"方面的要求。春夏是"夜卧早起"，秋是"早卧早起"，冬是"早卧晚起"。虽然卧起有早晚，但都是顺应自然的要求。春夏为阳，此时阳气处于生长的状态，顺应这一状态卧起要"夜卧早起"；秋冬为阴，阳气开始收敛闭藏，顺应这一状态卧起要"早卧早起"及"早卧晚起"。人类生活必须顺应阴阳之道，而最重要的阴阳变化就是自然界的昼夜的交替和人类的卧起交替。所以卧起必须顺应阴阳之道。对"卧"即睡眠的意义无论怎么强调都不为过。这个问题待到有关章节再阐释。

"志"是四季养生的要点，所以篇名为《四气调神大论》。人作为形神统一体，形是精神的基础，神是形体的主宰，神对于人的生命有着特别重要的意义。神存是活人，而神去则是"形骸独居"的尸体。当然，这尸体很快也就腐朽了。所以《内经》

强调"神"对养生和治疗的重要意义。本文关于四季养"志"的论述，颇令人费解。不要说今人就是古人也不是很容易明白，所以作者在这个问题上颇费了些笔墨，用了很多比喻。曰"生而勿杀，予而勿夺，赏而勿罚"；曰"使志无怒，使华英成秀。使气得泄，若所爱在外"；曰"使志安宁，以缓秋刑。收敛神气，使秋气平。无外其志，使肺气清"；曰"使志若伏若匿，若有私意，若已有得"。由于古人行文简洁，在讨论四季养生时每个章节的文字都不是很多，相对而言，论"志"的文字是相当多了。何以如此？这个问题不易理解、不易说清楚。因为"志"就是人的精神状态，作为精神状态的志是主观性的东西，是不能客观化的，即是说不能耳闻目见，但又是真实存在的。这是每个精神正常的成熟的人都能理解的。我们知道，我国的文字是象形字，起源于图画。是对外部世界有形可见的事物的描摹。但是，当我们用这套文字描述主观世界时却遇到了困难。虽然我们每个人都能确证主观精神世界的真实性，但这真实性又是不能客观化的，不能外化成耳闻目见的。所以只能用比喻的方法来描述我们的精神世界。比如我们常说的"心里暖烘烘的""内心凄凉"等实际上都是比喻。我们是用外在的温暖来比喻内心的高兴状态，用外界的凄凉比喻内心的不悦。实际上我们的内心并没有物理上的温暖和凄凉，不能用温度计来度量。实际上我们对主观精神世界的描述完全是用描述外部世界的语言来比喻的。养"志"自然是要符合阳气的生长收藏的规律，"志"在春夏秋冬也要处于生、长、收、藏的状态，所以才有以上一系列的比喻。

在此，我要阐明的是本篇的"志"主要指的是"情志"，即所谓的情感。本篇认为随着一年四气的生长所藏，人的情感也应该生长收藏。所以春天是"以使志生，生而勿杀，予而勿夺，赏而勿罚"。夏天是"使志无怒，使华英成秀"。这里的"使志无怒"，显然是指情感。秋天是"使志安宁""无外其志"。冬天是"使志若伏若匿，若有私意，若已有得"。如果把"志"解释为现在的"意志"的"志"则不太好理解，在知、情、意中只有"情"有显露于外的明显的变化，而自制力强的人又能喜怒不形于色。

中国养生学在漫长的发展中创造了丰富多彩的养生方法，但是依照四时的变化规律养生是一切养生方法的根本要求，是养生的纲领。所有的养生方法都是在此基础上展开的，都不能违背这一根本规律。这是中医学天人相应理念的必然要求。所以无论怎么强调"四气调神"的重要性都不为过。王冰把《四气调神大论》置于第二篇，是深有见地的。也是我们有志于养生的人应该谨记的。后世的养生著作一般都涉及四时养生问题。如宋代刘词的《混俗颐生录》、元代丘处机的《摄生消息论》、明代高濂的

《尊生八笺》等。

最后要说的是，我们习惯上所说的养生是养生、养长、养收、养藏的代称或简称。准确地说应该是春养生、夏养长、秋养收、冬养藏。因为春为一年之首，所以可以用养生涵盖养长、养收、养藏。

天藏光明之德

天气，清净光明者也，藏德不止，故不下也。天明[1] 则日月不明，邪害空窍[2]。阳气者闭塞，地气者冒明。云雾不精[3]，则上应白露不下。交通不表，万物命故不施[4]，不施则名木多死。恶气不发，风雨不节，白露不下，则菀槁不荣[5]。贼风数至，暴雨数起，天地四时不相保，与道相失，则未央绝灭。唯圣人从之，故身无奇病[6]。万物不失，生气不竭。

【注释】

①天明：古人认为天为阳，是最光明的。但天必须把它的光明之德隐藏起来。这样，白天太阳才能发出光明，夜晚月亮才能发出光明；否则，天独自光明则日月之光明就不能显现了。张景岳云："惟天藏德，不为自用，故日往月来，寒往暑来，以成阴阳造化之道。设使天不藏德，自专其明，是则大明见则小明灭，日月之光隐矣，昼夜寒暑之令废，而阴阳失其和矣，此所以大明之德不可不藏也。所喻之意，盖谓人之本元不固，发越于外而空窍疏，则邪得乘虚而害之矣。"②空窍："空"与"孔"通。即孔窍。③不精："精"与"晴"通。即不晴。④不施：不得生长。⑤菀（yùn）槁不荣：生气蕴积不通而枯槁失荣。菀，通"蕴"，郁积。⑥奇病：即重病。

【细读】

本节论述的主题是天必须把它的光明清净之德引出来。天气是清净光明的，天气潜藏着清净光明的生生之德，永远无尽，所以万物能长久生存而不会消亡。如果天德不藏，显露它的光明，日月就没有了光辉，如同外邪乘虚侵入孔窍，酿成灾害一样。流畅的阳气，就会闭塞不通，沉浊的地气，反而遮蔽光明。云雾弥漫不晴，那么，地气不得上应天气，甘露也就不能下降了。甘露不降，万物的生命不得成长，这样名果珍木多亡。草木就枯槁，而不会茂盛了。邪气潜藏而不得散发，风雨失节，白露不降，草木枯槁不荣。邪风暴雨时时侵扰，春、夏、秋、冬不能保持相互间的平衡，与正常的规律相违背。这样的话，万物在生长的中途便都夭折了。只有圣人能够顺应自然变化，注意养生，所以身体没有重病。如果万物都不失保养之道，那么它的生命之气是不会衰竭的。

根据阴阳理论，天为最大的阳，地为最大的阴。天的阳是一切事物阳气的来源，地的阴是一切事物阴气的来源。天上的日月五星在古人看来是天的阳气凝聚而成。天气的本性是清净的，正因为天气的清净无为，才有日月五星的光明。所以天德是潜藏的。所谓天德也就是天道。德者得也，得之于道也。老子曰："道生之，德畜之。"道是总说，德是分说。就某一物来说称"德"。因为天地为万物之父母，所以天德也就是天道。从其发生的作用角度来说称其"德"。《周易·乾卦》："夫'大人'者，与天地合其德，与日月合其明。"有某种德性就会有某种德行。如某人有助人为乐的美德就会有助人为乐的行为。就人来说，只有其美德永远地藏于内心，行为才能合乎美德。如果美德丢失了，美行也就不存在了。只有天德潜藏，自然界才能正常运行。天德潜藏的思想今人恐怕难以理解，这里做一申说。老子认为道对于万物是"生而不有，为而不恃，长而不宰"的，"是谓玄德"。又说："道常无为，而无不为。侯王若能守之，万物将自化。"孔子也说过："为政以德，譬如北辰，居其所而众星共之。"都是说对于事物发展具有决定性的力量其发生作用的方式并非越俎代庖式的直接干预，而是隐秘地在暗中发生间接的作用。这就是无为。对于无为的作用人们往往认识不到，而遭到惩罚。如森林草原对于维持生态平衡具有重要作用，可是由于无知，人们大量地毁坏森林草原以种植粮食，结果受到自然的惩罚。从宇宙学的角度看，大爆炸形成宇宙后，宇宙运动处于相对的稳定状态。如正因为有太阳系的稳定才有地球生命的产生。这就是"藏德"。如果不能藏德，则是太阳系剧烈的变动，太阳爆炸，一片光明，随之一切都不存在了。这是恒星毁灭时"超新星"爆发的景象。

古人认为君主是上天的儿子，因此君主的行为应该效法天道的无为。古人主张君无为，臣有为。君主的职责主要是选择适当的人来辅助自己，而不是事必躬亲去处理具体的政务，那是做不完也做不好的。君主好比人的大脑，现代国家领导人也称首脑，就是这个意思。各个部门的首长好比眼耳鼻舌口五官。大脑是支配五官的，让五官发挥视听嗅味咀的功能，而不能取而代之。各级领导干部都应该明白这个道理，处理好自己与下属的权力关系，不去干涉下属的权力，共同把工作做好。

历史上的君主有为过度的典型之一就是隋炀帝。隋炀帝雄心勃勃，想创造一番经天纬地的大事业，所以其年号为"大业"。这个想法本来不错，但隋炀帝过于自信，认为举国上下谁都没有他聪明。结果大兴土木，穷兵黩武，导致民怨沸腾，丢了性命和江山，实在值得后人深思，引以为鉴。

天德潜藏的道理推之于养生就是人的真气不能泄露，应清净无为，取法自然之道，以保其天真。如果背离大道，本元不固，发越于外则孔窍疏张，邪气乘虚而入，则病矣。

按照中国传统哲学的观点，天地之气是相互交通的，正是由于天地之气的正常交通，才保证了万物的生生化化。《周易》通过很多卦象表达了这一思想。《泰》卦乾下坤上，表示天气上升，地气下降，天地之气升降循环而万物平稳生长，故称泰。泰，安也，定也。《泰·彖》曰："泰，小往大来，吉，亨。则是天地交而万物通也，上下交而其志同也。"《咸·彖》曰："咸，感也。柔上而刚下，二气感应以相与。止而说，男下女，是以'亨利贞，取女吉'也。天地感而万物化生，圣人感人心而天下和平。观其所感，而天地万物之情可见矣！"相反，天地之气不能升降交通，则万物闭塞不通，则是病态。《否》卦卦象与《泰》卦正相反，乾上坤下，表示天地之气不能交通。《否·象》曰："天地不交，否。"所以天地之气能否交通决定两种不同的状态。《坤·文言》："天地变化，草木蕃；天地闭，贤人隐。"这是说天地之气能够交通则万物能够发生变化，草木繁茂，欣欣向荣；反之，天地之气不能交通，则万物闭塞，贤人也要隐居了。所以天地之气，必须交流畅通。《谦·象》曰："谦，亨。天道下济而光明，地道卑而上行。"《系辞下》总结说："天地绸缪，万物化醇；男女构精，万物化生。""阳气者闭塞，地气者冒明"就是天地之气不能交通出现的反常情况。天气不能下降，必致孤阳浮越于上，而闭塞阴气，地气隔绝，而冒蔽光明。而致云雾弥漫不晴，甘露不能下降。"交通不表"就是天地之气不能正常交流，由此而造成下文所说的一切非常严重的异常变化。这是失道的必然结果。从天地的失常表现，圣人领悟到必须顺从天道。一方面保藏好真精神气，另一方面保持一身之气的上下交通。即取法于乾坤坎离之道。坤为阴，主受纳潜藏，顺承于天；乾为阳，主健运不息。这是先天之阴阳。即"天气，清净光明者也，藏德不止"。离为火，在脏为心；坎为水，在脏为肾。心火下降，肾水上升，水火既济，地天交泰。这就是"交通表"。这是后天的阴阳。唯有懂得这些道理，并实践之，才能"生气不竭"，健康长寿。

反顺为逆，变生疾病

逆春气，则少阳①不生，肝气内变。逆夏气，则太阳②不长，心气内洞③。逆秋气，则太阴④不收，肺气焦满。逆冬气，则少阴⑤不藏，肾气独沉⑥。夫四时阴阳⑦

者，万物之根本也。所以圣人春夏养阳，秋冬养阴，以从其根。逆其根，则伐其本，坏其真⑧矣。故阴阳四时者，万物之终始也，死生之本也。逆之则灾害生，从之则苛疾不起。是谓得道。道者，圣人行之，愚者背之。从阴阳则生，逆之则死，从之则治，逆之则乱。反顺为逆，是谓内格⑨。

【注释】

①少阳：指足少阳胆经。足少阳胆经与足厥阴肝经相表里。②太阳：指手太阳小肠经。手太阳小肠经与手少阴心经相表里。③内洞：内虚。洞，空、虚。④太阴：指手太阴肺经。手太阴肺经与手阳明大肠经相表里。⑤少阴：指足少阴肾经。足少阳肾经与足太阳膀胱经相表里。⑥独沉：肾气衰惫。沉，消沉，引申为衰惫。⑦四时阴阳：指春温、夏热、秋凉、冬寒的四季变化和一年阴阳变化规律。⑧坏其真："真"有"身"义。即坏其身。⑨内格：古病名，即关格。临床表现为水谷不入（关闭），二便不通（阻格）。

【细读】

本节论述了违逆四时之气就会造成疾病。春天属少阳，春天之气与足少阳之气相应。如果违背了春天之气，那么足少阳之气就不能生发，会使肝气内郁而发生病变。夏天属太阳，夏天之气与手太阳之气相应。如果违背了夏天之气，那么手太阳之气就不能生长，会使心气内虚。秋天属少阴与手太阴之气相应。如果违背了秋天之气，那么手太阴之气就不能收敛，会使肺热叶焦而胀满。这里要说明的是肺与秋天少阴之气相应，但肺经的命名是手太阴。冬天属于太阴与足少阴之气相应。如果违背了冬天之气，那么足少阴之气不能潜藏，会使肾气衰弱。这里要说明的是肾与冬天太阴之气相应，但肾经的命名是足少阴。四时阴阳的变化，是万物生长收藏的根本。所以圣人顺应这个规律，在春夏保养心肝，在秋冬保养肺肾，以适应养生的根本原则。假如违背了这一根本原则，便会摧残本元，损坏身体。所以四时阴阳的变化，是万物生长收藏的由来，死生的本源。违背它，就要发生灾害；顺从它，就不会得重病。这样才可以说掌握了养生规律。不过这个养生规律，只有圣人能够奉行，愚昧的人却会违背。如果顺从阴阳变化的规律，就会生存，违背阴阳变化的规律，就会死亡；顺从这个规律就会安定，违背了，就要发生祸乱。如果不顺从阴阳四时的变化而违逆，就会生病，病名叫关格。

本节指出一年四季都有主时的脏腑经络，如果违逆了四时之气，就会损害相应的脏腑经络而引发病变。所以得出结论"夫四时阴阳者，万物之根本也"，"故阴阳四时者，万物之终始也，死生之本也"。这是《内经》，也是中国古代哲学的核心观点。包括人类在内的万物之所以能够产生，并在天地之间生存，造就了欣欣向荣的生命世界，根本原因就是阴阳四时的周期性变化使然。所以人类生存和养生必须遵循阴阳四时之道，"与万物沉浮于生长之门"。这就是本文四时养生所启示的内容。是否顺从阴阳关系到生死治乱，不可小觑。

圣人治未病

是故圣人不治已病治未病，不治已乱治未乱，此之谓也。夫病已成而后药之，乱已成而后治之，譬犹渴而穿井，斗而铸兵，不亦晚乎？

【细读】

所以圣人不治已发生的病，而倡导未病先防；不治理已形成的动乱，而注重在未乱之前的疏导。假如疾病形成以后再去治疗，动乱形成以后再去治理，这就好像口渴才去挖井，发生战斗才去铸造兵器，那不是太晚了吗？

治未病是中医学独特的理念。治未病字面的意思是治疗没有发生或者不存在的疾病，当然这样理解是不对的，一般理解为未病先防或者预防疾病。从哲学的角度说，任何事物都是处于由不存在到存在再到不存在，由可能到现实再到消失的转化过程之中。现存的现实对于人来说，无非是有益的或者是有害的两种。由于现实都是从可能发展而来的，人就可以发挥自身的能动性促进有益的可能性转化为现实性，阻止有害的可能性向现实性的转换。疾病作为对任何人而言都是有害的可能性，最好阻止其发生。问题是如何避免疾病的可能性发生？我们知道有些可能性虽然对人是有害的，却难以避免发生，比如一些意外事故。这些有害的现实之所以难以避免根本问题是我们对造成伤害的原因或者原因出现的具体时间、空间无法把握。那么"治未病"具有可能性吗？这决定于不同医学体系的医学观。就西方医学来说，"治未病"除了少部分疾病外，基本上是不可能的。少部分疾病主要是病因明确的传染病，由于疫苗的发明而使治未病成为可能。而大部分疾病的治疗依赖于临床上病人出现的症状和检测到的体征。因此，在这些症状和体征未出现之前，治未病是不可能的。所以，西医在理论上没有治未病之说。在中医学的视域内，治未病是可能的。中医认为和人生有关的一切既是人生存的前提，也可能成为致病的根源，而这些致病的根源通过一定的方法是可以避免成为致病因素的。人生于天地之间，天地之气可以致病；人有情志、情感，七情六欲可以致病；人有饮食男女之欲，饮食男女可以致病。所以《灵枢·本神》总结说："故智者之养生也，必顺四时而适寒暑，和喜怒而安居处，节阴阳而调刚柔，如是则僻邪不至，长生久视。"所以，养生是治未病的第一要义。中医学最重视的是养生学，其次才是治疗学。医学的最高境界是治未病。《内经》说："上工治未病，不治已病。"不仅中医学以养生学为最高境界，以儒、释、道为代表的中华传统文化也是重视养生的文化，无论是儒家的"君子坦荡荡"还是道家的"致虚守静"，以至佛教的"明心见性"，都能使人保持内心的清静安宁、和乐轻灵，都是最好的精神养生学。治未病的第二层内涵是对既病之后而言的。又分为三个方面：第一，早期治疗。指疾病刚刚出现先兆时就及时采取治疗措施。《素问·刺热篇》说："肝热病者，左颊先赤；心热病者，颜先赤；脾热病者，鼻先赤；肺热病者，右颊先赤；肾热病者，颐先赤。病虽未发，见赤色者刺之，名曰治未病。"第二，对于某些慢性病或周期发作的疾病在其间歇期采取治疗措施，可以收到较好的疗效。如大家熟悉的冬病夏治。《灵枢·逆顺》说："上工，刺其未生者也。其次，刺其未盛者也。其次，刺其已衰者也。下工，刺其方袭者也，与其形之盛者也，与其病之与脉相逆者也。故曰：'方其盛也，勿敢毁伤，刺其已衰，事必大昌。'故曰：'上工治未病，不治已病。此之谓也。'"第三，既病防变。《金匮要略》说："夫治未病者，见肝之病，知肝传脾，当先实脾。"仲景提示医家在治疗中应该根据脏腑之间五行生克关系来推知既病的脏腑可能影响到的脏腑而采取防范措施，阻止疾病的传变。

治未病就是防患于未然。防患于未然不仅适用于治病也适用于治国。经文就把治病与治国类比："不治已病，治未病"，是治病；"不治已乱，治未乱"，是治国。无论治病的"病已成而后药之"，还是治国的"乱已成而后治之"，都如同"渴而穿井，斗而铸兵"，实在是太晚了。

《易传·系辞》说："危者，安其位者也；亡者，保其存者也；乱者，有其治者也。是故君子安而不忘危，存而不忘亡，治而不忘乱。是以身安而国家可保也。"国家发生了危机是因为自认为自己的地位很安定；国家灭亡了是因为自认为能永保国家的存在；发生了动乱是因为自认为能够永远天下太平。所以君子在安定的时候不忘记会有危机，存的时候不忘记会灭亡，太平的时候不忘记会发生动乱。时时加以防范，才能自身安全而国家永保。作为社会的管理者不应该仅仅满足于发生问题才去处理的灭火方式，而应该是在平时就注意可能存在的隐患，及时消除隐患，才能保证社会正常运转，安定和谐。

生气通天论篇第三

生气，即生命之气，是人体生命活动的动力；天，包括地，指整个自然界。

中医认为，人体生命之气时时与自然界相通，这就是天人相应的思想。人体内的五味、五气等都取之于自然界；而五味、五气失于正常，又能伤害人体。本篇具体讨论了这些问题，故以《生气通天论》名篇。本篇提出的重要思想有：一、「阳气者若天与日」，失其所则折寿而不彰，成为后世重视阳气的温补学派的理论渊薮。二、「阴平阳秘，精神乃治，阴阳离决，精气乃绝。」阐明了阴阳的平秘对于生命活动的重要意义，成为中医学认识人体生命的最高原理和养生治疗的最高价值追求。

生气通天为生命之本

黄帝曰：夫自古通天者，生之本，本于阴阳。天地之间，六合①之内，其气九州②、九窍③、五藏、十二节④，皆通乎天气。其生五⑤，其气三⑥。数犯此者，则邪气伤人。此寿命之本也。

【注释】

①六合：四方上下为六合。②九州：古指冀、兖、青、徐、扬、荆、豫、梁、雍为九州。③九窍：上七窍：耳二、目二、口一、鼻孔二；下窍二：前阴、后阴，共计九窍。④十二节：四肢各有三大关节，上肢：腕、肘、肩；下肢：踝、膝、髋，共计十二节。⑤其生五：其指天之阴阳，五指金、木、水、火、土五行。⑥其气三：指阴阳之气各有三，即三阴三阳。

【细读】

黄帝说：自古以来人的生命活动与自然界的变化就是息息相通的，这是生命的根本，生命的根本就是阴阳。在天地之间，四方上下之内，无论是地之九州，还是人的九窍、五脏、十二节，都与自然之气相通。天之阴阳化生地之五行之气，地之五行又上应天之三阴三阳。如果经常违反阴阳变化的规律，那么邪气就会伤害人体。所以说阴阳是寿命的根本。

本节开宗明义地指出，无论是人类还是动植物的生命都以与天地之气息息相通为存在的前提。这是天地间自生命现象产生直到生命现象消失永远存在的规律。这里的关键词是"通天""生之本"和"阴阳"。说明生命是开放的系统，必须时时刻刻与天地之气保持相通关系才能存在。这是生命存在的根本。这个根本就是阴阳。大家都知道，中医有句名言：不通则痛。其实也可以说"不通则病"。任何疾病都是由于"通"出现了问题所致。《周易》从哲学的高度论述了通的意义。《泰·象》曰："泰，小往大来，吉亨。则是天地交而万物通也，上下交而其志同也。"《睽·象》曰："天地睽而其事同也，男女睽而其志通也，万物睽而其事类也。"这是从正面说明"通"的意义，而《否·象》曰："否之匪人，不利君子贞，大往小来。则是天地不交而万物不通也，上下不交而天下无邦也。"不能交流沟通无论是万物还是邦国的存在都会成问题的。《系辞上》给"通"下了个定义："往来不穷谓之通。"就是说事物之间永远处于相互往来交流之中就是通。只有通才能保证事物的恒久存在，《系辞下》说："穷则变，变则通，通则久。"所以无论是养生还是治病到得以保持"通"的状态为目标。通既包括人与天地之气的交流畅通，也包括自身脏腑经络之间气血的交流畅通，还包括自我心灵与他人心灵的畅通交流等。谭嗣同甚至以"通"释"仁"，说："仁以通为第一义。"可见"通"之重要。

通，不仅是人体生理的正常状态，也是社会系统的正常状态。古人认为国君与民众的关系如同人的心与身的关系。只有身心之间畅通，心才能自由地支配身，身才能随着心的指挥而行动。否则身心之间不能畅通，人就失去了灵活统一的行为能力。如半身不遂就是心不能自由地支配身的表现。要保持心身统一，君民一致，必须在二者之间保持信息的畅通，下情上达，上命下行。如果信息不通，上下阻隔，国家就会出现问题。古代的统治者都非常重视收集民情民意，《诗经》中的国风就是当时民情民意的反映。根据民情民意来调整政令而保证国家的长治久安。

西周的厉王暴虐，国人对他多有抱怨批评。邵公警告他说："百姓不堪忍受了！"厉王大怒，找来了卫国的神巫去监视指责自己的人，发现了就杀头。国人都不敢发声了。厉王高兴地说："我能让指责我的人闭嘴，没有人敢再说了。"邵公说："您这是堵百姓的嘴啊，这比堵塞江河还严重。堵塞河水，河水壅堵而一旦溃决，伤害的人一定很多；堵百姓的嘴也是一样的。所以，治理河流的人是疏导河道，治理百姓应该让民众把想说的话宣泄出来。"结果厉王不听，国内没有人敢说话了。仅仅三年人们就把厉王赶走了。到了他的儿子幽王更加昏庸，西周就灭亡了。厉王作为反面的镜子，应该时刻警醒为政者。

天、天气，即乾元，是万物产生的根基。《乾·象》曰："大哉乾元！万物资始，乃统天。云行雨施，品物流形。大明终始，六位时成，时乘六龙以御天。乾道变化，各正性命，保合大和，乃利贞。首出庶物，万国咸宁。"自古所有的生命都与乾元之气相通，以此为自身生存之基。而乾元之气也就是阴阳，所以阴阳是生命的根本。整个天地之气，外到九州，内而九窍，五脏十二节，精神气血的动静升降都依赖于天气，都与天气相通。

地之五行之气，天之三阴三阳之气都由天之阴阳之气化生，养生之关键就是顺从五行和三阴三阳之气的规律，这就是"知于术数"。如果违背这一规律，邪气就会乘虚而入。这是生命的根本。

清净则贼邪不害

苍天①之气，清净则志意治②，顺之则阳气固。虽有贼邪③，弗能害也。故圣人传④精神，服天气而通神明⑤。失之则内闭九窍，外壅⑥肌肉，卫气⑦散解，此谓自伤，气之削也。

【注释】

①苍天：天空，天气。苍，青色。天色青，故称苍天。②治：平和调畅。治，本意为治理水患，治理的结果是水患平复。引申有安定、平和之意。③贼邪：贼风邪气，泛指外界致病因素。④传：通"抟"（tuán），专一，集中。⑤服天气：即《上古天真论》之"呼吸精气"，吸取天地之气。神明：指阴阳的变化。⑥壅：阻塞。⑦卫气：属于阳气的一种，如同保卫于人体最外层的藩篱，所以称卫气。

【细读】

自然界的天气清净，人的意志就平和，顺应这个道理，阳气就固密。即使有贼风邪气，也不能侵害人体。所以善于养生的圣人，能够聚集精神，呼吸天地精气，而与天地阴阳的神明变化相统一。如果违背这个道理，在内会使九窍不通，在外会使肌肉壅阻，卫阳之气耗散，这是自己造成的伤害，而使阳气受到削弱。

人生存于天地之间，天人相应，人的生命之气依赖于天气。天地之气是什么样的状态最宜于养生呢？本文认为："清净则志意治，顺之则阳气固。"《四气调神大论》说："天气，清净光明者也，藏德不止，故不下也。"天气清净是万物生化的前提。因此，清净是养生的根本。清净，也作"清静"。《至真要大论》云："必清必静。"虽然净指干净，静指安静，但在意义上是有联系的。只有静才能净。在一定意义上清净可以与清静通释。清静是道家的核心观念，《内经》养生的清净思想概源于道家。老子认为创生并衣养万物的道是无为清静的。他说："静为躁君"，"静胜躁，寒胜热。清静为天下正"。意思是清静是躁动的根本，是世界的本性。君王治国也以清静为本，他说："道常无为，而无不为。侯王若能守之，万物将自化。化而欲作，吾将镇之以无名之朴。无名之朴，夫亦将无欲。不欲以静，天下将自定。"这里老子把静和不欲联系起来，作为治世的根本方法。同样清静也是养生的根本方法。老子说："致虚极，守静笃，万物并作，吾以观复。夫物芸芸各复归其根。归根曰静，是谓复命；复命曰常，知常曰明。"这是说世界的表象虽然是万物并作，千姿百态，但终究以清静为根本，最终要回归虚静的本根。致虚守静既是认识的方法也是养生的方法。保持内心的虚静安宁是长寿的根本。《内经》发展了老子的养生思想，把清静和志意联系起来，认为"清净则志意治"，清静是志意治的条件。我们知道《内经》非常重视志或者说志意对养生的意义。在《四气调神大论》中，四时养生都有养志的内容，志意要随着四时阴阳的变化而变化。此外，志意养生的最重要的方法就是清净，内心的清静安宁。这是任何时候都应该保有的状态。

上文云："生之本，本于阴阳。"这里又提出阳气的问题，生命之气与天气相通，生命以阳气为本，阳气固而不衰，阴气必顺从阳气，不失天和，而长有天命。所以本文特别强调阳气在养生中的意义，"顺之则阳气固"。

本文提出了保养精气神的方法，"传精神，服天气"，就能达到"通神明"的境界。即《上古天真论》的"呼吸精气"。古人认为天地之间充满着精气，此精气既是人类生命的源泉，也是个体生命健康长寿的根本。所以通过汲取天地精气的修炼方法就可以达到长生久视的目的。老子也提出了这样的修炼方法："载营魄抱一，能无离乎？专气致柔，能如婴儿乎？涤除玄览，能无疵乎？爱国治民，能无为乎？天门开阖，能为雌乎？明白四达，能无知乎。"老子的"专气"即本文的"传精神，服天气"。

我国古代思想家很早就认识到无论是积极还是消极事件的发生都与自我有莫大的关系，自己是主要的责任者。《周易·需卦》曰："需于泥，灾在外也。自我致寇，敬慎不败也。"意思是外在的灾害是自我招致的，只有敬慎小心才能避免。《系辞上》："子曰：作《易》者，其知盗乎？《易》曰：'负且乘，致寇至。'负也者，小人之事也。乘也者，君子之器也。小人而乘君子之器，盗思夺之矣；上慢下暴，盗思伐之矣。慢藏诲盗，冶容诲淫。《易》曰：'负且乘，致寇至。'盗之招也。"一般人往往把被盗责之于强盗，而孔子认为被盗很大程度上是自己招致的。一个小人背负着财宝，乘坐着君子的华丽轩车，强盗就会想着抢夺了。所以孔子总结说：不把财宝收藏好就是教诲偷盗，女子妖冶的打扮就是教诲淫乱。孔子的这种观点人们一时可能难以接受，但仔细想来是有深刻道理的。发生在我们身上的一切我们自己都负有主要的责任。我们自己不同的作为会导致完全不同的结果。《吕氏春秋》说："肥肉厚酒，务以自强，命之曰烂肠之食。靡曼皓齿，郑、卫之音，务以自乐，命之曰伐性之斧。"肥肉厚酒虽然是烂肠之食但没有人强迫你，是你自己要吃；靡曼皓齿，郑、卫之音虽然是伐性之斧也是你自己要追求。又说："故败莫大于愚。愚之患，在必自用。"所以，自己的责任不能不深思。正如《商书·太甲》中的名言："天作孽，犹可违；自作孽，不可活。"《灵枢·五变》说："夫天之生风者，非以私百姓也，其行公平正直，犯者得之，避者得无殆，非求人而人自犯之。"中医学虽然认为疾病的发生有外部的原因，但发病的关键还在于自我。强调自我在疾病的发生和养生保健中的主体地位，这是中医学的伟大之处。

对于"失之则内闭九窍，外壅肌肉，卫气散解"这样的病变，本文没有归责于外界的贼风邪气，而是说"此谓自伤，气之削也"，是因为阳气被消耗，自我伤害所致。中医学认为疾病的发生是正邪相争的结果。虽然邪气是致病的原因，但邪气能否致病则取决于正气的强弱。正气强则可抗邪外出，而不病；正气不足，不能抗邪，则发病。所谓"正气存内，邪不可干"，"邪之所凑，其气必虚"。中医学的这一观点，一方面是符合科学道理的。现代科学证明，医学对于健康的贡献只有8%。人之所以能够在充满细菌病毒的世界中安然无恙地生存关键在于自身的免疫力，如果自身免疫力缺失，什么灵丹妙药也是无济于事的。我们都熟知的例子就是艾滋病。医学上叫作获得性免疫缺陷症，也就是说这种病人丧失了免疫力，所以预后不佳。另一方面中医学重视自我正气在疾病和养生中的意义，就为治未病奠定了理论基础，使治未病成为可能。既然疾病发生的最终根据决定于正气的强弱，那么时时保护正气就是治未病，就是最佳的养生之道。中医学认为疾病的主要原因不外乎自然界异常的气候、自己的七情六欲、饮食、劳倦等方面，而这些致病因素都是自我可以控制的，所以治未病和养生保健是可能的。中医学认为除了意外伤害导致的疾病，大部分的疾病是可以预防的，所以中医学把自己的关注点放在了养生保健和治未病上面，这是非常伟大的医学思想。请大家记住：健康靠自己，自己是自己最好的医生。那些迷信医药的人应该醒悟了。

阳气如天，护卫于外

阳气者，若天与日，失其所则折寿①而不彰②。故天运当以日光明，是故阳因而上，卫外者也。

【注释】

① 折寿：短寿。② 不彰：不明。彰，明、著。

【细读】

人体的阳气，就像天上的太阳一样，太阳不能在其轨道上正常运行，万物就不能生存；人体的阳气不能正常运行于人体，就会缩短寿命而不能使生命成长壮大。所以天体运行不息，是借着太阳的光明，同理人体健康无病，是依赖阳气的轻清上浮保卫于体表。

这里明确指出阳气是生命的根本，是长寿的根基。阳气就如同天上的太阳，是万物生存的根据。所以养生的关键在于保养阳气。这一观点成为明清温补学派的理论依据。张介宾说："人而无阳，犹天之无日，欲保天年，其可得乎？《内经》一百六十二篇，天人大义，此其最要者，不可不详察之！"

现在很多人不懂得阳气对于生命的重要意义，也不知道保养阳气，反而是经常地伤害阳气。特别是在夏天炎热的季节里，贪凉饮冷，逞一时之快，这样会损伤胃肠功能。按照中医学的理论天人相应，人应该顺应自然去生活。夏天阳气盛大，万物隆盛，人的气血也如夏天的河水远大于秋冬，这样才能向周围布散，以滋润庄稼和植物。夏天出汗是正常的，也是必要的。但现在很多人贪图凉爽，整天躲在空调房中，隔绝了与自然界的联系，长此以往，会损伤阳气，对健康不利。

寒、暑、湿、气之疾

因于寒，欲如运枢①，起居如惊②，神气乃浮。因于暑，汗，烦则喘喝，静则多言③，体若燔炭，汗出乃散。因于湿，首如裹④，湿热不攘⑤，大筋緛红短⑥，小筋弛⑦长，緛短为拘⑧，弛长为痿。因于气，为肿，四维⑨相代，阳气乃竭。

【注释】

①运枢：因天寒，当深居周密，如枢纽之内动，不应烦扰筋骨，使阳气发泄于皮肤，而为寒邪所伤。②惊：妄动。③烦则喘喝，静则多言：指阳证热证的一种表现。"喝"是指喘促而发出的一种声音。④首如裹：头部沉重不爽，如有物蒙裹。⑤攘：排除。⑥緛（ruǎn）短：收缩。⑦弛：松懈。⑧拘：踡缩不伸而拘挛。⑨四维：古人认为天由四柱支撑，称作"四维"。这里指人的四肢。

【细读】

人感受了寒邪，阳气就会像门户的开阖一样相应抗拒，起居不宁；如果起居妄动，神气浮越，阳气就不能固密了。这是告诫人们在天气寒冷之时应该深居于周密的房屋之中，不应该扰动筋骨，使阳气发泄于皮肤，而伤于寒气。因为天寒之时阳气潜藏于内。如果起居急促，烦劳多动，阳气就会浮越而不得安宁了。

如果感受暑邪，就会多汗、烦躁，甚至喘促，喝喝有声；及至暑邪伤气，即使不烦喘时，也会多言多语，身体发热如炭烧，必须出汗，热才能退。这是接着"因于寒"说的。天气寒冷时，不能深居静处而被寒气所伤，到了夏天就会变成暑病。这是因为寒气具有收紧的性质，会阻碍阳气向外宣发布散，阳气不能正常宣泄，被遏阻于内，就会出现高烧如炭等一系列症状，应该用发汗的方法，使阳气随汗液发出。

如果伤于湿邪，头部就会沉重，如同裹着东西，如果湿热不能及时排出，就会出现大筋收缩不伸，小筋弛缓无力。大筋收缩不伸叫拘，小筋弛缓无力叫痿。湿邪本来属于阴邪，阴邪为病一般发生在下部，湿邪下行到尽头就会向上发展，侵犯阳气，影响头脑，致头部昏沉。阳气的作用是"精则养神，柔则养筋"。这句的意思要倒过来理解：阳气养神则精，养筋则柔。养神则头脑清明，养筋则筋脉柔软。现在湿邪伤了阳气，所以出现头脑昏沉，在下部的筋脉，大筋拘急，小筋迟缓。

如果阳气被风邪所缚，发为气肿，四肢交替肿痛不休，这是阳气已衰竭了。这是总结上文而言，外邪伤害阳气而发为肿痛。因为阳气受伤，不能运行，导致营血津液涩滞瘀积而肿。中医认为四肢为诸阳之本，外邪伤阳，四肢得不到阳气的滋养而肿痛萎废。由上述可见，阳气不固，四时邪气，皆可伤人为病。可知阳气对于生命的重要意义了，养生实践以保养阳气为首务。

煎厥、薄厥、偏枯、痤痱诸疾

阳气者，烦劳则张①，精绝②，辟积③于夏，使人煎厥④。目盲不可以视，耳闭不可以听，溃溃乎⑤若坏都⑥，汩汩乎⑦不可止。阳气者，大怒则形气绝，而血菀于上⑧，使人薄厥⑨。有伤于筋，纵，其若不容⑩。汗出偏沮⑪，使人偏枯⑫。汗出见湿，乃生痤疿⑬。高粱⑭之变，足生大疔，受如持虚。劳汗当风，寒薄为皶⑮，郁乃痤。

【注释】

①张：本意是拉弓，引申有扩张、张扬等意思。中医指气机亢盛而外越。②精绝：是指水谷精气衰竭。因阳气亢盛而导致阴精伤耗。③辟积：病久积累。辟，通"襞"，裙褶。这里引申为累积。④煎厥：病名。因这种厥的发生不是偶然的，而有其一定的原因，如物之煎熬而然，因此称煎厥。临床表现为耳鸣、目盲、突然昏厥。⑤溃溃：溃决。⑥都：水泽所聚之处。⑦汩（gǔ）汩：象声词，形容水势汹涌而不可遏止。⑧血菀（yùn）于上：血瘀于头部。菀，蕴瘀。⑨薄厥：即"暴厥"，发病急骤之厥证。症见猝然昏倒，不省人事。⑩不容：肢体不能随意运动。⑪汗出偏沮（jù）：汗出偏于身体半侧。沮，湿润。⑫偏枯：半身不遂。枯，树木枯萎。中风半身不遂，日久肢体枯萎，如干枯之树木，故称偏枯。⑬痤（cuó）：小疮疖。疿（fèi）：汗疹。⑭高：同"膏"，本意是肥肉、脂肪。引申指肥甘之味。粱：同"粱"，即细粮、精米。⑮皶（zhā）：粉刺。渣，是物体使用或提炼后的残余部分。粉刺也是不该长的多余的东西。所以，这两个字都从"查"，是同源字。粉刺长在脸上故从"皮"。

【细读】

人体的阳气，由于过度烦劳，就会亢盛外越，导致阴精耗竭，病拖延到了夏天，就容易使人发生煎厥病。主要症状是眼睛昏蒙看不清东西、耳朵闭塞听不见声音，病势危急，就像河水溃决，流速迅急，不可遏止。人体的阳气，大怒时会造成形与气隔绝，血瘀积头部，使人发生暴厥。大怒之后不发暴厥之证的，那就会伤筋。筋受伤，会弛缓不收，肢体行动不自由。半身汗出的，会发生偏枯病。汗出以后感受湿邪，会发生小疖和汗疹。多吃肥甘厚味，能够使人生大疔，发病就像拿着空器皿盛东西一样容易。劳动之后，汗出当风，寒气阻遏于皮肤，会成为粉刺，郁积不解，可成为疮疖。

上一节论述的是感受了外邪，损伤阳气的情况，属于外因。本节讨论的是起居不节，损伤阳气所致的各种疾病，属于内因。可见，无论内因还是外因都能损伤阳气。阳气损伤轻的会出现疮疖、粉刺等小病，重的可能出现"煎厥""薄厥""偏枯"等严重影响身体健康的疾病。造成伤害阳气的原因可能有活动过度、暴怒、汗出见风、见湿，以及饮食不节、过食膏粱厚味等。可见，对于阳气的养护应该从生活的方方面面去注意。

阳气不能开阖之病

阳气者，精则养神，柔则养筋。开阖不得，寒气从之，乃生大偻^①。营气不从，逆于肉理，乃生痈肿。陷脉为瘘^②，留连肉腠^③。俞^④气化薄，传为善畏，及为惊骇。魄汗^⑤未尽，形弱而气烁^⑥，穴俞以闭，发为风疟。

【注释】

①大偻（lóu）：曲背。②陷脉：邪气深入脉中。瘘（lòu）：凡日久成浓溃漏，都叫作瘘。③留连：留滞。肉腠：肌肉纹理。④俞（shù）：通"腧"，经络的孔穴。⑤魄汗：自汗。魄，本意是与人体同时存在的生理本能，如目视耳听。熟语有"体魄"一词。这里的"魄"可理解为"体"，魄汗，即体汗、自汗。⑥气烁：气消。

【细读】

人体的阳气，养神则精微，养筋则柔软。阳气是人体生命活动的动力，无论是在内的精神还是在外的筋骨都需要阳气作为其发挥生理功能的能量源泉。如果腠理开阖失调，寒邪乘机侵入，就会发生背部屈曲的大偻病。开阖（hé），繁体字作"開闔"。这两个字都从"門"，都与"門"有关。开，是开门；阖，是闭门。门只有能够正常开阖，人才能自由出入，进行正常的生活。古人把人体比喻为房屋，把阳气比喻为住在房屋中的主人。主人能从房屋的门自由出入，才能正常生活。那么人体的"门"是什么呢？除了可见的九窍外，古人认为人体还有看不见的"門"，就是腠理、汗孔。汗孔因为隐微不可目见，也叫"玄府"。腠理是皮肤肌腠的纹理。人体除了通过口鼻与外界进行物质交换外，还通过腠理汗孔吸入自然界的精气和排除人体代谢的浊气。这些工作都由"阳气"来主持。如果腠理汗孔的开阖功能失常，阳气不能正常主持工作，寒气就会趁机侵入发生大偻。

如果寒气入于经脉，营气不能顺着经脉走，阻滞在肌肉之中，会发生痈肿。邪气留滞在肌肉纹理，日久深入血脉，可以形成瘘疮。外邪从背部腧穴侵及脏腑，会出现善畏和惊骇之症。

中医认为五脏六腑在人体的背部都有对应的腧穴，属于足太阳膀胱经。所谓腧穴就是气血聚集最多的地方。"穴"就是洞穴，是天然的孔洞。远古时期人类还没有发明房屋，冬天就住在洞穴中。《易传·系辞》说："上古穴居而野处，后世圣人易之以宫室；上栋下宇，以待风雨，盖取诸《大壮》。"意思是说上古时期的人类冬天住洞穴，夏天住在野外，后世的圣人发明了房屋。房屋的基本结构是上有栋梁，下有屋宇，以躲避风雨的侵袭。这是从《大壮》卦获得的启示。

"穴"原来是人的藏身之所，后来中医就用"穴"字表示气血的聚集之处。如果不能保护好背部，外邪就容易从背部的腧穴侵入人体，并侵及相应的脏腑。如第三胸椎棘突两边各旁开1.5寸，就是肺俞穴。如果风寒之邪从这里侵入，就会引起肺部疾病。所以，要保护好后背，特别是在夏天避免受风寒侵袭。夏天自然界的阳气和人体的阳气都处于活跃状态，人体顺应这种状态就会出汗，如果出不透，会导致形体衰弱，阳气消耗，腧穴闭塞，而发生风疟。

阳气拒邪，苛毒无害

故风者，百病之始也。清静则肉腠闭，阳气拒，虽有大风苛毒①，弗之能害。此因时之序也。

【注释】

① 苛毒：厉害的毒邪。

【细读】

风是引发各种疾病的始因，但是只要精神安静、意志安定，腠理就能闭密，阳气就能卫外，即使有大风苛毒，也不能造成伤害。这是顺应四时气候变化规律来养生的结果。

中医学认为风为百病之始。举凡寒湿燥暑风火各种致病邪气莫不皆因风邪而侵入人体，所以说风为百病之始或风为百病之长。但是正如我们上面所强调的，人与各种致病邪气是共存的，邪气能否发病在于正气的强弱。人体的阳气如同卫士护卫在体表，人只要清静，无过劳烦扰，则腠理闭而阳气固，虽有大风苛毒，弗能害之也。所谓清静，即因四时之气序。"因时之序"在本篇出现了两次，是《内经》养生和治疗的根本原则。因四时之气序即《四气调神大论》应春气以养生，应夏气以养长，应秋气以养收，应冬气以养藏。违逆就会生病，从之则苛疾不起，顺应自然，这就把握了四时清静之道。

"因时之序"，因顺自然之道是我国古代哲学特别是道家哲学的基本观点和方法论。这一思想观点为中医学所接受并加以运用发展。《说文》曰："因，就也。"段玉裁注曰："'就，高也。'为高必因丘陵，为大必就基址。故因从口大，就其区域而扩充之也。""因"字的创造源于古人在自然基础上，为了自身的目的对外物加以改造的实践活动。外物自身的特点是人类改造活动的条件和根据，所以"因"原本的意思是依靠、凭借，作"原因"讲是引申义。因论思想的产生与我国古代先民的生产实践和社会实践的发展密切相关，是先人实践智慧的结晶。据《吕氏春秋·贵因》记载："禹通三江、五湖，决伊阙，沟回陆，注之东海，因水之力也。舜一徙成邑，再徙成都，三徙成国，而尧授之禅位，因人之心也。汤、武以千乘制夏、商，因民之欲也。"可见，我们的祖先很早就懂得无论成就什么事业，除了主观的努力之外，还必须借助外力，依据事物的本性才能获得成功。

先秦诸子百家基本上都对"因"的重要作用有所了解。孔子说："殷因于夏礼，所损益，可知也；周因于殷礼，所损益，可知也。"殷礼、周礼是根据之前的夏礼、殷礼损益而成的。孔子在谈到"惠而不费"时说："因民之所利而利之，斯不亦惠而不费乎？"当政者惠民而不需要耗费国家的资财的方法是因顺人民所欲求的利益而使之获利。儒家的孟子和荀子同样对"因"也非常重视。孟子说："故曰：为高必因丘陵，为下必因川泽。为政不因先王之道，可谓智乎？"荀子说"因众以成天下之大事"，"因天下之和，遂文武之业"，"故因其惧也而改其过，因其忧也而辨其故，因其喜也而入其道，因其怒也而除其怨，曲得所谓焉"。兵家作为战争实践的实际参与者，对"因"在战争胜利中的重要意义更有着深刻的领悟。孙子曰："夫兵形象水，水之行避高而趋下，兵之形避实而击虚；水因地而制流，兵因敌而制胜。故兵无常势，水无常形。能因敌变化而取胜者，谓之神。""因形而措胜于众，众不能知。"在先秦诸子重"因"的思想文化背景下，黄老道家在继承老子思想的基础上，从认识论和方法论的高度对因论思想做了系统的论述。稷下道家提出了"静因之道"的认识论思想。《管子·心术》曰："天曰虚，地曰静，乃不忒。洁其宫，开其门，去私毋言，神明若存。纷乎其若乱，静之而自治。强不能遍立，智不能尽谋。物固有形，形固有名，名当，谓之圣人。"稷下道家认为，自然的本性是天虚地静，这样天地运行的秩序才不会出现差错，人在认识事物的时候，只有效法天地的虚静，而不用强力和私智，才能获得合乎"物形"的"当名"（正确反映事物本性的概念）这一正确的认识。在获得"当名"的过程中所运用的认识方法就是"静因之道"。"君子不怵乎好，不迫乎恶，恬愉无为，去智与故。其应也，非所设也；其动也，非所取也。过在自用，罪在变化。是故有道之君，其处也若无知，其应物也若偶之。静因之道也。"到了《吕氏春秋》将《管子》的因论思想从认识论发展为方法论，从而更具有现实的指导意义。《吕氏春秋》作

《贵因》专论，从"三代"讲起，禹、舜、汤、武都是因为深谙"因"论之道而成就事功的。所以说："三代所宝莫如因，因则无敌。"推而广之，《吕氏春秋》认为："夫审天者，察列星而知四时，因也。推历者，视月行而知晦朔，因也。禹之裸国，裸入衣出，因也。墨子见荆王，锦衣吹笙，因也。孔子道弥子瑕见釐夫人，因也。汤、武遭乱世，临苦民，扬其义，成其功，因也。"所以说"因则功，专则拙。因者无敌"。可见，《吕氏春秋》已经把"因"理解为无往而不胜的法宝了。

《内经》虽然没有关于因论的具体理论阐述，但因论思想的基本内容却渗透在字里行间，因论思想作为中国传统文化的主要思维方式之一，成为《内经》作者建构中医理论体系的重要观念，并根据医学的特点做了进一步的发挥。对于因论的重要意义，《内经》作者与先秦诸子一样是有着深刻的理解的。《灵枢·逆顺肥瘦》说："临深决水，不用功力，而水可竭也，循掘决冲，而经可通也。"充分利用自然条件，少用甚至可以不用人力就能够达到人类的目的。

《内经》作者将因论思想运用于医学领域，发展为"因顺自然"的养生之道和"因势利导"的治疗原则。中医学认为维护健康的最好方法是未病先防的养生之道，而不是既病之后的用药治疗。因为这时疾病已经成为一种坏的现实性，即使能够治愈也已经对人的健康造成了伤害。任何现实性无论是好是坏，总是从可能性发展而来的。人类可以发挥主观能动性，阻止坏的可能性向现实性的发展。这就是中医学崇尚养生之道的根据，这是中医学的高明之处，是我们祖先高超智慧的生动体现。中医是以养生作为最高价值追求的。人类是自然界长期进化的产物，人类虽然是到目前为止自然界进化的最高阶段，但人类的生存与发展一刻也离不开自然界，是以自然界为其根基的。在《内经》看来，天地四时是人类生存的前提，人类必须在深刻认识自然的基础上，以自然为基础，顺从而不是违逆自然，取其利避其害，才能达到健康长寿、长生久视的目的。因此，"因顺自然"就成为中医学养生之道的一个重要原则。

疾病作为一种对于人来说的坏的现实性必除之而后快，这是毋庸置疑的。问题是如何除之？中医学治疗疾病的根本思维模式不是西医式的对抗性的而是调节性的。鲧堙洪水的惨败，禹疏九河的成功告诉我们的祖先解决问题绝不能仅仅依据表面现象进行对抗性的处理，必须根据事物本身的特点寻求根本的解决之道。由此而逐渐形成了中国人因势利导的思想方法，并将这种方法运用于包括中医学在内的各个领域。所谓"因势利导"就是根据事物的客观形势，发挥人的主观能动性使之朝着有利于人的方向发展。这里首要的问题是对事物客观形势的了解，客观形势包括事物自身的特点、规律及其与其他事物的联系等内容，是在人的主观之外的东西，不会自动地呈现在人的面前，必须运用人的认识能力对事物进行全面客观的研究，才能把握。这是一个艰苦而又不得不做的工作，只有对客观形势有一个准确的把握，才可能有对事物的"利导"，否则将一事无成。就中医学来说，对病因的研究成为医家的首要任务。只有对病因的正确认识才能施以正确的治疗。我们之所以把造成疾病的各种条件称为"病因"，从语源学上说就是由表示处理方法的"因"（依据、根据）逆推而来的。只有了解了客观的"因"（事物之因），才能有主观的"因"（依据客观之因而行动）。由此，中医学对病因进行了深入细致的研究，建立了相当复杂的病因学理论。正如《疏五过论》所说："圣人之治病也，必知天地阴阳，四时经纪，五脏六腑，雌雄表里，刺灸砭石，毒药所主，从容人事，以明经道，贵贱贫富，各异品理，问年少长，勇怯之理，审于分部，知病本始，八正九候，诊必副矣。"

因论思想是《内经》的哲学方法论层次的基本学术思想之一，贯穿于《内经》学术思想的各个方面。成为中医学较之其他医学的独具特色的思想之一。正如《吕氏春秋》所谓"因者无敌"，《内经》也把是否懂得"因"的道理看成决定医疗成败的关键。《疟论》以治疟为例，引用古经的话说："故经言曰：方其盛时必毁，因其衰也，事必大昌，此之谓也。夫疟之未发也，阴未并阳，阳未并阴，因而调之，真气得安，邪气乃亡，故工不能治其已发，为其气逆也。"这是说，在病邪正盛时进行治疗必然失败；趁着病邪衰减时施治，必有好的结果。以疟疾为例，疟疾未发时阴阳未并，趁此时机调治，"真气得安，邪气乃亡"。所以医工不能在疾病发作时治疗，因为此时处于气逆的状态。因论思想也受到了后世医家的高度重视，凡有成就的大医家没有不谙熟这一思想的。如张介宾在其所列"新方八阵"和"古方八阵"皆有"因阵"。因论思想是中华民族善于认识自然，巧妙地利用自然的伟大智慧之一。如举世闻名的都江堰水利工程，仅仅在自然的基础上略加改变就造成了泽惠万代而又不破坏自然的伟大工程，真是令人叹为观止！我们作为岐黄传人更应该高度重视、深入理解、熟练运用《内经》的因论思想，为人类的养生保健造福！

阳气昼主外，夜主内

故病久则传化①，上下不并②，良医弗为。故阳畜③积病死，而阳气当隔，隔者当泻，不亟正治，粗④乃败亡。故阳气者，一日而主外，平旦阳气生，日中而阳气隆，日西而阳气已虚，气门⑤乃闭。是故暮而收拒，无扰筋骨，无见雾露，反此三时⑥，形乃困薄。

【注释】

①传：传导，病邪传入其他经络或脏腑。化：变化，变生其他病症。②上下不并：上下之气不相交通。③畜：同"蓄"，蓄积。阳气蓄积之后就乖隔不通，所以说"阳气当隔"。④粗：粗工，技术低下的医生。⑤气门：汗孔。中医认为肺主气，司呼吸，外合于皮毛。故皮肤的汗孔称为气门。⑥三时：指平旦、日中、日西。

【细读】

患病的时间长了，就会传导变化，发生其他症候；如果病人上下之气不能交通，再高明的医生也无能为力。人的阳气过分蓄积，也会致死，因为阳气蓄积，隔塞不通，应该用泻法。如果不赶紧治疗，粗工就会败亡人体正气而致病人死亡。人身的阳气，白天都运行于人体外部，日出时人体的阳气开始生发，中午阳气最旺盛，到日落时阳气衰退，汗孔也就关闭了。这时，就应当休息，阳气收藏于内而拒邪气于外，不要扰动筋骨，不要冒犯雾露，如果违反了平旦、日中、日暮阳气的活动规律，形体就会为邪气所困，而日趋衰弱。

本节论述了由于不懂得治未病的道理，致使疾病传变，出现了阴阳之气隔离，阳气蓄积而可能致死的危候。提示人们治未病的重要性。保养阳气就是治未病。所以要了解阳气的运行规律。人体的阳气与天地的阳气遵循同一规律：日出阳气初生，日中阳气盛大，日西阳气虚弱。生活与养生就要遵循这一规律来进行。

阴气藏精，阳气卫外

岐伯曰：阴者，藏精而起亟①也；阳者，卫外而为固也。阴不胜其阳，则脉流薄疾②，并乃狂；阳不胜其阴，则五脏气争，九窍不通。是以圣人陈③阴阳，筋脉和同，骨髓坚固，气血皆从。如是则内外调和；邪不能害，耳目聪明，气立如故。

【注释】

①藏精而起亟（qì）：张景岳："亟即气也。"体内贮藏的阴精是气的来源。②薄疾：急迫而快速。"薄"，迫，冲击。③陈：陈列得宜，不使偏胜。

【细读】

岐伯说：阴是把精气蓄藏于体内，而不断充养阳气；阳是保卫人体外部而坚固腠理的。如果阴不胜阳，那么经脉往来流动就会急迫快速，而发为狂病。如果阳不胜阴，那么五脏之气就会不调，以致九窍不通。所以圣人调整阴阳，使之各安其位，才能筋脉舒和，骨髓坚固，气血畅通。这样内外阴阳之气调和，邪气不能侵害，耳聪目明，真气运行正常。

本节论述了阴阳二气协调配合是健康的根本。前面我们说过，本篇是《内经》讨论阳气重要性的代表篇章。但实际上阴阳二气是不能割裂开来理解的，阳气的作用要依赖于阴气的供给才能充分发挥。在中国哲学和中医学思想史上有重阳的学派甚至可以说中国文化整体上是重阳的，但这并不意味着阴是可有可无的。阴阳是不能分离的，阴是阳的基础，阳是阴的表现。因为阴阳双方地位作用的不同，给人造成阳似乎更重要的印象。虽然阴阳有着地位和作用的差异，但如果过分强调阳而忽视阴则是完全错误的，不符合自然的本性。孤阴不生，独阳不长，古人认为事物的生存和发展依赖阴阳的协调配合，在事物的发展中阴阳起着不同的作用，相反相成。在语言表述上说"阴阳"，而不说"阳阴"正是表明阳的作用依赖于阴提供基础。最能说明阴阳之间这种协调配合关系的例子在传统文化中莫过于夫妻关系了。传统倡导的夫妻伦理关系是夫唱妇随，只有夫妻关系和谐才能家和万事兴。现在常说一个成功男人的背后总是有一个坚定支持他的女人。一个男人如果家庭关系不和、事事掣肘，又怎能在外面创立辉煌的事业？

"阴者，藏精而起亟也；阳者，卫外而为固也"是《内经》对阴阳关系的经典表述。体内储藏的阴精化生为阳气，阳气来源于阴精；阳气护卫于人体的肌肤体表，发挥固护身体的作用。这就是阴阳协调配合对于生命和健康的作用。如果背离了阴阳的协调配合，出现阴阳的偏盛，就会造成疾病。所以养生的关键就是调理阴阳，使"筋"与"脉"、"骨"与"髓"、"气"与"血"、"耳"与"目"（这些都是阴阳的具体体现），能够"和同""坚固""皆从""聪明"，这样就做到了内外调和，邪不能害，气立如故而身体康健了。

风客、饱食、大饮、强力为病

风客淫气^①，精乃亡^②，邪伤肝^③也。因而饱食，筋脉横解^④，肠澼^⑤为痔。因

而大饮，则气逆。因而强力，肾气乃伤，高骨^⑥乃坏。

【注释】

①风客淫气：客：邪气从外面侵入，如客从外来。淫：渐渐侵害元气。本意为久雨。久雨不停，会浸润物体，使之霉烂变质。故称风客淫气。②亡：损耗。③伤肝：《阴阳应象大论》："风气通于肝。"因为自然界的风和人体的肝在五行都属于"木"，同类相求，所以说伤肝。④横解：横逆弛缓。解，通"懈"。⑤肠澼（pì）：下利脓血，即痢疾。⑥高骨：腰间脊骨。

【细读】

风邪侵入人体，渐渐损害元气，精血就要消亡，这是由于邪气伤害了肝脏。这时，如果再过饱，会使胃的筋脉横逆弛缓，而形成下痢脓血的痢疾，进而引发痔疮。如果饮酒过度，肺气就会上逆。如果勉强入房，就要损伤肾气，使脊椎骨损坏。

本节接上节论述阴阳失和所致筋骨气血之病。中医学认为不同的致病因素会导致不同的疾病发生。因为不同的病因与人体的组织和脏腑具有特殊关系。风邪属木，所以风邪最容易侵袭的脏腑是与其具有相同五行属性的肝。肝的疏泄功能之一就是辅助胃中饮食物的消化。这时如果再饮食过度，超过胃的承受量，造成胃中脉络横逆迟缓，损伤胃腑，会形成痢疾和痔疮。如果再过度饮用酒浆，因为酒性阳热，入胃后就会向上输于肺中，造成肺气上逆。而酒后乱性，容易勉强行房。房事会损耗精气，加之酒性阳热也会耗伤精气，二者结合，就会损坏脊椎骨。因为骨骼是由骨髓充养，而骨髓则由肾中的精气滋养。

可见，以上各种疾病之间既是相对独立的，彼此之间又是相互联系的。由一种疾病可以向另一种疾病发展而造成严重的后果。因此，在养生实践中要用联系和发展的观点看问题。在罹患某种疾病时应该防范与之相关的疾病，从各个方面加以预防，并积极治疗现在的疾病，早日恢复健康。

这样一种联系与发展的思想对于我们的工作具有重要的指导意义。我们在工作中不能用孤立、静止的观点看问题和解决问题，而应该把问题放在一个整体的变化的过程中来思考，这样就会取得非凡的成就。

比如央视《今日说法》节目曾报道过一位杰出法医的事迹。

其一，一人早上与饭店老板发生殴斗，中午时撞倒在自家厕所而死。律师认为死者系中重度脂肪肝患者，是自己撞破肝脏而死，而死者家属认为是饭店老板殴打致死。当时死者尸体已经火化。如何判断，以一般的思维方法是非常困难的。法医从对卷宗的仔细研究中发现，死者的中性白细胞异常增高。人体炎症会导致中性白细胞增多以抗炎，但这需要 5—6 小时的时间。证明死者肝破裂不会是中午死的时候而应该是早上的事，由此判定饭店老板殴打造成了死者的肝破裂。

其二，一村民与邻居殴斗，造成七根肋骨骨折，但在此之前她自己曾经摔伤造成了肋骨受伤，很多医学专家会诊认为是上次受伤的结果，与此次殴斗无关。该村民自认为冤屈，欲开刀检验。法医决定两个月后再为其做 CT 检查。因为骨骼受伤后的修复有结痂和去痂的过程。当时的片子看不出差别。但过了两个月后，先前受伤的骨痂开始变小，而有两根肋骨的骨痂却变大。说明不是同一次受伤的结果，由此肯定了邻居在殴斗中伤及了该村民的肋骨。这两个例子都是运用整体和联系思维取得的成果。

阴阳和，精神治

凡阴阳之要，阳密乃固。两者不和 ①，若春无秋，若冬无夏。因而和之，是谓圣度 ②。故阳强不能密，阴气乃绝；阴平阳秘，精神乃治；阴阳离决，精气乃绝。

【注释】

① 不和：指阴阳偏胜。"和"，平衡协调。② 圣度：最好的养生方法或治疗方法。

【细读】

大凡阴阳的关键，在于阳气固密于外，阴气才能持守于内。如果阴阳失去平衡和谐，就像一年当中只有春天没有秋天，只有冬天没有夏天一样。因此，调和阴阳，是最好的养生方法。如果阳气过于亢盛，不能固密，阴气就要亏耗而衰竭；阴气和平，阳气固密，精神就会旺盛；如果阴阳分离而不相交，那精气也就随之而耗竭了。

本节继续论述阴阳之间的密切联系。阳为阴的护卫，阴为阳的宅舍。只有阳气密闭于外，没有消耗，则邪气不能伤害，而阴气固守于内。这是养生中培养阴阳的要点，也就是本篇论述的生气通天的道理。阴阳二者关系的关键就是和谐，二者不和，就像春无秋、冬无夏一样偏至为病，所以圣人取法天道的养生法度在于调和阴阳而已。如果孤阳独亢，不能固密，则阴气耗竭。正如《痹论》所云："阴气者，静则神藏，躁则消亡。"躁即阳强不能密。人生所依赖的只有精与神。精由阴气所生，神由阳气所化，所以阴平阳秘，精神乃治。反之，有阳无阴则精绝，有阴无阳则气绝，精气离绝，非病即死，可见阴阳不可偏废。

四时之气，更伤五脏

因于露风①，乃生寒热。是以春伤于风，邪气留连，乃为洞泄②；夏伤于暑，秋为痎疟；秋伤于湿，冬逆而咳，发为痿厥；冬伤于寒，春必病温。四时之气，更伤五脏。

【注释】

① 露风："露"，露水。这里引申其意，作动词，有触冒之意。② 洞泄：急泻。洞之性是空虚。腹泻如无物阻隔，故称洞泄。

【细读】

如果触冒风邪，就会发生寒热。所以，春天被风邪所伤，邪气留滞不去，到了夏天就会生洞泄病。夏天被暑邪所伤，潜伏于内，到了秋天，就会发生疟疾。秋天被湿邪所伤，到了冬天，就会气逆而痰咳，进而发展为痿厥病。冬天被寒邪所伤害，到了春天，必然发生温热病。风寒暑湿这些四时邪气，会交替伤害五脏。

本节论述感受四时邪气或当时为病，或潜伏体内，至其所胜之时，与时令之气相合为病。因为四时五行之间存在着生克制化的关系。如春时感受风邪，可以即时发寒热之疾，也可能流连至夏天，春属木，伤于风，木邪胜，流连至长夏脾土当令之时，克制脾土，而为洞泄。其他夏秋冬感邪，道理同此。中医学伏邪为病的理论提示我们：疾病的病因不一定都在当下，往往是长期累积的结果，寻找病因不能仅仅局限于目前。体现了中医学重视整体，从全局着眼的伟大思想。所以养生防病也不是一朝一夕的事情，必须持之以恒地不断努力追求才能达到。

阴之五宫，伤在五味

阴之所生，本在五味①，阴之五宫②，伤在五味。是故味过于酸，肝气以津③，脾气乃绝；味过于咸，大骨气劳，短肌④，心气抑⑤；味过于甘，心气喘满，肾气不衡；味过于苦，脾气濡⑥，胃气乃厚⑦。味过于辛，筋脉沮⑧弛，精神乃央⑨。是故谨和五味，骨正筋柔，气血以流，腠理以密，如是则骨气以精。谨道如法，长有天命。

【注释】

①五味：酸、苦、甘、辛、咸。这里指饮食的五味。②五官：五脏。五脏，古文作"五藏"。"藏"本为藏物之处。古人认为，五脏是储藏精气之所，故命名为"藏"。后又造"臟"以与普通藏物之处相区别。简化作"脏"。官，上古泛指房屋。房屋为人之居所，所以，"官"与"藏"意义相同，故五脏也称为"五官"。③津：渡口，这里引申为"聚集"。④短肌：皮肤干枯萎缩，不润泽。⑤气抑：气郁滞不舒。⑥濡：濡滞。⑦厚：反训为"薄"。⑧沮（jǔ）：败坏，衰败。⑨央：通"殃"，受伤。

【细读】

阴精的产生，来源于饮食五味的营养，但是，贮藏精血的五脏，又因为过食五味而受伤害。所以过食酸味，会使肝气集聚，脾气就会衰弱。过食咸味，会使骨气受伤，肌肉枯槁，心气也就郁滞了。过食甜味，会使心气喘闷，肾气就衰弱了。过食苦味，会使脾气濡滞，胃气也就薄弱了。过食辛味，会使筋脉渐渐衰败，精神也就颓废了。所以谨慎地调和五味，使得骨骼正直，筋脉柔和，气血流通，腠理固密，这样，就会气精骨强了。谨慎地按照养生之道的法则去做，就可以享受自然的寿命。

民以食为天。人不吃饭会饿死，这是小孩子也知道的真理。《内经》说："人以天地之气生，四时之法成。"这里的地之气指的就是食物。但是任何事物都有两面性，一方面，饮食是养生之具；另一方面，饮食不当也会伤生害性。《内经》对此有着深刻的认识："阴之所生，本在五味，阴之五官，伤在五味。"

与人生有关的一切方面都可能成为致病因素，但其中最重要的在我看来，莫过于情志和饮食了。《内经》对饮食于养生的两重性已经有了深刻的理解，形成了系统的理论认识，成为后来饮食养生的理论渊薮。

其一，饮食物必须清洁干净。《灵枢·五色》说："有润如膏状，为暴食不洁。"意思是如果面色光润如脂的是暴食或吃了不洁的食物。《论语》记载孔子也是非常讲究饮食卫生的。《乡党》："食饐而餲，鱼馁而肉败，不食。色恶，不食。臭恶，不食。""祭肉不出三日。出三日，不食之矣。"大意是腐败变质不干净的东西是不吃的。不洁腐败的食物不吃，道理清楚，比较容易做到。当然，意外食物中毒的事还是时有发生，应该注意。

其二，饮食要适量，不能暴饮暴食。《痹论》说："饮食自倍，肠胃乃伤。"从常识来看，暴饮暴食会造成胃肠道的负担，损伤肠胃是必然的。但从古人的角度看问题还不那么简单。前面我们说过，古代的生命观认为生命的来源以及生命活动的维持依赖于精气。后天的精气主要来源于天的清气和地的五谷之气。五谷之精气含藏于形质之中，五谷入胃，精气和形质分离，精气以补充生命活动的精气消耗，而形质则化为糟粕排出。形质属于浊气，浊气过多不能及时排除，存留于体内，阻碍精气正常的升降出入，影响生化机能，而损害健康。

从现代科学的观点看，饮食过量，营养物质一方面转化为脂肪存储于身体中，增加体重，导致肥胖；另一方面在血管、组织间隙中有大量脂肪、糖等物质积存，造成如血管的狭窄、阻塞不通等情况。凡此都会影响健康。所以必须节制饮食，保持适度的体重。使体内血管、组织通道畅通无阻，完成生命活动的营养物质或者说精气能够自由运行，这样身体才能处于最佳健康状态。从传统文化的观点看，必须保持"通"和"清"。

"通"即人体的经脉畅通，气血运行无阻。前面我们说过，"通"是健康的前提，必须保持人与天地自然联系的畅通，以及自身上下内外联系的畅通。世界上存在的事物从外形看都是实体，但这实体又绝不是绝对的"实体"，就是说实体不像古希腊原子论所认为的是绝对的充实，而是有间隙的。实体实际上是虚实相间的，特别是生命体。生命体的空虚部分正是生命活动能够进行的必要前提，没有空虚部分就没有生命活动。《素问·六微旨大论》说："出入废则神机化灭，升降息则气立孤危。故非出入，则无以生长壮老已；非升降，则无以生长化收藏。是以升降出入，无器不有。故器者生化之宇。器散则分之，生化息矣。故无不出入，无不升降。"指出"升降出入"是"生长壮老已"生命活动的基础，而升降出入是需要以虚空为通道的。老子对实与虚、有和无的辩证关系有着深刻的理解。"三十幅共一毂，当其无，有车之用。埏埴以为器，当其无，有器之用。凿户牖以为室，当其无，有室之用。故有之以为利，无之以为用。"一般人只看到"有"和实存的意义，而老子告诉我们，"有"和实存要发生作用必须依赖于无和虚。为了健康必须保持身体一定的空虚状态。疾病从一定意义上说就是由虚而实的结果。如中医学认为症瘕积聚就是痰凝血滞形成的。衰老在一定意义上也是一个由虚而实的过程。青少年身体的状态是下实上虚。人体应天地，上为阳，下为阴。清阳之气聚于上，耳聪目明，嗅觉灵敏，头脑灵活，一派清灵之象。这就是上虚。浊阴凝于下，站立安稳，步伐矫健，所谓"站如松，坐如钟"。这就是下实。这些是身体健康之象。反之，到老年这一切都逆转了，成了上实下虚。耳不聪，目不明，涕泣俱出，耳屎耳垢，头脑迟钝，一派沉浊之象。这是"上实"；而同时两足无力，站立不稳，这是"下虚"。此时与清阳在天，浊阴在地，下实上虚的自然之象已经相反了，标志着生命将不可逆地走向终结。总的来说，生命以阳气为本，而阳气是清虚无形的，保持身体符合生命需要的虚实相间状态是生命存在和健康的前提。

由"虚"而有阳气的畅通无阻。可见,"虚"对于生命具有绝对重要的意义。与"通"相伴的是"清",即一身为清阳之气所充满。"清"以"通"为前提,只有"通"才能"清"。要达到"清"与"通"最重要的一条就是适量的饮食。

保持适量的饮食对于养生的重要意义我们已经知晓,但能够长期坚持适量饮食又不是很容易做到的。因为人有口腹之欲的自然欲望。这就需要我们提高认识,加强修养,以理智战胜欲望,不做欲望的奴隶。人生就是战胜自我的过程。只有战胜自我,生命才能得到升华。对此,古人对后人都有很好的教训。《管子·内业》:"凡食之道:大充,伤而形不臧;大摄,骨枯而血沍。充摄之间,此谓和成,精之所舍,而知之所生,饥饱之失度,乃为之图。饱则疾动,饥则广思,老则长虑。饱不疾动,气不通于四末;饥不广思,饱而不废;老不长虑,困乃速竭。"俗语说"饭吃八分饱,医生不用找","若要小儿安,常带三分饥与寒"。都是强调无论大人孩子都应该节制饮食。为什么这样?因为人的自然欲望是贪婪美味的,在食物充足的情况下,往往容易过食,所以才说"八分饱""三分饥",不过是自己的感觉,其实已经是足量了。特别是在食物充足的今天,我们看到很多肥胖的人大都是不能节制饮食造成的。长期过度肥胖会损害健康,世界卫生组织已经把肥胖定义为疾病。希望朋友们从养生学的高度,为了自己的健康注意节制饮食。

其三,五味均衡,清淡为主。五味均衡是中医学所特别强调的。根据五行学说,五行之间存在着生克制化的关系。酸、苦、甘、辛、咸五味分别进入肝、心、脾、肺、肾五脏,如果偏嗜五味中的某味会造成其所入的脏腑机能亢盛,导致五行生克制化的平衡失调而发病。本节所论述的就是五味偏嗜所致的病变。所以主张"谨和五味","谨和五味"则"骨正筋柔,气血以流,腠理以密,如是则骨气以精。谨道如法,长有天命"。为什么很多宗教和中医学都主张饮食以清淡为主呢?当然我们可以根据现代科学给出一定的解释。从传统观点看,无论食物还是药物都是禀受了天地之气味而生成的。气即寒热温凉四气,来源于天;味即酸苦甘辛咸五味,来源于地。食物禀受的气味相对平和,药物禀受的气味相对浓厚。所以有药食同源之说。所谓同源是说皆禀受天地之气味而生成。食物气味平和以养生,药物气味厚重以纠偏治病。当然,所谓的气味厚重与平和还是相对而言的。在食物中,某些事物的气味还是比较厚重的,所以长期偏嗜,会造成脏腑机能失调而影响健康。所谓"气增而久,夭之由也"。老子说:"五味令人口爽。"这里的"爽"不是爽快,而是败坏的意思,是说过食五味会败坏口味。《吕氏春秋·尽数》:"凡食无强厚味,无以烈味重酒,是以谓之疾首。"《吕氏春秋·重己》:"肥肉厚酒,务以自强,命之曰烂肠之食。"可见,古人皆以肥甘厚味不宜于养生。

其四，按时饮食。包括两个意思：一是我们都熟悉的一日三餐，定时饮食。这个道理虽然简单，但现在却有很多人做不到。这是应该引起注意的。二是按四季时令饮食。这是古人非常注意的问题，今人往往不太在意。特别是反季节的蔬菜水果最好少食用。

金匮，金属制成的藏书柜，用来收藏重要的书籍。柜的繁体字作「櫃」。匮是「櫃」的古字。真言，真理之言。本篇论述了「五脏应四时」的理论。根据五行学说，中医学建立了以五行为内核，四时（五时）、五方为间架，五脏为中心，配合以人的五色、五窍、五体、五音、五华、五志等及外界的五色、五味、五音、五畜、五谷等，形成了一个相互联系统一的医学宇宙观。这部分内容是中医学的理论核心之一，所以用《金匮真言论》名篇。该篇还论述了外邪触犯人体的发病规律和特点，对阴阳学说也有初步的论述，并且提出了「精者，身之本」的重要命题，对保精养生具有重要指导意义。

八风发邪，五脏受病

黄帝问曰：天有八风，经有五风^①，何谓？岐伯对曰：八风发邪^②，以为经风，触五脏，邪气发病。所谓得四时之胜^③者，春胜长夏^④，长夏胜冬，冬胜夏，夏胜秋，秋胜春。所谓四时之胜也。东风生于春^⑤，病在肝^⑥，俞在颈项^⑦；南风生于夏，病在心，俞在胸胁；西风生于秋，病在肺，俞在肩背；北风生于冬，病在肾，俞在腰股^⑧；中央为土，病在脾，俞在脊。

【注释】

①五风：指肝风、心风、脾风、肺风、肾风。②八风发邪：张志聪："八方不正之邪风，发而为五经之风，触人五脏，则邪气在内而发病也。"③胜：克制。④长夏：一年分春夏秋冬四季，但与五行相配则少一季。中医增加了一季，在夏秋两季之间，相当于农历六月。⑤东风生于春：马莳："春主甲乙木，其位东，故东风生于春。"南风、北风、西风可以类推。⑥病在肝：根据五行学说春季与东方及人的肝脏对应，东风成为致病邪气则伤肝，所以说病在肝。其他，在心、在肺、在脾、在肾可以类推。⑦俞在颈项：王冰："春气发荣于万物之上，故俞在颈项。"⑧股：大腿。

【细读】

黄帝问道：天有八方之风，人的经脉有五脏之风，是指什么呢？

岐伯回答说：八风会产生致病的邪气，侵犯经脉的风邪，触动人的五脏，因而发病。所说的感受四时季节相克的情况是指，春胜长夏，长夏胜冬，冬胜夏，夏胜秋，秋胜春。这就是所说的四时季节相克。按照五行学说，五行之间存在着相生相胜的关系。相胜的关系是木胜土，土胜水，水胜火，火胜金，金胜木。这样构成了一个相胜亦即相克的循环。五季与五行的配属关系是春为木，夏为火，长夏为土，秋为金，冬为水。这样就有了"春胜长夏，长夏胜冬，冬胜夏，夏胜秋，秋胜春"之说。古人发现，自然的八风变成邪气会侵入经脉，触动五脏而致病。

但又分为两种情况，一种是即时发病；一种是延时发病。如果不是当时而是延时发病，其规律一般是到了感邪时所胜的季节发病。春天感邪不发，就会到其所胜的长夏发病。春天感受了风邪，到了长夏是土气主令，而风邪克制土气，故容易发病。同样，长夏感受邪气不发，就会到冬天发病；冬天感受邪气不发，会到夏天发病；夏天感受邪气不发，会到秋天发病；秋天感受邪气不发，会到春天发病。

东方与春天都属于木，所以东风生于春季。人体的五脏中肝属木，春天风邪的病变多发生在肝经，而表现于颈项。春天之气发于万物之上，而颈项也在人体的上部，所以，春天的邪气一般是从颈项的腧穴侵入。俞，同"腧"（shù），腧穴。"腧"与"输"为同源字，有运输气血的意思。腧穴既是气血积聚处，也是外邪侵入人体的通道。

《说文》云："俞，空中木为舟也。从亼，从舟，从刂。刂，水也。"段玉裁改作"从亼，从舟，从巜。巜，水也。"并注云："合三字会意。"人坐在舟中在水中行，当然也可以运输物资。加车表示用车在陆地运输。《内经》把"输"字用于医学，表示人体内气血的转输。后来为了区别于外部的运输而创造了"腧"，表示人体内气血的运输。从根本意义上说，俞、腧、输三字可以通用，但在《内经》的不同篇章中用的字不同。本书做如下处理：1. 文中按原写法不改；2. 井、荥、输、经、合用"输"，穴位名的"俞"字不改；3. 译文中一般意义的腧穴用"腧"。

南方与夏天五行都属于火，所以南风发生于夏季。而人体五脏中的心也属于火，因此夏天风邪的病变常发生在心经，心居胸中，所以心病表现于胸胁。西方与秋天五行都属于金，所以西风发生于秋季。人体的肺五行属金，所以西风的病变常发生在肺经。肺居人体的整个胸腔中，所以肺病表现于肩背。北方与冬天五行都属于水，所以北风生于冬季。人体中五脏的肾也属于水，所以病变常发生在肾经。腰为肾之府，肾病表现于腰股；中央与长夏五行属土，人体的脾脏也属于土，所以病变常发生在脾经，脊背多肉，脾主肌肉，所以脾病表现于脊背。

藏于精者，春不病温

故春气①者，病在头；夏气者，病在脏②；秋气者，病在肩背；冬气者，病在四支③。故春善病鼽衄④，仲夏善病胸胁，长夏善病洞泄寒中⑤，秋善病风疟，冬善病痹厥⑥。故冬不按跷⑦，春不鼽衄，春不病颈项，仲夏不病胸胁，长夏不病洞泄寒中，秋不病风疟，冬不病痹厥、飧泄而汗出也。夫精⑧者，身之本也。故藏于精者，春不病温。夏暑汗不出者，秋成风疟。

【注释】

①气：外界气候。②脏：内脏，此处指心。③四支：即四肢。支与肢、枝为古今字关系。支，意为分支。为了区分，人的分支作"肢"；树木的分支作"枝"。肢、枝为同源字。④鼽（qiú）：鼻流清涕。衄（nǜ）：鼻出血。⑤寒中：寒气在中，指里寒证。⑥痹厥：手足麻木逆冷。⑦按跷（qiáo）：按摩导引。这里指扰动筋骨的过度活动。⑧精：饮食所化之精华，人类生殖之原质都叫精。

【细读】

所以春天邪气为病，多在头部；夏天邪气为病，多在心；秋天邪气为病，多在肩背；冬天邪气为病，多在四肢。四季邪气发病的部位各不相同，道理与上文"东风生于春，病在肝，俞在颈项；南风生于夏，病在心，俞在胸胁；西风生于秋，病在肺，俞在肩背；北风生于冬，病在肾，俞在腰股"，是一样的。前面已经说明，可参考。所以，在本节经文的开头用了一个"故"字。

所以春天多生鼻流清涕和鼻出血的病，仲夏多生胸胁病，长夏多生里寒洞泄泻病，秋天多生风疟病，冬天多生痹病。这是接着上文论述四季邪气发病的症状特点，所以也以"故"字开头。春天的"鼽衄"在上部（鼻）与春气相应。仲夏的"胸胁"与夏气（心火）相应。长夏的"洞泄寒中"在脾胃与长夏的湿气相应。秋天的"风疟"在肺与秋气相应。冬天的"痹厥"在肾与冬气相应。

所以冬天不做剧烈运动而扰动潜伏的阳气，春天就不会发生鼽衄，不发生颈项病，夏仲也不会发生胸胁病，长夏不会发生里寒洞泄病，秋天不会发生风疟病，冬天也不会发生痹证、飧泄、汗出过多的病。本节是接着上两节四季邪气发病的特点，讲应该如何养生，避免四季邪气侵袭致病。鉴于四时邪气发病的特点，在养生活动中应该采取相应措施以避免疾病的发生。特别提示"冬不按跷"为避免四时之病的关键。这与《四气调神大论》冬三月的养生原则是一致的。因为冬三月为闭藏的季节，收敛而不扰动阳气是冬三月养生的关键，也是一年四季健康无病的关键。因为一年阳气的生发全赖冬三月闭藏的状况。就像夜晚不能很好地休息，白昼就不能很好地工作一样。

精对人体就如同树木的根本，是生命的源泉。所以冬季善于保养精气的，春天就不易得温病。夏天暑热之时，应该汗出而不出汗，到了秋天就会得风疟病。这是在论述了避免外邪侵袭之后，进一步阐明健康不病的最后的根据还是自身精气的充旺。提示人们除了按照四季特点养生之外，最关键的是要保养好精气。由此提出了"夫精者，身之本也。故藏于精者，春不病温"的著名观点。这也正是《生气通天论》阳气以阴气为根基的观点。张介宾说："人身之精，真阴也，为元气之本。精耗则阴虚，阴虚则阳邪易犯，故善病温。此正所谓冬不按跷跷则精气伏藏，阳不妄升则春无温病，又何虑乎鼽衄颈项等病？"

阴阳之中有阴阳

故曰：阴中有阴，阳中有阳。平旦至日中 ①，天之阳，阳中之阳也；日中至黄昏 ②，天之阳，阳中之阴也；合夜至鸡鸣 ③，天之阴，阴中之阴也；鸡鸣至平旦 ④，天之阴，阴中之阳也。故人亦应之。

夫言人之阴阳，则外为阳，内为阴。言人身之阴阳，则背为阳，腹为阴。言人身之脏腑中阴阳，则脏者为阴，腑者为阳。肝、心、脾、肺、肾，五脏皆为阴；胆、胃、大肠、小肠、膀胱、三焦，六腑皆为阳。所以欲知阴中之阴、阳中之阳者，何也？为冬病在阴，夏病在阳；春病在阴，秋病在阳。皆视其所在，为施针石 ⑤ 也。故背为阳，阳中之阳，心也；背为阳，阳中之阴，肺也；腹为阴，阴中之阴，肾也；腹为阴，阴中之阳，肝也；腹为阴，阴中之至阴 ⑥，脾也。此皆阴阳、表里、内外、雌雄 ⑦ 相输应也。故以应天之阴阳也。

【注释】

① 平旦至日中：清晨至中午，即六至十二时。② 日中至黄昏：中午至日落，即十二至十八时。③ 合夜至鸡鸣：日落至半夜，即十八至二十四时。④ 鸡鸣至平旦：半夜至清晨，即零时至六时。⑤ 针：针刺。石：砭石。⑥ 至阴：根据中医理论，脾属土。古人认为天为最大的阳，地为最大的阴，即至阴。所以脾为至阴。⑦ 阴阳、表里、内外、雌雄：这些相对的名词都是用来取象比类说明阴阳

的。输应：阴阳、表里、内外、雌雄发生相互对应、呼应的关系。

【细读】

所以说，阴中有阴，阳中有阳；从清晨至中午，自然界的阳气是阳中之阳。从中午至黄昏，自然界的阳气是阳中之阴；从日落到半夜，自然界的阴气是阴中之阴；从半夜到清晨，自然界的阴气是阴中之阳。所以人的阴阳之气也是如此。这一段论述一日中阴阳的划分，阴阳之中复有阴阳。

就人体阴阳来说，外部为阳，内部为阴。单就身体部位来说，背为阳，腹为阴。就脏腑来说，脏属阴，腑属阳。肝、心、脾、肺、肾五脏都属阴；胆、胃、大肠、小肠、膀胱、三焦六腑都属阳。为什么要知道阴中有阴、阳中有阳的道理呢？这是因为冬病发生在阴，夏病发生在阳；春病发生在阴，秋病发生在阳。都要根据疾病所在部位来进行针刺或砭石治疗。所以说，背部为阳，阳中之阳为心；背部为阳，阳中之阴为肺；腹部为阴，阴中之阴为肾；腹部为阴，阴中之阳为肝；腹部为阴，阴中之至阴为脾。这些都是人体阴阳、表里、内外、雌雄的相应关系。它们合于自然界的阴阳变化。本段承上段论述上下内外脏腑的阴阳，并与天地阴阳相应，作为养生治病的纲领。

阴阳是中医学也是中国古代思想文化最基本的思想之一。从哲学的意义上说，阴阳有存在论和认识论两个方面的意义。从存在论的意义上说，阴阳哲学认为阴阳的相互作用是万物发生、发展、消亡的决定性力量。从认识论角度看，阴阳是基本的逻辑分类方法，古人对纷繁复杂的现象世界的把握就是通过对事物的阴阳类分实现的。本节经文就体现了作为认识论阴阳的基本内容。

在《内经》看来，自然界的事物或某种性质状态，凡属表露于外的、热的、实的、明亮的、伸张的、开放的、向前向上的、无形的、活跃的、急速的等，均属阳类；凡属收藏于内的、寒的、虚的、晦暗的、屈缩的、闭合的、向后向下的、有形的、平静的、迟缓的等均属阴类。这种阴阳分类属于形式逻辑的分类法。同时包含着辩证逻辑分析方法的因素。对事物进行分类是人类认识的起点，人们欲对事物有所认识必须对事物整体分开来考察，否则事物就只是一个混沌的整体表象，就谈不上对它的认识。而二分法可以说是最基本、最简单的分析方法了。通过对世界万物的阴阳二分，就可以对事物现象有了一个根本的把握。

但是，这种阴阳二分法虽然简洁，但毕竟过于简单，仅以阴阳二分法还不足以准确地把握事物现象。古人又根据世界万物具有的层次性特点，对事物现象在不同层面进行阴阳划分，这样就使得阴阳分类法丰富深刻了。

根据阴阳二分法，首先把一天分为：属于阳的白昼和属于阴的夜晚。这是第一层。然后再对白昼和夜晚进行第二层的划分：上午是阳中之阳，下午是阳中之阴；前半夜是阴中之阴，后半夜是阴中之阳。同样，对人体的脏腑结构也可以进行多层次的划分。就整个人说，外表为阳，内里为阴。这是第一层。就人身说，背为阳，腹为阴。这是第二层。就脏腑说，脏为阴，腑为阳。这是第三层。同样属于阴的五脏又有属于阳中之阳的心、阳中之阴的肺、阴中之阴的肾、阴中之阳的肝和阴中之至阴的脾。这是第四层。从理论上说，阴阳的层次性是无穷的。正如《庄子·天下》辩者二十一事所谓"一尺之捶，日取其半，万世不竭"。《素问·阴阳离合论》也说："阴阳者，数之可十，推之可百，数之可千，推之可万，万之大不可胜数，然其要一也。"但限于人的认识能力与实际的需要，阴阳的层次性划分实际上是有限的。

五脏应四时，各有所受

帝曰：五脏应四时，各有攸受① 乎?

岐伯曰：有。东方青色，入通于肝。开窍于目，藏精于肝，故病在头。其味酸，其类草木，其畜鸡，其谷麦。其应四时，上为岁星②，是以知病之在筋也。其音角③，其数八④，其臭臊。

南方赤色，入通于心。开窍于舌，藏精于心，故病在五脏。其味苦，其类火，其畜羊，其谷黍。其应四时，上为荧惑星⑤，是以知病之在脉也。其音徵，其数七，其臭焦。

中央黄色，入通于脾。开窍于口，藏精于脾，故病在脊。其味甘，其类土，其畜牛，其谷稷。其应四时，上为镇星⑥。是以知病之在肉也。其音宫，其数五，其臭香。

西方白色，入通于肺。开窍于鼻，藏精于肺，故病在背。其味辛，其类金，其畜马，其谷稻。其应四时，上为太白星⑦，是以知病之在皮毛也。其音商，其数九，其臭腥。

北方黑色，入通于肾。开窍于二阴，藏精于肾，故病在谿⑧。其味咸，其类水，其畜彘⑨，其谷豆。其应四时，上为辰星⑩，是以知病之在骨也。其音羽，其数六，其臭腐。

故善为脉者⑪，谨察五脏六腑，逆从、阴阳、表里、雌雄之纪，藏之心意，合心于精。非其人勿教，非其真勿授。是谓得道。

【注释】

①攸受：所用。攸，同"所"。受，发生作用。②岁星：木星。③角（jué）：五音之一。角、徵、宫、商、羽为五音，分别与五行相配，角属木、徵属火、宫属土、商属金、羽属水。④其数八："八"为"木"的成数。根据易理，数生五行：天一生水，地六成之；地二生火，天七成之；天三生木，地八成之；地四生金，天九成之；天五生土，地十成之。肝属木，所以说其数八。万物生成都有"父母"，父生母成，天生地成。十数产生五行也有生数和成数。一至五为生数，六至十为成数。这里列出的是五行的成数。⑤荧惑星：火星。⑥镇星：即土星。⑦太白星：金星。⑧谿（xī）：指肘、膝、腕、踝等处肌肉聚集形成的小的凹陷。谿，与溪为同源字。溪，是小水流。谿，是肌肉的小汇聚处。《气穴论》："肉之大会为谷，肉之小会为谿。"⑨彘（zhì）：猪。⑩辰星：水星。⑪为脉：诊脉。

【细读】

黄帝说：五脏与四时相对应，都各有所用吗？岐伯答：有。东方青色，和肝相应。肝开窍于目，精华藏于肝脏，它发病多在头部。比象来说，在五味中为酸，在植物中为木，在五畜中为鸡，在五谷中为麦，在四时中上应于岁星。所以肝病多发生在筋。在五音中为角，在五行生成数中为八，在五气（五臭）中为臊臊。南方赤色，和心相应。心开窍于舌，精华藏于心，发病多在五脏。比象来说，在五味中为苦味，在五行（五类）里为火，在五畜中为羊，在五谷中为黍。在四时中上应于荧惑星，所以心病多发生在血脉。在五音中为徵音，在五行生成数中为七，在五气中为焦臭。中央黄色，和脾相应。脾开窍于口，精华藏于脾脏，发病多在脊部。比象来说，在五味中为甘味，在五行中为土，在五畜中为牛，在五谷中为稷。在四时中上应于土星（镇星）。所以脾病多发生在肌肉。在五音中为宫音，在五行生成数中为五，在五气中为香。西方白色，与肺相应。肺开窍于鼻，精华藏于肺脏。发病多在背部。比象来说，在五味中为辛味，在五行中为金，在五畜中为马，在五谷中为稻。在四时中上应金星（太白星）。所以病多发生在皮毛。在五音中为商音，在五行生成数中为九，在五气中为腥。北方黑色，与肾相应。肾开窍于二阴，精华藏于肾脏，发病多在四肢。比象来说，在五味中为咸味，在五行中为水，在五畜中为猪（彘），在五谷中为豆。在四时中上应于水星，所以肾有病会发生在骨骼。在五音中为羽音，在五行生成数中为六，在五气中为腐。

所以善于诊脉的医生，小心地审察五脏六腑的气血逆顺以及阴阳、表里、雌雄的所以然，把这些道理牢记于心中，用心精思以知常处变，灵活运用。这样的脉学是宝贵的，但不要传授给不适当的人，不是真正的医学理论也不要向人传授，这才是医学传授之道。

"五脏应四时"是中医学的核心理论，是天人相应观念的具体化。作为天人相应观念具体展开的五脏应四时理论不仅是中医学的基础理论，也是古代中国普遍信奉的世界观、价值观体系。这就是为什么我们常常可以在《管子》《吕氏春秋》《白虎通》等古代文献看到类似论述的原因。在古人眼中这个世界是有秩序的，其秩序来源于天地四时，阴阳五行。其展开的最终结果是五行。万物通过五行联系为一个统一的系统整体。同属于五行中一行的事物相互之间较之与其他事物具有特别的联系，由于五行之间具有生克制化的关系，不同五行属性之间的事物也存在着相互滋生或抑制的关系。中医学就是根据这一理论来指导养生和治病的。比如五行之木，于时为春，于方位为东方，在人体对应于肝，五色为青，五窍为目，五味为酸，五畜为鸡，五谷为麦，五音为角，五体为筋等，所以肝病往往在春天发生，表现为青色，在目和筋上有明显的变化；治疗上可以选酸味的药物，鸡和麦有利于肝病的恢复，如果用音乐疗法以角音为宜。

五脏应四时理论作为《内经》核心的学术思想贯穿于全书之中，在《内经》中集中论述这一理论的，见于本篇及《阴阳应象大论》和《五运行大论》。各篇由于写作目的的差异，在内容上各有侧重，不尽相同，但其思想实质是一致的。我们根据本篇的论述整理成下表，以便于读者理解。对这张表，我们不能机械地理解记忆，而应该明白是以五行的生克制化为内核，以五方、五时为基本架构，以五脏为中心建立起来的立体网络系统。这是一个生生不息的活的系统，而不是一个僵死的结构。唯此，才能真正把握中医学的五脏应四时理论，才能有效地指导我们的养生和治疗实践。

五方	五色	五脏	五窍	五病	五味	五类	五畜	五谷	五星	五体	五音	五数	五臭
东	青	肝	目	头	酸	草木	鸡	麦	岁星	筋	角	八	臊
南	赤	心	舌	五脏	苦	火	羊	黍	荧惑星	脉	徵	七	焦
中	黄	脾	口	脊	甘	土	牛	稷	镇星	肉	宫	五	香
西	白	肺	鼻	背	辛	金	马	稻	太白星	皮毛	商	九	腥
北	黑	肾	二阴	谿	咸	水	彘	豆	辰星	骨	羽	六	腐

最后要说明的是，今天接受过现代科学思维训练的人，对于五脏应四时理论一定会感到不合乎逻辑，难以理喻，甚至是胡说八道。在人类漫长的历史发展中，不同时

代、不同地域的民族由于与自然界不同的交往方式，形成了不同的世界观和价值观，建立了各自独特的科学技术体系。这些精神文化成果都是人类生存实践的结晶，在一定意义上都是对世界的真理性认识，都有效地指导着人类的生存、生活实践。我们不能由于某种文化系统形成的思维和认识定式，对不易理解的其他文化系统的精神成果简单地指斥为迷信或不科学。现代西方科学传入我国并取得统治地位之后，我国固有的传统文化及科学技术于今天的大多数国人就成为一种完全不同的另一种文化成果，受现代科学及其世界观和价值观的影响，很容易对中国传统科学技术产生排斥反应。这不是对待传统经典应有的态度。我们应该暂时放下在现代科学世界观价值观影响下形成的判断，以一个小学生的心态，谦虚地走进经典、学习经典，然后再下判断不迟。只有如此，我们才能受益于经典。时下反对中医、认为中医不科学、主张废弃中医的人，其实对中医学及传统文化只有皮相的感觉，根本没有深入地了解和把握。如果他们能够放下身段，谦虚地倾听古人的教导，我想是会改变观点，并为自己过去的无知而感到羞愧的。

阴阳应象大论篇第五

该篇是《内经》阐述中医学阴阳理论最重要的篇章，所以称"大论"。该篇论述了阴阳对整个自然界万事万物发生发展消亡的重要意义，阴阳水火、精气味形之间相互转化的关系，阴阳偏盛偏衰所造成的疾病以及依照阴阳学说确立的养生原则。"象"指万物之现象，《周易》之八卦即八种象，五行即五种象，而最基本的象就是阴阳之象。该篇又结合五行学说把万象分属于五行，建立了以五方、五脏为核心的天人一体的整体医学宇宙观。了解中国传统文化及传统医学必须明白古人取象比类的思维方式。古人认为天人都由一气所化，遵循共同的生化规律和运动法则，天地万物与人类可以通过气和象联通起来。古人所理解的"象"更重要的是功能之象，所以才能通过"象"把外形不同、但功能相关的事物联系成一个以阴阳五行为内在结构的整体联系网络系统。这成为古人认知世界的基本模式。

阴阳为天地之道

黄帝曰：阴阳者，天地之道也，万物之纲纪[1]，变化之父母[2]，生杀[3]之本始，神明[4]之府也，治病必求于本[5]。故积阳为天，积阴为地。阴静阳躁，阳生阴长，阳杀阴藏。阳化气[6]，阴成形[7]，寒极生热，热极生寒。寒气生浊，热气生清。清气在下，则生飧泄。浊气在上，则生䐜胀[8]。此阴阳反作，病之逆从[9]也。

【注释】

①纲纪：有纲领的意思。总的为纲，分支为纪。②变化之父母："父母"是"子女"的生成根源，"父母"引申有万物生长变化的根源、起源的意思。③生：生长。杀：杀伐，消亡。本始：根本。④神明：变化不测谓之神，品物流行谓之明。推动万物生成和变化的力量称为神明。⑤本：根源、根本。这里指阴阳。⑥气：这里的气指能力、力量。⑦形：指形体、物质。⑧䐜（chēn）胀：上腹部胀满。䐜，肉胀起。瞋是目胀，瞠大眼睛。二字都从"真"得意，都有胀大的含义，是同源字。⑨逆：病的异常称逆证。从：病的正常称顺证。所谓病之异常是指疾病的发展不合乎该疾病发展的一般规律，预后往往不妙；所谓病之正常是指疾病的发展合乎该疾病发展的一般规律，往往预后较好。

【细读】

黄帝说：阴阳，是天地间的普遍规律，是一切事物的纲领，是万物发展变化的起源，是生长毁灭的根本，是万物发生发展变化的动力源泉，因此，治病必须寻求治本的方法。清阳之气，积聚上升，就成为天；浊阴之气，凝聚下降，就成为地。阴主静，阳主动，阳主发生，阴主成长，阳主杀伐，阴主收藏。阳能化生力量，阴能构成形体。寒到极点会转化生热，热到极点会转化生寒。寒气的凝聚能产生浊阴，热气的升腾可产生清阳。清阳之气在下，如不得上升，就会发生飧泄。浊阴之气在上，如不得下降，就会发生胀满。这是违反了阴阳运行规律，因此疾病也有顺证和逆证的不同。

本篇是《内经》全面系统论述阴阳的篇章。本节首先对阴阳的概念做出了全面的界定。与形式逻辑要求定义必须揭示概念内涵不同，中国古代的定义更偏重于揭示其功用，从功用角度阐明其内涵。所以严格说来，在中国古代思想中没有概念。顾名思义，所谓概念即概括的观念，而概括是对其内在本质的概括，偏重于从"体"的方面理解事物，而与概念相对的中国古代思想中称为范畴更适合。范畴是对具有相同或相似功用事物的归类，偏重于从"用"的方面理解事物。所以阴阳，严格说来属于范畴，囊括了世间一切相对的事物，亦即一切相对事物都可以或归属阴或归属阳。这样就很难从"体"即内在属性的角度来揭示其内涵，而只能从外在功用角度来揭示其共同作用。

本节首先指出，"阴阳者，天地之道也"。阴阳是天地之道，即自然界的根本规律。这是中国古代思想家的共同认识。老子说："万物负阴而抱阳，冲气以为和。"《易传·系辞》："一阴一阳之谓道。"所谓"万物之纲纪"，是说万物依赖于阴阳才能存在。"变化之父母"，是说一切事物都在变化之中，而变化的根源在于阴阳。变化是中国哲学的一对重要范畴。《易传·系辞》："在天成象，在地成形，变化见矣。"《素问·天元纪大论》："物生谓之化，物极谓之变。"朱熹说："变者化之渐，化者变之成。"逐渐的变化为化，显著的变化为变。变化虽多，皆产生于阴阳，所以为"变化之父母"。"生杀之本始"，万物都不是永恒存在的，都有一个生成、存续、消亡的变化过程。这个过程古人称为"生杀"。生杀的根据在于阴阳。这以一年四季阴阳变化导致动植物特别是植物的生长收藏的周期变化为典型。冬至以后阳气开始生发，春为阳气之始，夏为阳气之盛，春夏万物开始生长盛大；夏至以后阴气始生，秋为阴始，冬为阴盛，万物开始收藏。这就是阴阳生杀之道。"神明之府"，此为总结语。意为阴阳是欣欣向荣、万千变化的世界的根据。府为藏物之所，神明出于阴阳，故阴阳为神明之府。"治病必求于本"，本为致病之源。上文即已明了阴阳与万物生杀变化的关系，同理可以推知疾病与阴阳的关系。疾病的表现虽然变化万千，但其致病之源则不外阴阳，或本于阴，或本于阳。抓住了阴阳也就抓住了疾病的根本。

接下来论述了阴阳的不同作用和不同属性。阳气累积而成天，阴气累积而成地，即"积阳为天，积阴为地"。阴气主安静，阳气主躁动。一般的理解是阳气主生长，阴气主收藏。这里的"阳生阴长，阳杀阴藏"是在更深层的意义上说的。"阳生阴长"是阳中的阳阴。我们常说孤阴不生，独阳不长。春夏为阳气主导的生长时期，发生虽然依赖于阳气，同时也需要雨露（阴）的滋润，这就是"阳生阴长"。同样秋冬是收藏的时期，闭藏虽有赖于寒冽之阴，而肃杀依赖于风霜之阳，这就是"阳杀阴藏"。"阳化气，阴成形"是说阴阳分别有化气和成形的不同功用。"寒极生热，热极生寒"是说阴阳达到极限会发生逆转。以上是阴阳在正常情况下的作用。相反，如果出现"寒气生浊，热气生清。清气在下，则生飧泄。浊气在上，则生膜胀"的病理改变是阴阳的作用发生变异的结果。

天地气交，各有所走

故清阳为天，浊阴为地。地气上为云，天气下为雨。雨出地气，云出天气。故清阳出上窍①，浊阴出下窍②。清阳发腠理，浊阴走五脏。清阳实四支，浊阴归六腑。

【注释】

①上窍：指眼耳口鼻等七窍。②下窍：指前后二阴。

【细读】

在自然界，清阳之气变为天，浊阴之气变成地。地气上升就成为云，天气下降就变成雨。雨虽从天气下降，却是地气所化；云虽形成于地气，却赖天气的蒸发。这些都是由于阴阳相互转化造成的。同样，在人体的变化中，清阳出于上窍，浊阴出于下窍。清阳发散于腠理，浊阴注入于五脏。清阳使四肢得以充实，浊阴使六腑能够相安。

本节先论天地阴阳云雨之气的生成变化，再论人体清阳浊阴在上窍、下窍、腠理、五脏、四肢、六腑的出入升降。这就是我们常说的天人相应理论的反映。古人认为天人一气、天人一理，天地之道就是人体之道，在天地发生的一切也就是在人体发生的一切，人体的运动生化规律与天地自然的规律是一致的。这就是所谓的天人性命之理。这种观念在今天接受了现代科学洗礼的头脑看来是荒诞不经，难以理喻的。当然现代科学特别是生物学、生理学揭示了生命所独有的结构和运动规律。这种规律显然只为生命所独有，外部世界并不存在。中医学所描述的人体生命变化图景到目前为止还不能通过现代科学的方法得以呈现。但是我们不能因此而认为中医学的理论都是出于妄想的无稽之谈。因为人的认识总是有限，我们不能以我们自己有限的认识来否定其他与我们不同的人类认识的真理性。这是其一。其二，中国古人从天人一体的高度来思考人体生命的正常和异常规律，其立场和视野无疑是正确的。人作为天地之气运化的产物，作为自然界长期发展的产物，天地或自然界这个大背景怎么能不对人的生命活动产生影响呢？中医学以天人相应的视域建立的人体生命图景在哲学的角度上应该给予肯定。这也是为什么在今天有些人看来是如此荒诞不经的理论却能够有效地指导临床实践的根源。就是说其中必然蕴含着科学真理或者说其本身就是真理的一种表达形式，不过为今天的人所不易理解而已。

气、味、形、精，互生互化

水为阴，火为阳。阳为气①，阴为味②。味归形③，形归气。气归精④，精归化⑤。精食气⑥，形食味⑦。化生精，气生形⑧。味伤形，气伤精⑨。精化为气，气伤于味⑩。

【注释】

①气：指功能或活动能力。②味：泛指一切食物。③归：生成、滋养。形：指形体，包括脏腑、肌肉、血脉、筋骨、皮毛等。④气归精：真气化生精。⑤精归化：精血充盛，又可化生真气。化，化生。⑥精食（sì）气：精仰赖气化而成。食，动词，取食于……引申为仰求、给养或依赖之意。⑦形食（sì）味：形体有赖食物的营养。味，酸、苦、甘、辛、咸五味，指食物营养。⑧化生精，气生形：气化、生化的作用，促进了精的生成，同时又充养了形体。⑨味伤形，气伤精：味和气也能伤害人体的形和精。⑩精化为气，气伤于味：精可以化生气，产生功能，饮食五味失调也可以伤气，损伤功能。

【细读】

水属于阴，火属于阳。阳是无形的气，而阴则是有形的味。饮食五味进入身体中的胃腑，胃能够腐熟蒸化出水谷中的清气。清气进入五脏与五脏中的精气结合，而化生人体生命的营养物质。精仰赖水谷清气的补养，形体仰赖饮食五味的补给。饮食经过生化生成精，精气化后来充养形体。饮食不节，也能伤害形体，气偏盛，也能损伤精。精血充足，又能够化而为气，气也能被五味太过所伤害。

本节论述了药食的气、味与人身的形、气、精、化之间错综复杂的转化关系。万物皆属阴阳，而水火是阴阳的代表。万物都是由阴阳水火生成。就药物、食物而言也是如此。我们曾经说过按照古人的理论事物都是形气统一体，具体说来应该是气、味与形的统一体。气属于阳来源于天，气分寒热温凉四气；味属于阴来源于地，味分酸苦甘辛咸五味。五味化生精血而成形，所以"味归形"。药食之气，补充人体之气，即"气归气"，此不待言。形之存亡赖于气之聚散，气聚成形，气散无形，所以形由气统摄，故曰"形归气"。这里的气是统摄人体的元气而不仅是药食之气，药食之气进入人体化为元气的一部分。"气归精"，这里的气指禀受于先天的真气，是生命的源泉和动力。与后天的水谷之气结合而充养周身，人身的精血由先天真气推动而化生，故曰"气归精"，这里的精是后天之精。"精归化"，这里的精是先天之精，为坎水。天一生水，为五行之先。万物之初，其形皆水，精即水。由精化气，由气化神，这就是常说的精、气、神的顺序，所以水为万化之源，故曰"精归化"。精气神特别是精气之间是相互滋生的关系，所以既说"气归精"，又说"精归化"。"精食气，形食味"是"气归精"和"味归形"的另一种表达。食是动词，"获取食物于……"之意，如子食母乳之意。"气归精"故"精食气"；"味归形"故"形食味"。"化生精，气生形"是"精归化"和"形归气"的另一种表达。万物化生皆从精开始，故"化生精"。二者的区别在于，"精归化"说的是万物没有化生之前，由精开始化生；"化生精"是说万物已经化生后，由化而产生后天之精。气聚则形生，气散则形死，故曰"气生形"。以上论述了正常情况下，气、味、形、精、化之间的相互生化关系。相反，在异常情况下也会相害为病。"味伤形"，味既然能充养形体，五味不节就会反伤形体。气既能化生精，气失调反而就会伤精，故"气伤精"。

"精化为气"，即"精归化"。上文说"气归精"就是气生精，这里说"精化为气"，即精生气。表述完全相反，正反映了精气互根的奥妙关系。如同上文所言天地云雨的关系。雨虽然落于地，但不是生于地，而是由天上的云生成；即气归精。云也不是生于天，而地气上升而成，即"精化为气"。人身的精气也是如此。气聚则精盈，精盈则气盛，精气充实，身体自然强壮。

气伤于味。上文说"味伤形"因为形气是统一的，所以伤形必伤气，五味过嗜必伤脏腑之气。如《生气通天论》"味过于酸，肝气以津，脾气乃绝"之类，都是味伤气。《痹论》"饮食自倍，肠胃乃伤"就是饮食过度损伤肠胃之气。

气味所出，其用不同

阴味出下窍，阳气出上窍。味厚者为阴，薄为阴之阳。气厚者为阳，薄为阳之阴。味厚则泄，薄则通。气薄则发泄，厚则发热。壮火之气衰，少火之气壮。壮火食气^①，气食少火^②。壮火散气，少火生气。气味，辛、甘发散为阳，酸、苦涌泄为阴。

【注释】

①壮火食气：壮火侵蚀、消耗元气。这里的"食"是食用、消耗的意思，引申为侵蚀、消耗。

②气食少火：这里的"食"与上面的"食"不同，是"食于……"意思是"取食于……"元气取食于少火，即元气依赖于少火的充养。

【细读】

味属阴，所以趋向下窍；气属阳，所以趋向上窍。根据中医药学理论，药物之性包括四气五味。四气源于一年四季寒热温凉的变化，所以药气分为温、热、凉、寒四大类。五味源于地气，分为酸、苦、甘、辛、咸五大类。因四气源于天所以属阳，五味源于地所以属阴。但气味又有厚薄的不同。气厚的为纯阳，味厚的为纯阴，气薄的为阳中之阴，味薄的为阴中之阳。五味之中，味厚的属于纯阴，味薄的属于阴中之阳。气厚的属于纯阳，气薄的属于阳中之阴。味厚的有泄下作用，味薄的有疏通作用。气薄的能够向外发泄邪气，气厚的能助阳发热。壮火就是过于亢盛的阳气（亢阳），这种火实质上已经不是生理性的而是病理性的邪火了。亢阳能使元气衰弱。少火就是微少的阳气，这种火属于生理性的，是人体生命活动的动力。微阳能够使元气旺盛。因为亢阳（壮火）会侵蚀元气，而元气有赖于微阳（少火）的煦养。亢阳耗散元气，微阳却使元气增强。气味之中，辛甘而有发散作用的属阳，酸苦而有涌泄作用的属阴。

本节论述了药食气味阴阳的代谢特点及不同作用，并特别阐明了少火、壮火的概念及不同意义。根据阴降阳升的规律，药食的味属于阴，下降而出下窍；气属于阳，上升而出上窍。味厚为纯阴能泄下，味薄能通利；气厚为纯阳能发热，气薄能疏泄。火为阳气是生命之源，但只有阳和之火才能生物，而亢烈之火反而害物。火太过则生命之气反而衰弱，即"壮火气衰""壮火食气""壮火散气"；火平和生命之气才盛壮，即"少火之气壮""气食少火""少火生气"。

阴阳偏胜为病

阴胜则阳病，阳胜则阴病。阳胜则热，阴胜则寒。重寒则热，重热则寒。寒伤形，热伤气。气伤痛，形伤肿。故先痛而后肿者，气伤形也；先肿而后痛者，形伤气也。风胜则动，热胜则肿，燥胜则干，寒胜则浮①，湿胜则濡泻②。

【注释】

①浮：浮肿。②濡泻：湿泻。濡，湿。

【细读】

阴气偏胜，阳气就会受病。阳气偏胜，阴气也会受病。阳气偏胜会生热，阴气偏胜会生寒。寒到极点，会出现热象；热到极点，又会出现寒象。寒邪会损伤人的形体，热邪会损伤人的真气。因为疼痛的感觉由真气主管，真气受伤会产生疼痛；形体是有形可见之物，形体受伤会发生肿胀。凡是先疼后肿的，是因为真气先伤而影响到形体；先肿后痛的，则是形体先伤而影响真气。因为风的性质就是动摇不定，风邪太过，就会发生痉挛动摇；火热具有红热之象，热邪太过，肌肉就会发生红肿；燥邪太过，耗伤津液，津液就会干涸；寒邪太过，阻遏阳气的运行，水液不能运化，就会发生浮肿；湿邪太过，超出了脾的运化能力，就会发生泄泻。本节论述了阴阳寒热为病的性质，气伤、形伤的不同表现及风热燥寒湿为病的特点，为医生认识疾病提供了一个简洁的纲领。

喜怒伤气，寒暑伤形

天有四时五行，以生长收藏，以生寒暑燥湿风。人有五脏化五气①，以生喜怒悲忧恐。故喜怒伤气，寒暑伤形；暴怒伤阴，暴喜伤阳。厥气②上行，满脉去形。喜怒不节，寒暑过度，生乃不固。故重阴必阳，重阳必阴。故曰：冬伤于寒，春必温病；春伤于风，夏生飧泄；夏伤于暑，秋必痎疟；秋伤于湿，冬生咳嗽。

【注释】

①五气：五脏之气，由五气而生五志，即喜怒悲忧恐。②厥气：逆行之气。

【细读】

自然界有春夏秋冬四时的推移、五行的变化，形成了春生、夏长、长夏化、秋收、冬藏的规律，产生了寒、暑、燥、湿、风的气候。人有五脏，五脏化生五气，产生喜、怒、悲、忧、恐五种情志。这是四时五行的变化在自然界和人体形成的正常生化现象。但是，人的五种情感和自然界的五种气候过度，就会造成疾病。所以过喜过怒，可以伤气；寒暑外侵，会损伤形体。怒为阴，喜为阳，所以大怒会伤阴气，大喜会伤阳气。如果逆气上冲，血脉阻塞，也会神气浮越，离形体而去。因此，不节制喜怒，不调适寒暑，生命就不会稳固。阴气过盛会转化为阳，阳气过盛也会转变为阴。所以说：冬天感受寒气过多，不能及时消除，潜伏体内，到了春天就容易发生热性病；春天感受的风气过多，不能及时消除，潜伏体内，到了夏天就容易发生飧泄；夏天感受暑气过多，不能及时消除，潜伏体内，到了秋天就容易发生疟疾；秋天感受湿气过多，不能及时消除，潜伏体内，到了冬天就容易发生咳嗽。

本节属于概要性的论述。从天人相应的理论出发，认为万物的生、长、收、藏，寒、暑、燥、湿、风五种气候变化都是源自天的四时五行；同样人的喜、怒、悲、忧、恐五种情志源自五脏化生的五气。内生的五志和外界的五气会分别伤害人的内气或外形。这是事物阴阳属性决定的，而在伤气或伤形中又有阴阳的分别，疾病发展到极期又有"重阴必阳，重阳必阴"的转化。最后从整体观点出发论述了伏邪为病的规律。"喜怒不节，寒暑过度，生乃不固"之说，从养生学角度提示人们，不能调节自身的情志，不能适应外界的寒暑是伤害健康的两大因素，善养生者应和喜怒而适寒暑。

论理人形构造，结合四时阴阳

帝曰：余闻上古圣人，论理人形，列别①脏腑；端络经脉②，会通六合③，各从其经；气穴所发，各有处名；谿谷属骨④，皆有所起；分部逆从，各有条理；四时阴阳，尽有经纪。外内之应，皆有表里。其信然乎？

【注释】

①列别：陈列、分别，分辨。②端络经脉：审察经脉的相互联系。端络，作动词解。端为开端，络为中间的联络；端络意为对从开端到中间的具体联络进行全面审察研究。③六合：四方上下为六

合。另外，十二经脉的阴阳配合也称六合。这里包含这两个意思。联系自然界的四方上下六合来排比十二经脉的阴阳六合。④谿谷：两山之间的夹道或流水道称"谷"。山间的河沟为"谿"，同"溪"。中医借用来指肌肉汇聚之处。因肌肉汇聚处肌腱交迭而形成凹陷似"谿谷"。属骨：骨骼相连之处。

【细读】

黄帝问道：我听说古代圣人，谈论人体的形态，排列辨别脏腑的阴阳；联系会通四方上下六合，来审察十二经脉阴阳六合的起止循行与络属关系；气穴各有它所发的部位和名称；连属于骨骼的"谿谷"，都有它们的起止点；皮部浮络的属阴属阳，为顺为逆，也各有条理；四时阴阳变化，有一定规律；外在环境与人体内部的对应关系也都有表里。真是这样吗？

本节是下文论述"脏腑经脉，四时阴阳，外内相应"理论的概要性说明。"脏腑四时相应"即《生气通天论》所谓的"五脏应四时"理论。这里叙述了古人对人体构造的研究概要，从中可以看出，中国古代的人体研究与西方古罗马的纯粹解剖学研究有很大区别。古罗马解剖学包括现代的解剖学是对人体构造的结构构成的详尽分解研究，而中国古人则是把人形、脏腑、经脉等与天地六合、四时阴阳按照表里内外一定的条理，相互对应起来，由此形成一个网状动态的整体系统，以作为指导养生和治病的理论基础。其中渗透了天人相应的思想，是中国古代天人合一哲学思维的产物。

脏腑经脉，外内相应

岐伯对曰：东方生风，风生木，木生酸，酸生肝，肝生筋，筋生心。肝主目。其在天为风，在地为木，在体为筋，在藏为肝，在色为苍，在音为角，在声为呼，在变动为握，在窍为目，在味为酸，在志为怒。怒伤肝，悲胜怒；风伤筋，燥胜风；酸伤筋，辛胜酸。

南方生热，热生火，火生苦，苦生心，心生血，血生脾。心主舌。其在天为热，在地为火，在体为脉，在藏为心，在色为赤，在音为徵，在声为笑，在变动为忧，在窍为舌，在味为苦，在志为喜。喜伤心，恐胜喜；热伤气，寒胜热；苦伤气，咸胜苦。

中央生湿，湿生土，土生甘，甘生脾，脾生肉，肉生肺。脾主口。其在天为湿，在地为土，在体为肉，在藏为脾，在色为黄，在音为宫，在声为歌，在变动为哕，在窍为口，在味为甘，在志为思。思伤脾，怒胜思；湿伤肉，风胜湿；甘伤肉，酸胜甘。

西方生燥，燥生金，金生辛，辛生肺，肺生皮毛，皮毛生肾。肺主鼻。其在天为燥，在地为金，在体为皮毛，在藏为肺，在色为白，在音为商，在声为哭，在变动为咳，在窍为鼻，在味为辛，在志为忧。忧伤肺，喜胜忧；热伤皮毛，寒胜热；辛伤皮毛，苦胜辛。

北方生寒，寒生水，水生咸，咸生肾，肾生骨髓，髓生肝。肾主耳。其在天为寒，在地为水，在体为骨，在藏为肾，在色为黑，在音为羽，在声为呻，在变动为栗，在窍为耳，在味为咸，在志为恐。恐伤肾，思胜恐；寒伤血，燥胜寒；咸伤血，甘胜咸。

【细读】

岐伯回答说：东方属春，阳气上升而生风，风能滋养木气，木气能生酸味，酸味能养肝，肝血又能养筋，筋又能养心。肝气上通于目。它的变化在天为六气中的风，在地为五行里的木，在人体中为筋，在五脏中为肝，在五色中为苍，在五音中为角，在五声中为呼，在人体的变动中为握，在七窍中为目，在五味中为酸，在情志中为怒。怒能够伤肝，但悲伤能够抑制怒；风气能够伤筋，但燥能够抑制风；过食酸味能够伤筋，但辛味又能够抑制酸味。

南方属夏，阳气大盛而生热，热能生火，火气能产生苦味，苦味能养心，心能生血，血能养脾，心气上通于舌。它的变化在天为六气中的热，在地为五行中的火，在人体中为血脉，在五脏中为心，在五色中为赤，在五音中为徵，在五声中为笑，在人体的变动中为忧，在七窍中为舌，在五味中为苦，在情志中为喜。过喜能伤心，但恐可以抑制喜；热能伤气，但寒气可以抑制热；苦味能伤气，但咸味可以抑制苦味。

中央属长夏，蒸发而生湿，湿能使土气生长，土能产生甘味，甘味可滋养脾气，脾气能够滋养肌肉，肌肉健壮能使肺气充实，脾气上通于口。它的变化在天为六气中的湿，在地为五行中的土，在人体中为肌肉，在五脏中为脾，在五色中为黄，在五音中为宫，在五声中为歌，在人体的变动中为干哕，在七窍中为口，在五味中为甘，在情志中为思。思虑可以伤脾，但怒可以抑制思虑；湿气能伤肌肉，但风气可以抑制湿气；过食甘味能伤肌肉，但酸味可以抑制甘味。

西方属秋，天气劲急而生燥，燥能使金气旺盛，金能产生辛味，辛味能够直通肺气，肺气能够滋养皮毛，皮毛润泽又能滋生肾水，肺气上通于鼻。它的变化在天为六气中的燥，在地为五行中的金，在人体中为皮毛，在五脏中为肺，在五色中为白，在五音中为商，在五声中为哭，在人体的变动中为咳，在七窍中为鼻，在五味中为辛，在情志中为忧。忧能伤肺，但喜可抑制忧；热能伤皮毛，但寒可以抑制热；辛味能伤皮毛，但苦味可以抑制辛味。

北方属冬，阴凝而生寒，寒气能使水气旺，水能产生咸味，咸味能滋养肾气，肾气能滋养骨髓，骨髓充实又能养肝，肾气上通于耳。它的变化在天为六气中的寒，在地为五行中的水，在人体中为骨髓，在五脏中为肾，在五色中为黑，在五音中为羽，在五声中为呻吟，在人体的变动中为战栗，在七窍中为耳，在五味中为咸，在情志中为恐。恐能伤肾，但思可以抑制恐；寒能伤骨，但燥可以抑制寒；咸能伤骨，但甘味可以抑制咸。

这几节论述的脏腑四时相应理论与《生气通天论》的五脏应四时理论略有不同，但其实质是一致的。由于现实世界蕴含着丰富多彩的无限事物，作为一种理论不可能也不必要将其全部内容囊括其中，只能是根据实际需要，来选取其所需要的内容。但其基本内容五行及其相互之间的生克制化关系是不可或缺的。这里为便于读者理解，也依据本文列表如下：

五方	五气	五行	五味	五脏	五体	五色	五音	五声	五变	五窍	五志
东	风	木	酸	肝	筋	青	角	呼	握	目	怒
南	热	火	苦	心	脉	赤	徵	笑	忧	舌	喜
中	湿	土	甘	脾	肉	黄	宫	歌	哕	口	思
西	燥	金	辛	肺	皮毛	白	商	哭	咳	鼻	忧
北	寒	水	咸	肾	骨髓	黑	羽	呻	栗	耳	恐

与《生气通天论》只是论列了五方五脏类属的诸多事物不同，本篇还论述了五行之间的生克关系。如"东方生风，风生木，木生酸，酸生肝，肝生筋，筋生心"。这是同行之间事物的相生关系。又如"怒伤肝""风伤筋""酸伤筋"是同行之间的相克关系。而"悲胜怒""燥胜风""辛胜酸"则是不同行之间的相克关系。可见，五行生克关系并不像我们一般理解的那样简单，相克关系并非一定是不同行之间，同行之间也有相克关系。如怒属木，肝属木，怒为肝之志，怒伤肝。风属木，筋属木，风邪入里首先伤筋。而相克也并不是只有消极意义，悲属金，为肺之志，怒属木，为肝之志。"悲胜怒"，就可以用来治疗因怒而生的疾病。同样，属于金的燥气和辛味可以治疗因属木的风气和酸味造成的疾病。大家不要以为这是概念推演的文字游戏，历史上的医家就是根据这一理论来从事养生和治疗实践并取得了良好的效验。这里以"以情

胜情"的情志疗法为例，来揭示五行原理的科学性。历史上很多医家巧妙地运用情志疗法治愈了情志心理疾病，堪称奇绝。大家都知道范进中举的故事，范进多年不中，这一年终于时来运转，中了举人。不料乐极生悲，大喜过度失性傻了。结果被其岳丈一掌又打得清醒过来。大家以为这是故事，其实是符合中医理论的。中医认为心在志为喜，过喜会使心神涣散而失性。在五行心属火，而水能制火，五脏中肾属水，恐为肾之志。因为范进平日就惧怕岳丈，所以一掌下去，受了恐吓，肾水制服了涣散的心火，疾病即时而愈。如果大家还是觉得小说家言不足为凭，我们再举些史籍中的记载。《后汉书·方术传》记载，华佗曾写信怒骂一位思虑过度而病的郡守，使其大怒呕出"恶血"（瘀血）而愈。据《冷卢医话》所载，清代名医徐徊溪曾经以死诈状元。江南一考生得中状元过喜而狂，徐告以逾十天将亡，书生受恐吓而病愈。这个例子可以说是范进中举的现实版本。还有清代医家傅青主，曾教一位使妻子郁闷病倒的青年，用文火加水银软石头做药引，青年烧火几天几晚无倦意，妻子见状受感动，最后化恨为爱而疾愈。

阴阳内外，相辅相成

故曰：天地者，万物之上下也；阴阳者，血气之男女[1]也；左右者，阴阳之道路也[2]；水火者，阴阳之征兆[3]也；阴阳者，万物之能始[4]也。故曰：阴在内，阳之守也；阳在外，阴之使也。

【注释】

①血气之男女：这里的"之"不是助词"的"的意思，而是"之与"的意思，即阴阳就像血和气与男和女一样。借用男女气血来说明阴阳的相对关系。②"左右者"两句：古人认为，阴气右行，阳气左行。③征兆：即象征。④能（tāi）始：变化生成之开始。能，"胎"的通假字，胎即胚胎为生命之始。

【细读】

所以说：天地上下是覆载万物的区宇；阴阳是化生气血，形成雌雄生命体的动源；左右是阴阳运行的道路；而水火则是阴阳的表现。总之，阴阳的变化，是一切事物生成的原始。再进一步说：阴阳是相互为用的。阴在内，有阳作为它的卫外；阳在外，有阴作为它的辅助。

本节承上文总结了天地、阴阳、水火、上下，对于万物、男女的重要意义。特别指出了阴阳之间的"阴在内，阳之守也；阳在外，阴之使"的滋生互助的互根关系。

阳胜、阴胜之病

帝曰：法^①阴阳奈何？岐伯曰：阳胜则身热，腠理闭，喘粗为之俯仰。汗不出而热，齿干以烦冤，腹满死。能^②冬不能夏。阴胜则身寒，汗出，身常清^③，数栗而寒，寒则厥，厥则腹满死。能夏不能冬。此阴阳更胜之变，病之形能^④也。

【注释】

①法：动词，取法，运用。②能（nài）：音义同"耐"。③清：同"凊"（qìng），寒。④能：通"态"。态的繁体字作"態"，能是態的古字。

【细读】

黄帝说：人的疾病取法于阴阳的表现是什么情况呢？岐伯回答说：阳热太过，身体就会发热，腠理紧闭，喘息急迫，呼吸困难，身体俯仰摆动。汗出不来并且发热，牙齿干燥，并且心里烦闷，再有腹部胀满，就是死证。患这种疾病的人，能耐受冬天，而不能耐受夏天。阴寒太过，身体就会恶寒，出汗，身上时常觉冷，甚或时常打寒战，寒重就会出现手足厥冷，手足厥冷之后再有腹部胀满，就是死证。患这种疾病的人，能耐受夏天，而不能耐受冬天。这就是阴阳偏胜，所引起疾病的症状。本节揭示了阴阳失调发病的典型表现。

智者察同，愚者察异

帝曰：调此二者，奈何？岐伯曰：能知七损八益^①，则二者可调；不知用此，则早衰也。年四十，而阴气自半也，起居衰矣；年五十，体重，耳目不聪明矣；年六十，阴痿^②，气大衰，九窍不利，下虚上实，涕泣俱出矣。故曰：知之则强，不知则老，故同出而名异耳。智者察同，愚者察异^③。愚者不足，智者有余。有余则耳目聪明，身体轻强，老者复壮，壮者益治。是以圣人为无为之事，乐恬憺之能，从欲快志于虚无之守，故寿命无穷，与天地终。此圣人之治身也。

【注释】

①七损：女子月事贵在时下。因女性以七年为生命节律变化周期。八益：男子精气贵在充满。因男性以八年为生命节律变化周期。②阴痿：即阳痿。生殖器是隐私之物，故称"阴器"；而男子属阳，男子生殖器又称"阳具"。所以，男子生殖器萎软无力，既可以称为"阴痿"，也可以称为"阳痿"。可见，阴阳的划分是相对的。③智者察同，愚者察异：聪明人在未病之时注意养生。愚蠢的人，发病之后才知道调养。"同"指健康无病。"异"指疾病衰老。

【细读】

黄帝问：怎样调和阴阳呢？岐伯回答说：能够知道七损八益的道理，就可以调和阴阳；不知道这个道理，就会早衰。人到四十岁，阴气已经消耗一半了，起居动作显得衰老了；到五十岁，身体笨重，耳不聪，目不明；到六十岁，阳痿，气大衰，九窍功能减退，下虚上实，流鼻涕、淌眼泪等衰老现象都出现了。所以说：懂得养生的人，身体就强健，不懂得养生的人，身体就容易衰老，因此，同时出生来到世上生活，最后的结果名称却不相同。聪明人，在没病时，就注意养生；愚蠢的人，在发病时，才知道调养。愚蠢的人，常感到体力不足，聪明的人却感到精力有余。精力有余，就会耳聪目明，身体轻捷强健，即使年老了，还显得健壮，强壮的人就更加强健了。所以明达事理的人，顺乎自然而不做无益于养生的事，以恬静的心情为快乐，持守虚无之道，追寻心志的快乐与自由，因此，他的寿命无穷尽，与天地长存。这就是圣人的养生方法。

本节是《内经》论养生之道的重要章节。其中的"七损八益"说是历代医家争论颇多的话题。王冰注："用，房色也。女子以七七为天癸之终，丈夫以八八为天癸之极。然知八可益，知七可损，则各随气分，修养天真，终其天年，以度百岁。《上古天真论》曰：女子二七天癸至，月事以时下。丈夫二八天癸至，精气溢泄。然阴七可损，则海满而血自下；阳八宜益，交会而泄精。由此则七损八益，理可知矣。"王冰的观点是从房事与养生的角度来理解"七损八益"，遭到了张介宾的批评。张介宾说："按启玄子注此，谓女为阴七可损，则海满而血自下；男为阳八宜益，交会而精泄，以用字解为房事。然精血宜调，非可言损，交会精泄，何以言益？"认为王氏之说从文字上就讲不通。而张介宾自己是从一般的阴阳与生命的关系角度来理解"七损八益"的。他说："七为少阳之数，八为少阴之数。七损者言阳消之渐，八益者言阴长之由也。夫阴阳者，生杀之本始也。生从乎阳，阳不宜消；死从乎阴，阴不宜长也。使能知七损八益之道，而得其消长之几，则阴阳之柄，把握在我，故二者可调，否则未央而衰。"张介宾从其重视阳气对生命作用的角度来理解"七损八益"，强调顾护阳气对生命的绝对意义。并在按语中说："死生之本，全在阳气。故《周易》三百八十四爻，皆卷卷于扶阳抑阴者，盖恐其自消而剥，自剥而尽，而生道不几乎息矣。"

对于经典文本后人常常有不同甚至相反的见解，我们不应该责怪经典语义不清。这是学术发展的正常现象，甚至可以说是学术发展的重要途径，正是通过对经典文本的不同解读，学术才能向前发展。应该说任何文本在写作之时其内涵一定是确定的，不能存在多种甚至不同的意义。但是后人在解读时却可能产生多种甚至矛盾的解读，这是经典的开放性所致，正是经典的意义所在。我们不能确定某种理解的独尊地位而排斥其他合理的解读，不同的解读是学术深化发展的体现。无论王冰从房事养生角度还是张介宾从顾护阳气角度来理解"七损八益"，都是对这一思想的深化和发展。要说明的是马王堆出土的帛书《天下至道谈》中出现了"七损八益"。并且有具体内涵的说明，从内容看确实是与房事有关。可见，王冰的注释确实符合《内经》原意。这里我们接着王冰的话题继续探讨房事与养生的关系问题。《内经》非常重视房事与养生和疾病的关系，虽然没有对这一问题的专篇论述，但散见于各篇的论述很多，对房事过度所致疾病和发病机理做了比较详细的阐述，为中医房事养生和治疗学奠定了理论基础。

"食色，性也。"饮食男女是人的两大欲求。房事是人的生理本能和生殖繁衍的基础，没有房事活动人的繁衍就无从谈起，人类也就消亡了，所以房事的重要性是不言而喻的。但是任何事物都具有两面性，不当的房事不但会败德更会伤身，所以必须对房事或性形成科学合理的观念，并以此指导房事活动。

中国传统生命观认为精、气、神为人之三宝。人的生命活动由气来推动，神为生命活动的外在表现，而气则由精所化生。上文说过"精化为气"，所以精是生命活动的根源，精对人来说是极其宝贵的物质。所以人应该保护自己的精，而不能随意消耗。但有时候也不得不消耗一些，这就是为了繁衍后代不得不排出"精"，只有父"精"与母"血"和合才能孕育新生命。《本神》："生之来谓之精。"《经脉》："人始生，先成精。"这是不得不付出的代价。当然合乎天地之道的适度的房事活动对身体是不会有伤害的。顺应天道的房事活动是造化万物的天地赋予给人的能力。这叫"顺天者，昌"。相反，违逆天道的房事活动，则会败德伤身。这叫"逆天者，亡"。这听起来很玄，什么叫"顺天"，什么叫"逆天"？其中的内容很多，我们择要说明。

其一，生殖能力不是人终身具有的，上天或者说自然把生殖力放在人的身体机能最强盛的青壮年时期，所以如果在少年或老年时有房事活动就是违逆天道。孔子说过："少之时，血气未定，戒之在色。"《礼记》有男子"三十曰壮，有室"和女子

"二十而嫁"之说。人在少年时期虽然具有性意识和性冲动，但生理机能并没有完全成熟，所谓"血气未定"，如果勉强从事房事活动或者误犯手淫，过早伤精，会对自己的身体健康产生终身的不良影响。人到老年身体机能衰弱，生殖力也随之衰弱，已经不是最佳的生殖年龄，所以就应该禁绝房事了。有人会反驳说年老的人依然能生孩子，甚至孩子更聪明。确实有这种情况，但这终究是个别情况。我们看蔬果，最后结的果子大多数无论形状还是品质都是不好的，而最好的一般是中间结的。所以古人主张男子到六十岁应该"闭房"即禁绝房事。

其二，生殖期内，也不能恣意妄为。否则就是违逆天道。有人可能还会反驳说按照你的说法少年和老人就应该绝对没有性能力。这不符合事物发展的规律，任何事物的发展都是逐渐的过程，不可能突然产生和消失。就人的生殖能力来说其存续的时间是比较长的，这可以说是上天对人的恩赐或眷顾或者说是自然的功能。试想如果上天赋予人的生殖力的时间比较短，很多人就可能没有自己的后代，而整个人类就可能灭绝了。虽然上天给予人充分的生殖时间，但不等于说人在生殖期内就可以恣意妄为。按照古人的观点房事活动的次数应该随着年龄的增长而递减。二十到三十，四日一次；三十到四十，八日一次；四十到五十，十六日一次；五十到六十二十日一次。六十以上者应该"闭精"。这只是大概要求，应该因人、因时、因地而变化，但总的原则是随着年龄增加而减少房事，否则就是违逆天道。

其三，按照古人的观点，房事的次数还应该随着四季而变化。古人主张"春一秋二夏三冬无"。这是顺应阳气春生夏长秋收冬藏的规律而来的。另外，在某些特殊情况下，也应该禁绝房事。如朱丹溪说："夫夏月火土之旺，冬月火气之伏，此论一年之虚耳。若上弦前下弦后，月廓月空亦为一月之虚。大风大雾，虹霓飞电，暴寒暴热，日月薄蚀，忧愁愤怒，惊恐悲哀，醉饱劳倦，谋虑勤动，又皆为一日之虚。若病患初退，疮痍正作，尤不止于一日之虚。……善摄生者，于此五个月（指四、五、六、十一、十二五个月）出居于外，苟值一月之虚，亦宜暂远帷幕，各自珍重，保全天和，期无负敬身之教，幸甚。"《内经》也认为醉饱后不宜房事。违背以上要求，也是违逆天道。

人的生命活动依赖于精、气、神而展开维持，精显然处于最基础的位置，是气和神的来源。我们的日常生活、思虑营为依赖于气，表现为神，而气和神都由精所化生。也就是说生命活动最终依赖于精，由精转化而来。生命活动不能不消耗精，没有精的消耗就没有生命；同时，由于精对于生命是如此之重要，所以必须保养好精，尽可能减少对精的消耗，以保持生命的恒久和健康。精的消耗有两个方面：一个是日常的工作生活，另一个是房事中生殖之精的排泄。古人对这两个方面都提出了养精要求。在日常生活中要劳逸有度，注意休息，以养精蓄锐。平时消耗精较多的是思虑和目见。所以老子要求"致虚守静"，陆九渊说"无事常闭目，亦佳。"因为睁眼看世界，神光外泄，会消耗大量精神。失眠的人都知道，即使睡不着，也得把眼睛闭上，睁着眼睛，无论如何是受不了的，就是说闭目可以养神。在房事活动中的养精就是减少精的排泄，按照古人的说法就是"慎房事""节房事"。这里要说明一下，现在一般人理解的精就是男子的精液。这固然不错，但精液只是狭义的精。中医学所讲的精是广义的，指的是供给生命活动的精微物质，其中包括精液。或者可以说精液是从广义之精化生而来。在中医学的话语系统中，水、阴及血是同等程度的范畴。所以有"精血""阴精"等说法。在一般人的概念中，一讲到生殖或房事就会想到肾。有这方面疾病的人也会说自己"肾虚"什么的。为什么会这样？按照中医理论，肾居北方，主水。《上古天真论》说："肾者主水，受五脏六腑之精而藏之。"《六节脏象论》说："肾者，主蛰，封藏之本，精之处也。"也就是说虽然五脏六腑都藏精，但肾是藏精的最主要的脏腑，肾是藏精之总司。而我们知道，人的阳气，人的一切生命活动都最终依赖于精，那么肾的重要性就不言而喻了。作为生殖之精的精液和供给一切生命活动的精是整体和部分的关系，不能把精仅仅理解为精液，与广义的精没有关系。只有这样理解，我们才能明白"慎房事""宝精气"对于健康长寿的重要意义。

有人可能有疑问，您是不是在这里危言耸听啊？现代科学化验分析发现精液无非是些蛋白质之类的东西，吃两个鸡蛋就补上了。问题并非那么简单。大家仔细想想，我们身体的排泄物中只有精液是用来创造生命的精华，其他尿、便、汗等都是代谢的废物，这些必须排泄掉，否则就会影响甚至危及生命。也就是说精液是为了创造新生命不得不排泄的，而其他排泄物是为了维持生命不能不排泄的。前者是主动的排泄，后者是自发的排泄。精液的排泄是为了新生命的诞生不得不付出的代价。我们通过例子就能明了精液对于生命的重要意义。自然界中有些动物的雄性个体在交配后就死亡了。当然，我们可以说这个物种就是这种性质，这是生命的传递过程。但是我们可以设想如果这个雄性个体不交配，它还是可以活一段时间的。由此可见精液对于生命的重要性。

笔者之所以不厌其详地在此讨论这个问题，是因为在当下的现实社会中，很多人在房事问题上的观念是错误的，由此导致房事活动悖逆天道，违背自然规律，给自己及家人和社会带来消极影响，酿成了灾难性的后果，而有些人竟浑然不知，良可哀也！有人认为精液仅仅是些蛋白质，损失点没关系，很快就能补上；手淫无害健康。

有人追求房事活动中的性快感，认为是人的乐事，甚至是人生的主要目的之一，没有性生活就等于白活。发展婚外情，甚至和多个异性有染。这样做实际上是伤风败德，危害社会，害人害己。

关于精液的重要性，上面已经做了一些说明。笔者在年轻时受当时思想的影响也认为中医把房事看得太重了。记得我们学习中医《内科学》时，很多疾病的病因，书上都说是房事不节。和很多同学一样觉得可笑，甚至嗤之以鼻。现在看来，当时幼稚无知，看问题只局限于很狭窄的范围。为什么很多看来和房事无关的疾病古人都认为和房事不节有关呢？房事不节虽然不是造成当下疾病的直接原因，却是其根本原因之一。上面我们已经分析过，精液和广义的人体之精是一体的，如果长期房事不节，过量消耗精液导致整体的人体之精不足，不能化生供给生命活动的气，也不能化神，而导致整体生命力下降，出现各种变症。这是一个长期的复杂的变化过程，房事不节与发生的疾病之间的联系并不是直接的，不易发现，所以很多人认识不到，甚至不承认。

房事过度，耗伤精液所造成的伤害是广泛而严重的。可以涉及所有的五脏六腑及组织器官。这里，仅以《内经》中的记载为例说明之。

1. 伤及肾脏本身及脊骨。《生气通天论》："因而强力，肾气乃伤，高骨乃坏。"肾主骨，肾精被伤，不能充养骨髓，故"高骨乃坏"。

2. 伤及肝脏，出现筋痿即阳痿。《痿论》："思想无穷，所愿不得，意淫于外，入房太甚，宗筋弛纵，发为筋痿，及为白淫。故《下经》曰：筋痿者，生于肝，使内也。"《经筋》："足厥阴之筋……其病……阴器不用，伤于内则不起，伤于寒则阴缩入，伤于热则纵挺不收。"肾藏精，肝藏血，肝肾同源，肝木依赖于肾精的滋养，肾精被伤，累积肝血不足，肝主筋，肝脏经络绕阴器，故病筋痿、阳痿。

3. 感受寒热且醉酒行房，病肺痹。《五脏生成》："白，脉之至也，喘而浮，上虚下实，惊，有积气在胸中，喘而虚，名曰肺痹，寒热，得之醉而使内也。"房事不当，还可以伤脾、伤肾。《百病始生》："醉以入房，汗出当风伤脾；用力过度，若入房汗出浴，则伤肾。"《邪气脏腑病形》："有所击仆，若醉入房，汗出当风则伤脾。有所用力举重，若入房过度，汗出浴水则伤肾。"

回到本节。如果根据《天下至道谈》和王冰的观点，"七损八益"指的是房事养生，那么"不知用此，则早衰也"就是不懂得房事养生是早衰的根源。下面论列的是具体的表现："年四十，而阴气自半也，起居衰矣；年五十，体重，耳目不聪明矣；年六十，阴痿，气大衰，九窍不利，下虚上实，涕泣俱出矣。"所以总结说："知之则强，不知则老，故同出而名异耳。智者察同，愚者察异。"提出了养生名言"智者察同，愚者察异"。意思是聪明人懂得在自己和别人一样的时候即从青年时期就养生，而愚蠢者到了和别人不一样的时候即由于不懂得养生而早衰才发现。所以就有不同的结果"愚者不足，智者有余。有余则耳目聪明，身体轻强，老者复壮，壮者益治"。所以提倡一种道家的精神养生方法："圣人为无为之事，乐恬惔之能，从欲快志于虚无之守，故寿命无穷，与天地终。此圣人之治身也。"

　　道家哲学认为天地万物是由道产生，道虽然创生天地万物，但并不主宰、控制天地万物，而是任由其本性自然地发展，也就是说道的本性是自然无为，正是因为无为才能无不为。天地万物虽然纷繁复杂，变化万千，但因为其为道所生，所以其本性依然是自然无为的。人应该取法于道，不能为外物所干扰，执迷于表象。老子说："五色令人目盲，五音令人耳聋，五味令人口爽，驰骋畋猎令人心发狂，难得之货令人行妨。是以圣人，为腹不为目，故去彼取此。"虚静为万物的根本。"致虚极守静笃。万物并作，吾以观复。夫物芸芸各复归其根。归根曰静，是谓复命；复命曰常，知常曰明。不知常，妄作凶。知常容，容乃公，公乃全，全乃天，天乃道，道乃久，没身不殆。""重为轻根，静为躁君。是以君子终日行不离辎重。虽有荣观，燕处超然。奈何万乘之主而以身轻天下？轻则失根，躁则失君。"在老子看来，芸芸万物，荣耀的地位，君临天下等都没有绝对的价值，得道者明白在重与轻、静与躁、身与天下等一系列对待的事物中只有前者才是根本，前者具有绝对价值，后者只有相对价值，必须以前者统摄后者，这样才合乎道的本性，是人生的正确选择。所以老子把"为无为，事无事，味无味"作为最高的精神价值。庄子也说："故君子不得已而临莅天下，莫若无为。无为也，而后安其性命之情。"（《在宥》）本节对"无为""恬淡""虚无"的追求显然是道家式的精神养生。最后要达到的目的是虚静、超然，"寿命无穷，与天地终"与道合一的境界。

阴阳不均，为病亦异

　　天不足西北，故西北方阴也，而人右耳目不如左明也。地不满东南，故东南方阳也，而人左手足不如右强也。帝曰：何以然？岐伯曰：东方阳也，阳者其精并①于上，并于上则上明而下虚，故使耳目聪明而手足不便②也。西方阴也，阴者其精并于下，并于下则下盛而上虚，故其耳目不聪明而手足便也。故俱感于邪，其在上则右甚，在下则左甚，此天地阴阳所不能全也，故邪居之。

【注释】

　　①并：聚合。②便：便利，灵巧，自如。

【细读】

　　天气在西北方不足，所以西北方属阴，而人与天气相应，右边的耳目也就不如左边的聪明。地气在东南方是不满的，所以东南方属阳，人左边的手足也就不如右边的灵活。黄帝问：这是什么道理？岐伯说：东方属阳，阳气的精华聚合在上部，聚合在上部，上部就旺盛了，而下部就必然虚弱了，所以会出现耳聪目明，而手足不便利的情况。西方属阴，阴气的精华聚合在下部，聚合在下部，下部就旺盛，上部就必然虚弱了。所以就会出现耳不聪目不明，而手足却便利的情况。所以，同样感受外邪，如果在上部，那么身体右侧严重，如果在下部，那么身体左侧严重，这是由于天地阴阳之气的分布不均衡，而在人身也是如此，身体阴阳之气偏虚的地方，就是邪气滞留的所在。

　　本节论述了天地阴阳之气在空间分布上的不均衡，而导致人体阴阳上下分布的不均衡，邪气容易从阴阳之气分布不足之处侵入为害。中国的自然地理是西北高东南低。按照古人的观点天为阳，地为阴。西北为阴，阴气盛，东南为阳，阳气盛。说明阴阳之气在天地间的分布不是绝对均匀的。

　　根据天人相应的道理，人体阴阳之气的分布也不是绝对均匀的。所以人右侧耳目的视听能力不如左侧的好（明）。这是因为人在面南背北站立时，右侧对应的西北方。西北方阴气盛，阳气不足；而耳目在上为阳，需要阳气的滋养。右侧阳气不足自然耳目视听能力不如左侧好。相反，人的左侧手足对应的是东南方，而东南方属阳，阳气盛，阴气不足。手足相对于耳目在下属阴，需要阴气滋养，左侧阴气不足，自然左侧手足的活力不如右侧的强。人的左右耳目的视听是否有差异，在直接的经验方面没有太多的证据。

　　从哲学的道理上看，应该是有所区别的。因为不存在完全相同的事物，事物之间总是存在着一定的差异。如人的左右手足、耳目的大小是有差异的。左右耳目功能的差异或许由于比较细微而不容易直接观察到，而左右手足的差异是尽人皆知的。道理何在，现代科学并没有解释。古人是从阴阳二气分布的不均匀性给以解释的。民间也有"男左女右"之说，意思是某些疾病，男子容易发生在左侧，女子容易发生在右侧。再如"男怕穿靴，女怕戴帽"是说男子下肢浮肿和女子头面部浮肿，预后不好。

因为男为阳，而下肢属阴，阴邪胜阳气，病情严重；而女为阴，头面属阳，阳邪胜阴气，病情严重。古人的这些说法虽然没有科学的证据，但毕竟是长期经验的总结，值得我们重视和研究。

天人相应，治法天地

故天有精，地有形。天有八纪[1]，地有五里[2]。故能为万物之父母。清阳上天，浊阴归地。是故天地之动静，神明为之纲纪。故能以生长收藏，终而复始。惟贤人上配天以养头，下象地以养足，中傍人事[3]以养五脏。天气通于肺，地气通于嗌[4]，风气通于肝，雷气通于心，谷气[5]通于脾，雨气通于肾。六经[6]为川，肠胃为海，九窍为水注之气。以天地为之阴阳，人之汗，以天地之雨名之；人之气，以天地之疾风名之。暴气[7]象雷，逆气象阳[8]。故治不法天之纪，不用地之理，则灾害至矣。

【注释】

①八纪：立春、立夏、立秋、立冬、春分、秋分、夏至、冬至八个大节气。纪，是丝的头绪，引申有要领、关键之意。八纪就是八个关键的节气。②五里：指东、南、西、北、中央五方。③人事：日常饮食和情志。④嗌（yì）：喉下之食管处，即咽。⑤谷气：两山之间通水的道路称"谷"。人体肌肉与肌肉之间也称"谷"。张志聪："谷气，山谷之通气也。"⑥六经：即太阳、阳明、少阳、太阴、少阴、厥阴，为气血运行的道路。张介宾："三阴三阳也。同流气血，故为人之川。"即指十二经脉。⑦暴气：愤怒暴躁之气。⑧逆气象阳：比喻气之有升无降，有阳无阴。

【细读】

本节论述的是人的生命活动与自然运动的一致性，养生治疗应该取法于天地之道。古人认为天是由无形之气形成，地是由有形之体形成，所以说天有精气，地有形质。人的生命有机体也是精气与形质结合而成。这就是天人相应的思想。天有八节的气候顺序，地有五方的空间布局。因此，天地能成为万物生长收藏的根本和舞台。

清阳轻清上升于天，浊阴厚重下降于地。所以天地的运动和静止，是由阴阳的神妙变化决定的。因而能使万物春生、夏长、秋收、冬藏，循环往复，永不休止。只有圣贤之人，对上与天气相配合来养护头；对下与地气相顺来养护足；居中，则依傍人事来养护五脏。这是因为古人把在上的天、在下的地和在天地之间的人看成三种有才干的事物。人的构造是效法天地人三才而来的。所以必须效法三才之道来养护头足和五脏。自然界的清气通过口鼻进入肺，所以说天气与肺相通；地上的五谷之气，通过口舌进入胃中，所以说地气与咽相通；自然界的风具有疏通流畅之性，而人的肝属木，也具有疏泄气血津液的功能，所以说风气与肝相通；雷鸣电闪，光明外现，心属火有光明之象，所以说雷气与心相通；山谷之间通导水气，脾主运化人体的水湿，所以说谷气与脾相通；雨水是天地之间水的动态循环，而肾也是主持人体水液代谢的主要器官，所以说雨气与肾相通。运行气血的六经好像是地上的大河，肠胃储存食物好像自然界的大海，九窍排泄身体的代谢物好像水流。如果以天地的阴阳比喻人身的阴阳，那么人出的汗，就好像天地间的雨；人的呼吸之气，就好像天地间的疾风。人的暴怒之气，就好像雷霆；人的逆气，就好像久晴不雨。可见，人体的所有脏腑及其功能无不是与天地相应的。所以养生不取法于天地之理，那么疾病灾害就要发生了。

本节论述了天地精气分布运动，因此而形成了生长收藏的自然规律。养生治病应该取法于天地阴阳的自然之道，否则就会产生灾害。本节对人体生理结构和功能与自然现象的类比是天人相应理念的具体体现。对于今人可能难以理解，我们先不要急于否定。先接受下来，验之于生活实践，慢慢就会理解了。

取皮毛，治未病

故邪风之至，疾如风雨，故善治者治皮毛，其次治肌肤，其次治筋脉，其次治六腑，其次治五脏。治五脏者，半死半生也。故天之邪气，感则害人五脏；水谷之寒热，感则害于六腑；地之湿气，感则害皮肉筋脉。

【细读】

外界邪风侵袭人体，迅猛得如疾风暴雨，所以善于治病的医生，能在病邪刚侵入到皮毛时，就给以治疗；医术稍差的，在病邪侵入到肌肤时才治疗；再差的，在病邪侵入到筋脉时才治疗；更差的，在病邪侵入到六腑时才治疗；最差的，在病邪侵入到五脏时才治疗。病邪侵入到五脏，治愈的希望与死亡的可能各占一半。如果感受了天的邪气，就会伤害五脏；如果感受了饮食的或寒或热，就会伤害六腑；如果感受了地的湿气，就会伤害皮肉筋脉。本节论述了早期治疗的重要意义，以及不同邪气伤害人体不同部位的规律。

看到这段原文，我们很容易想起扁鹊见齐桓侯（有说是蔡桓侯）的故事。扁鹊来到齐国，齐桓侯很客气地招待他。扁鹊说："您有病的皮肤腠理，不治的话，将会深入。"桓侯说："我没有病。"过了五天，扁鹊又说："您有病，已经到血脉了，不治恐怕会更加深入。"桓侯还是说："我没有病。"桓侯很不高兴。过了五天，扁鹊又说："您有病已经到肠胃了，不治会更重。"桓侯更不高兴了。又过了五天，扁鹊远远看见桓侯就跑了。桓侯派人问其中的缘故。扁鹊说："病在皮肤腠理，可以汤熨治疗；在血脉，可以针刺治疗；在肠胃，可以药酒治疗，到了骨髓，就是阎王爷也没有办法了啊！"又过了五天，桓侯生病了，派人去找扁鹊，扁鹊逃走了。最后，桓侯死了。

这显然是个寓言故事，怎么会这么巧，扁鹊刚到齐国，齐桓侯就生病了呢？不过，这个寓言故事却说明了一个深刻的道理。人应该时刻关心自己的身体，注意细微的变化，及时检查治疗，把疾病消灭在萌芽状态。很多疾病有一个缓慢的发病过程，而且在发病之前会有一些征兆出现。对于像癌症这类恶性疾病医学上主张早期发现。这个道理是对的，但实际上是非常困难的。因为病是生在患者身上，医生难以发现。虽然现在有健康体检，但是也不能完全解决问题。因此，作为我们每一个人都应该学习一些医学知识，关心自己身体的一些细微变化，及时发现病情，早日治疗。这段原文可以说是扁鹊见齐桓侯的理论版。

左右互治，以表知里

故善用针者，从阴引阳，从阳引阴。以右治左，以左治右。以我知彼 ①，以表知里，以观过与不及之理。见微得过，用之不殆。

【注释】

① 以我知彼：用正常人与病人比较，来推测病变情况。我，指正常人；彼，指病人。

【细读】

所以善于运用针刺的人，有时要从阴引阳，就是取阴经的腧穴，来治疗阳经的疾病。有时要从阳引阴，就是取阳经的腧穴，来治疗阴经的疾病。这是因为人体的阴阳经脉之间是相互联系的。如果取患病经脉的腧穴不方便或者效果不明显，就可以取与之相应的阴经或阳经的腧穴，往往有很好的疗效。取右边的腧穴来治疗左边的疾病，取左边的腧穴来治疗右边的疾病。这也是因为人体左右上下的经脉是相互络属联系的。

用自己的正常状态比较病人的异常状态。疾病的症状都是生命活动的异常状态，如何判断这种异常的状态必须有比较的标准，也就是正常人的状态。医生自己就是无病的正常人，就是最切近的标准。比如正常人的脉动次数是一呼一吸四次。以此为标准，如果病人的呼吸不及四次，就是迟脉；超过四次就是数脉。

从在表的症状去了解在里的病变。除了直接长在体表的疾病如外伤、疮痈、皮肤病等外，多数疾病是发生在人体内部的。一般人又没有透视的能力，如何了解内里的病情呢？中医和中国哲学都认为内里的改变在外部一定会有所表现。这就叫"有诸内，必形诸外"。所以，就可以通过外表的变化而了解内里的情况，达到对疾病本质的认识。

这是为了观察病人的太过和不及产生的道理。过、不及与中是事物普遍存在的三种状态。中属于正常，过与不及则属于异常。如人的智力有聪明、中等和愚笨三种；人的财富有富有、中等和贫穷三等……孔子就曾经把人分为中人、中人以上和中人以下三类。在医学里中就是健康状态，而过和不及都是疾病状态。过的表现是亢盛的实证，而不及的表现是衰弱的虚证。发现病人的细微变化，就能够诊断疾病，用来指导治疗实践就不会有危险了。这句里的"过"兼有"不及"的意思，表示疾病。

本节从阴阳、左右、彼我、表里相对的角度论述了治疗原则。体现了中医学的系统整体的诊疗理念。特别提示医家要"见微得过"即必须注意对微细征兆的诊察，才能及时发现隐匿的重大病患。

全面诊察

善诊者，察色按脉，先别阴阳。审清浊，而知部分；视喘息①，听音声，而知所苦；观权衡规矩，而知病所主；按尺寸②，观浮沉滑涩，而知病所生。以治无过，以诊则不失矣。

【注释】

①喘息：指呼吸的气息和动态。②尺：尺肤。寸：寸口。

【细读】

善于治病的医生，看病人的面色，按病人脉象，首先要辨别疾病属阴还是属阳。中医学诊察疾病的方法有四种：望、闻、问、切。望是用眼睛观察病人的面色以及身体出现的疾病变化。闻是用耳听鼻嗅了解病人的声音和气味改变。问是通过询问了解病人的主观感受。切是通过用手触摸病人的脉搏及体表的变化了解病情。《内经》尤其重视脉诊和色诊，往往以色脉指代望、闻、问、切四诊。阴阳是中医学认识世界和疾病的总纲，所以对色脉的诊察，首先也是判别色脉的阴阳属性，从而确定疾病的阴阳属性。如面色红赤，脉象急数，就属于阳；而面色㿠白，脉象迟缓，就属于阴。

审察浮络的五色清浊，从而知道何经发病。中医学认为人体的经络是上下表里，纵横交错，内外贯通的网络系统。其中，纵行的主干称为"经"，从"经"分出的横行的分支称为"络"，而由"络"再分出的称为"孙络"。当然，经络系统并不仅仅是"经""络""孙络"三级，"孙络"实际上还可以再分出"孙络"。从人的认识和实践需要看，就没有必要再去细分了。在体表可见的"络脉"称为"浮络"。中医学认为青、赤、黄、白、黑五色分别归属于肝、心、脾、肺、肾五脏。五色的异常变化能够反映五脏的病变，而五脏与经脉又有络属（联系）关系。因此，通过对"浮络"的青、赤、黄、白、黑五色之或清或浊的审查，可以知道疾病发生在哪个经脉。这里的"部分"指的是经脉的部位分属，即属于何经何脉。看病人喘息的情况，听病人发出的声音，从而知道病人的痛苦所在；中医学认为不同的脏腑发病会出现不同的气息、声音方面的变化。根据这些变化的不同性质，就可以判定疾病所属的脏腑经脉。

诊察四时不同的脉象，从而知道疾病在哪一脏腑。权衡规矩本来是古代的度量和制作工具，引申指制度规范。这里指四时不同脉象。中医学认为，天人相应，四时脉象随着天地阴阳的变化而发生变化，即春脉如琴弦，合乎规；夏脉洪大，合乎矩；秋脉上浮如毫毛，合乎衡；冬脉沉降如石，合乎权。权，本意为秤砣，秤砣称物时下沉，有下沉之性，比喻冬天沉降的脉象。衡，本意为秤杆，秤杆称物时上扬，有上浮之性，比喻秋天如毫毛般上浮的脉象。规，本意为画圆的圆规，有圆滑之象，比喻春天如琴弦般的脉象。矩，画方的矩尺，有方正宏大之象，比喻夏天盛大如洪水般的脉象。以上所述还是脉象随着四时更替而出现的正常变化，属于生理学范畴。如果出现了与季节不符的脉象就预示着疾病了。如春天的脉象本来应该柔和而略显弦象；如果没有柔和之象而如拉紧的弓一般紧急，就是肝脏有病了。

切按尺肤和寸口，了解脉象浮沉滑涩，从而知道疾病所在部位。这样，在治疗上，就可以没有过失；在诊断上就不会有什么失误了。尺肤是前臂内侧从肘到腕的皮肤。尺肤诊是中医古代的一种诊法。主要是观察尺肤的寒热滑涩，来确定疾病的寒热及津液的盈亏。现在，这种诊法临床上应用的不多了，但对某些疾病，特别是温热病，还是有一定的临床价值的。

寸口，就是掌后桡动脉，是中医诊脉的主要部位。从桡骨茎突，中医称掌后高骨到掌后的腕横纹正好是本人的一横指。这一横指就是同身寸的一寸。所谓"同身寸"是中医学根据医学特点创造的度量人体的尺寸标准。大家知道，人的身高不仅大人小孩相差巨大，就是成人之间也有差距。因此，在针刺取穴度量尺寸时使用统一公共的标准显然是不行的。因此，中医学规定：人的大拇指的一横指的长度为本人的一寸。这样，同身寸的长度是随着本人的身高变化而变化的。

本节承上节继续论述诊病以阴阳为总纲，从清浊、喘息、音声、权衡规矩及尺寸多方面诊察才能确保正确诊断疾病。

因势而治

故曰：病之始起也，可刺而已；其盛，可待衰而已。故因其轻而扬之[1]，因其重而减之[2]，因其衰而彰之[3]。形不足者，温之以气；精不足者，补之以味。其高[4]者，因而越之[5]；其下[6]者，引而竭之[7]；中满[8]者，泻之于内；其有邪者，渍形以为汗[9]；其在皮者，汗而发之；其慓悍者，按而收之[10]；其实者，散而泻之。审其阴阳，以别柔刚[11]。阳病治阴，阴病治阳。定其血气，各守其乡，血实宜决之，气虚宜掣引之。

【注释】

①轻而扬之："轻"，病邪轻浅，病在表。"扬"，用轻宣疏散方法驱邪外泄。②重而减之：重，病邪重深，病在里。减之，减是减少，使之衰减之意。即以攻泻方法祛除病邪。③衰而彰之：衰，正气衰弱。彰之，彰是彰显、彰明，增加之意。即给予补益之剂来补益正气的衰弱。④高：上。病位在胸膈之上。⑤越之：使用涌吐方法。越，发越，上越。引申指吐法。⑥下：病位在下焦肠胃。⑦引而竭之：使用通便方法。引，向下拉弓。引申指泄下的通便法。⑧中满：胸腹胀满。中，内的意思，指胸腹。⑨渍（zì）形以为汗：渍，泡、沤、淹。古代用汤液（药液）浸泡发汗的方法，相当于后世的药浴。⑩其慓悍者，按而收之：性情急躁的，可以用按摩的方法使之收敛。⑪柔刚：柔刚是古人认识事物的基本范畴之一。《易传》说："立天之道曰阴与阳，立地之道曰柔与刚。"这里的"柔刚"与"阴阳"的含义相同。使用"柔刚"以避免重复，使语言生动。还指柔剂、刚剂，即药性平和或峻猛的药剂。

【细读】

所以说：疾病刚发生时，用针刺就可治愈。中医学认为外邪为病，首先侵入皮肤腠理，这时可以针刺腧穴，驱邪外出。若邪气盛时，必须等到邪气稍退时再去治疗。中医学虽然强调疾病应该及早治疗，但不主张在疾病剧烈发作时处理。这就如同两军作战，敌人气势正盛不宜正面迎敌，恐怕要两败俱伤。应该等敌军气势衰弱时攻击。《孙子兵法》说："避其锐气，击其惰归。"这一思想被引入了中医治疗学。《灵枢·逆顺》云："《兵法》曰：无迎逢逢之气，无击堂堂之阵。《刺法》曰：无刺熇熇之热，无刺漉漉之汗，无刺浑浑之脉，无刺病与脉相逆者。"如疟疾在发作时的症状是突然高烧畏热而后有寒战畏寒。古代中医治疗疟疾，不是在其发作之时而是待其缓解后。

所以治病要根据病情来采取相应的措施；在它轻的时候，要加以宣泄。这里的"轻"除了病情轻外，还指病位在上、在表，所以在治疗上因势利导，用轻扬宣泄的方法。在它重的时候，要加以攻泻。同样，这里的"重"除了病情重之外，也指病位在下在里，所以在治疗上因势利导，用攻泻的方法使之衰减。在病邪衰退正气也虚的时候，要以补益正气为主。中医的治疗原则是疾病初期病邪亢盛，相对正气也比较充足，属于实证，用祛除邪气的泻法；待邪气衰退，正气也相对虚弱时，属于虚证，用补益正气的补法。

病人形体羸弱的，应用气厚之品补之；精不足的，应用味厚之品补之。"形"指形体肌肉。根据前文"形归气""气生于形"的形气关系理论，可知"气"可以补益"形"。所以形体虚弱的可以用气醇厚的药物补养。"精"指五脏阴精。五脏藏精，五味入口，各归其经，津液各走其道，所以阴精不足的，可以用味厚的药物补养。

如病在胸膈之上，可用涌吐之法；病在下焦肠道，可用通泻大便之法；胸腹胀满的，可用攻泻之法；如感受风邪的，可用辛凉发汗法；如邪在皮毛的，可用辛温发汗法；性情急躁的，可以用按摩的方法使之收敛；病情属于实证的，可用散法和泻法。以上都属于根据不同病情，采取不同治法的因势利导法。

观察疾病属阴属阳，来决定应当用柔剂还是用刚剂。病在阳的，也可治其阴；病在阴的，也可治其阳。前面说过治疗疾病可以"从阴引阳，从阳引阴"。因为人体的阴阳之间存在着互生互用，相反相成的关系。辨明疾病在气分还是在血分，使它互不紊乱。"乡"，乡里，方所。这里指疾病在气还是在血。血瘀成实的就用疏通泻血法，正气虚弱的就用提升补益法。

本节论述了治疗疾病应该依据发病的不同阶段和病情采用不同的治法，体现了中国文化因人、因时、因地制宜的伟大思想，是中医学取得良好疗效的哲学根据。这同时也提示我们，在工作中必须根据不同的情况，采取各种不同的方法。这就是实事求是和具体问题具体分析的认识原则和思想方法。

灵兰秘典论篇第八

灵兰即灵台兰室，传说为黄帝藏书之所。秘典即宝贵的典籍。本篇主要论述了脏腑的生理功能，这是医学理论的基础，古人极为珍视，以为秘典，藏之灵兰。故以《灵兰秘典论》名篇。本篇以古代中国社会政治体制中的官制类比人的脏腑功能，认为脏腑各有不同职能，其中以心为统帅，称为君主之官；各脏腑之间协调配合，实现各自的生理机能，共同推动作为君主之官的心对养生和生命活动的重要意义。该篇特别强调作为君主之官的心的生命活动的完成。

《管子·心术上》云：「心之在体，君之位也。」《荀子·解蔽》云：「心者，形之君也，而神明之主也。」以心为君主是中国古代学术的共同观念。

十二脏之功用及相使

黄帝问曰：愿闻十二脏①之相使②，贵贱何如？岐伯对曰：悉乎哉问也！请遂言之。心者，君主之官③也，神明出焉。肺者，相傅④之官，治节⑤出焉。肝者，将军⑥之官，谋虑⑦出焉。胆者，中正⑧之官，决断⑨出焉。膻中⑩者，臣使⑪之官，喜乐出焉。脾胃者，仓廪⑫之官，五味⑬出焉。大肠者，传道⑭之官，变化⑮出焉。小肠者，受盛⑯之官，化物⑰出焉。肾者，作强⑱之官，伎巧⑲出焉。三焦者，决渎⑳之官，水道出焉。膀胱者，州都㉑之官，津液藏焉，气化㉒则能出矣。凡此十二官者，不得相失也。故主明则下安，以此养生则寿，殁世不殆，以为天下则大昌。主不明则十二官危，使道㉓闭塞而不通，形乃大伤，以此养生则殃，以为天下者，其宗大危，戒之戒之！

【注释】

①十二脏：指心、肝、脾、肺、肾、膻中、胆、胃、大肠、小肠、三焦、膀胱十二个脏器。②相使：相互使用，相互联系。③官：职守。古代国君统治天下，百官各有自己的职守。因十二脏各有不同功能职守，故喻称"官"。器官之名，由此引申而来。④相傅：辅佐君主的宰相。相，为佐君者。傅，为教育太子及诸皇子者。⑤治节：治理调节。⑥将军：以将军比喻肝的易动而刚强之性。⑦谋略：肝有主思想活动的功能。⑧中正：即中精，胆为清净之府，藏清汁。⑨决断：决定判断的

能力。⑩膻（dàn）中：心脏的外围组织，也叫心包。⑪臣使：即内臣。因膻中贴近心，故为心的臣使。⑫仓廪（lǐn）：贮藏粮食的仓库。脾胃有受纳水谷和运化精微之能，故称"仓廪之官"。⑬五味：酸、苦、甘、辛、咸五味。⑭传道：转送运输。道，通"导"。⑮变化：饮食消化、吸收、排泄的过程。⑯受盛：接受和容纳。⑰化物：分别清浊，消化食物。⑱作强：作用强力，即指能力充实。古代有"将作大匠"的"匠作"之官。中医学认为，肾藏精，而精则是创造孕育人体生命的原始物质，整个人体都由精化生而来。而这一工作由肾来主导，故肾好比掌管宫室、宗庙、陵寝营造的"匠作"之官。⑲伎巧：技巧。伎，通"技"。⑳决渎：通利水道。决，通决，为掘开堤坝放水。渎，沟渠。㉑州都：水液聚集的地方。州，水中小丘。㉒气化：气的运动而产生的生理变化。㉓使道：十二官相互联系的通道。

【细读】

黄帝说：我希望听听十二脏器在体内的相互作用，有无主从的区别？岐伯回答说：问得真详细啊，让我说说吧。心就像君主，智慧是从心产生的。肺好像宰相，主管一身之气，治理调节人体内外上下的活动由它完成。肝好比将军，谋虑是从它那里来的。胆是清虚的脏器，具有决断的能力。膻中像内臣，心的喜乐，都由它传达。脾胃受纳水谷，好像仓库，五味转化为营养，由它那产生。大肠主管输送，食物的消化、吸收、排泄过程在那里最后完成。小肠接受脾胃已消化的食物后，进一步分清别浊。肾是精力的源泉，能产生技巧。三焦主疏通水道，周身行水的道路，由它管理。膀胱是水液聚会的地方，经过气化作用，才能把尿排出体外。以上十二脏器的作用，不能失去协调。当然，君主是最主要的。心的功能正常，下边就能相安。依据这个道理来养生，就能长寿，终身不会有危险；根据这个道理来治理天下，国家就会繁荣昌盛。反之，如果君主昏庸，功能失常，那么十二官就出问题了。而各个脏器的活动一旦闭塞不通，失去联系，形体就会受到伤害，对于养生来说，这是最大的祸殃。这样治国，国家就有败亡的危险，要千万警惕啊！

本节以古代在君主统领下的行政系统的职能来类比十二脏腑的生理机能，强调脏腑之间的协调配合是完成生命活动的关键。特别是作为君主的心对生命活动和养生具有决定性的作用。有人可能认为脏腑之间的协调配合，即"此十二官不得相失"是一种自然的生理机能与人的主观意识没有关系。就是说脏腑生理机能是不以人的意识为转移的，比如消化系统对饮食物的消化、吸收、排泄，循环系统的血液的循环、对组织细胞的营养及血液的代谢等都是自然发生的。诚然如此，但人的主观状态却会对生理机能产生积极或消极的不同影响，进而导致健康和疾病两种截然不同的结果。如果恣意妄为，暴饮暴食，纵欲无度，白天睡觉，夜晚活动，必然伤害身体，而致早衰甚至早亡。如果把我们的身体比作一架机器，那么这架机器寿命的长短就取决于我们这主人如何对待它了。一个爱惜机器的人，机器就会用得长久，反之，很快就会毁坏。那么我们如何对待自己的身体呢？根本的原则就是道家的无为之道。所谓无为之道，就是因顺自然而不妄为。我们的身体在进化过程中形成了自然的运动节律，我们应该尊重和顺从自然节律，而不应该为了满足自己的私欲而恣意妄为。如天有日夜，人有寤寐。人就应该顺应昼夜而寤寐。当今有很多人偏偏颠倒阴阳，日久必为大患。饮食上虽然已经饱了，为了贪图美味非要再吃点不可。有人患了阳痿，实际上是自然告诫他应该节欲了，可为了贪图享乐，非要用壮阳药维持。凡此等等，都是道家反对的违逆天道的有为之行。所以养生的关键一条就是听自然的话而不妄为。困了就睡觉，累了就休息，一切按自然之道而行。这样就能"主明则下安，以此养生则寿，殁世不殆，以为天下则大昌"。反之，"主不明则十二官危，使道闭塞而不通，形乃大伤，以此养生则殃，以为天下者，其宗大危"。所以要"戒之戒之"！养生的关键在于我们的君主——心，始终处于无为的状态，不能为满足私欲而悖逆天理。

积微而著，万物之理

至道在微，变化无穷，孰知其原[①]？窘[②]乎哉！消者瞿瞿[③]，孰知其要？闵闵[④]之当，孰者为良？恍惚[⑤]之数，生于毫氂[⑥]，毫氂之数，起于度量，千之万之，可以益大，推之大之，其形乃制。

【注释】

①原：本源。②窘（jiǒng）：困难。③瞿（jù）瞿：惊疑貌。瞿，从䀠（jù），从隹（zhuī）。䀠，双目对视；隹，短尾鸟。瞿，像鸟双目圆睁，惊恐之貌。④闵（mǐn）闵：闵，从门，从文。《说文》解释说，闵是吊唁的人在门外的吊唁之言。闵闵连用是形容词，忧愁貌。⑤恍惚：似有似无。恍，是心中的一闪光；惚，是心中的一闪念，都是瞬间消逝之物。恍惚虽然是极短时间就消逝的东西，但毕竟是存在的东西，因此就有可以度量的"数"，恍惚之数不断积累就可以变成可见的有形之物。⑥毫氂（lí）：形容极微小。氂，牦牛尾。读作 máo。牦牛尾是极细之物，引申为表示极小单位的量词。作量词时读作 lí，同"厘"。毫是动物秋天新长出的细毛。毫、氂，后来都引申作量词。可见，古代的度量单位都是从具体的事物引申而来的。

【细读】

医学的道理极其微妙，变化没有穷尽，谁能了解它的本源呢？困难得很哪！形体日渐消瘦的人虽然很惊疑，谁能明白其中的原因呢？纵然对自己的身体非常担心，谁能知道如何才好？事情发展的一般规律都是从似有似无极其微小开始的，虽然极其微小，也是可以度量的，千倍万倍地增加，事物就一步步地增大，扩大到一定程度它的形状就明显了。疾病的发生发展也是这个道理，由极其隐微逐渐发展而成。

本节告诫我们养生之道在于从细微处开始，在于恒久的坚持。无论是疾病的形成还是健康体魄的获得都不是一朝一夕的事情，而是天长日久，日渐积累的结果。所以对于养生必须有深刻的思想认识和持久坚持的心理准备，才能获得企盼的结果。正如嵇康在《养生论》中所说的有人努力了半年一年，没有效验就放弃了；有人补益得少，消耗得多，却希望得到明显的报偿；有人强忍情欲，放弃荣愿，而嗜好欲望又常常在耳目之前诱惑自己，所希望的养生效验在几十年之后，又担心两者都得不到，心中犹豫，斗争激烈，物诱于外，最后还是失败了。所以对于养生的追求要坚定不移，不为外物所动，这就是"不惑"的境界。

节，指度数，古人以甲子计算周天运行之度。一个甲子之数六十日为一节，一年三百六十日为六节。脏，藏也。古人认为五脏在内，是人体生命活动赖以进行的精气的储藏之所；象，为体内五脏机能活动表现于外的征象。本篇首先讨论六六之节和九九制会，阐述脏腑功能与四时的关系。由于内容有这两个重点，故以《六节脏象论》名篇。本篇名言："形脏四，神脏五。""气合而有形，因变以正名"。

就是用甲子纪天度，

六六之节，九九制会

黄帝问曰：余闻天以六六①之节，以成一岁，地以九九制会②，计人亦有三百六十五节③以为天地，久矣。不知其所谓也？岐伯对曰：昭乎哉问也！请遂言之。夫六六之节，九九制会者，所以正天之度④，气之数⑤也。天度者，所以制日月之行也，气数者，所以纪化生之用也。天为阳，地为阴。日为阳，月为阴；行有分纪⑥，周有道理⑦。日行一度，月行十三度而有奇⑧焉。故大小月三百六十五日而成岁，积气余而盈闰矣⑨。立端于始⑩，表正于中⑪。推余于终，而天度毕矣。

【注释】

①六六：六十日为一甲子，是为一节。"六六"就是六个甲子。②九九制会：以九九之法，与天道会通。③节：指腧穴，是人体气血交会出入的地方。④度：周天三百六十五度。⑤数：一年二十四节气的常数。⑥行有分纪：日月是按照天体中所划分的区域和度数运行的。⑦周有道理：日月环周运行有一定的轨道。⑧日行一度，月行十三度而有奇（jī）：奇：余数。地球绕太阳公转一周（360度）要365天，平均每天运行近似一度。古人认为地不动而日行，故曰日行一度。月亮绕地球运转一周，要27.32天，平均每日运行十三度有余（360度÷27.32=13.18度），故曰"日行一度，月行十三度而有奇"。⑨积气余而盈，闰矣：气，节气。闰，谓置闰，古历月份以朔望计算，每月平均得29.5日。节气以日行十五度来计，一年二十四节气，正合周天365.25度，一年十二个月共得354日，

因此，月份常不足，节气常有余，余气积满二十九日左右，即置一闰月。故三年必有一闰月，约十九年间须置七个闰月，才能使节气与月份归于一致。⑩立端于始："立"，确立。端，岁首。即冬至节。古历确定冬至节为一年节气的开始。⑪表正于中：以圭表测量日影的长短变形，计算日月的运度，来校正时令节气。表，即圭表，古代天文仪器之一。正，校正。

【细读】

黄帝问道：我听说天是以六个甲子日合成一年，地是以九九之法与天相会通的，而人也有三百六十五节，与天地之数相合，听到这种说法已经很长时间了，但不知是什么道理。岐伯回答说：问得真高明啊！我就说说吧。六六之节和九九之会，是确定天度和气数的。天度，是用来确定日月行程、迟速的标准；气数，是用来标明万物化生的循环周期的。天是阳，地是阴，日是阳，月是阴。日月运行有一定区域和度数，万物化生的循环也有一定的规律。每一昼夜日在周天上运行一度，而月运行十三度有余，所以有大月小月，合三百六十五天为一年，而余气积累，则产生了闰月。那么怎样计算呢？首先确定一年节气的开始，用圭表测量日影的长短变化，校正一年里的时令节气，然后再推算余闰。这样，天度就可全部计算出来了。

本节论述了"六六之节""九九制会""天度""气数"，日月运行之度以及"积气"置闰，"立端于始""表正于中"的确定一年之始的方法。涉及许多古代天文、历法知识，对于今天的读者来说比较陌生。古人秉持天人相应的哲学理念，这种理念落实到科学实践就是具体了解天地运行的规律以及由此决定的物候的变化以及决定人的生命活动状况的气血变化规律。以此，为日常的养生和疾病的治疗提供理论根据。

天度与气数之合

帝曰：余已闻天度矣，愿闻气数，何以合之？岐伯曰：天以六六为节，地以九九制会。天有十日①，日六竟而周甲②，甲六复而终岁，三百六十日法也。夫自古通天者，生之本，本于阴阳，其气九州、九窍，皆通乎天气。故其生五，其气三。三而成天，三而成地，三而成人，三而三之，合则为九，九分为九野③，九野为九脏，故形脏④四，神脏⑤五，合为九脏以应之也。

【注释】

①天有十日："天"指天干，天干有十，即甲、乙、丙、丁、戊、己、庚、辛、壬、癸。古以天

干纪日，故曰"天有十日"。②日六竟而周甲：即十个天干与十二地支（子、丑、寅、卯、辰、巳、午、未、申、酉、戌、亥）相合，凡六十日为甲子一周，故称为周甲。③九野：九州之野。④形脏：胃、大肠、小肠、膀胱。⑤神脏：心、肝、脾、肺、肾五脏。即心藏神、肝藏魂、脾藏意、肺藏魄、肾藏志。五脏藏神，故称五神脏。

【细读】

黄帝道：我已听到关于天度的道理了，希望再听听气数是怎样与天度相配合的。岐伯说：天是以六六之数为节度，地是以九九之法与天相会通的。天有十个日干，代表十天，六个十干，叫作一个周甲，六个周甲成为一年，这是三百六十日的计算方法。自古以来，懂得天道的，都认为天是生命的本源，生命是本于阴阳的。无论地之九州还是人之九窍、都与天气相通。因为它们的生长禀受了自然界的五行和三阴三阳之气。天有三气，地有三气，人有三气，三三合而为九，在地分为九野，在人分为九脏，即四个形脏五个神脏，合为九脏，以与天的六六之数相应。

岁时气候

帝曰：余已闻六六九九之会也，夫子言积气盈闰，愿闻何谓气？请夫子发蒙解惑①焉！岐伯曰：此上帝所秘，先师传之也。帝曰：请遂闻之。岐伯曰：五日谓之候②，三候谓之气③；六气谓之时，四时谓之岁。而各从其主治④焉。五运相袭⑤，而皆治之；终期⑥之日，周而复始。时立气布⑦，如环无端，候亦同法。故曰：不知年之所加⑧，气之盛衰，虚实之所起，不可以为工矣。

【注释】

①发蒙解惑：启发蒙昧，解释疑惑。②五日谓之候："候"，是察的意思。古人发现五天，植物的生长就有了可以观察到的明显变化，五日称为一候。③三候谓之气：三候称为一个节气。"气"指节气，一个节气十五天。④各从其主治：治病就应顺从其当旺之气。主治，主管、当令。四时各有当令之主气，如木旺春、火旺夏等。⑤五运相袭：五行运行之气，相互承袭。⑥期（jī）：周年。⑦时立气布：一年之中分立四时，四时之中分布节气。⑧年之所加：指各年主客气加临情况。

【细读】

黄帝说：我已知道了六六与九九相会通的道理，但夫子说积累余气成为闰月，那什么叫作气呢？请启发我的愚昧，解除我的疑惑！岐伯说：这是上帝所隐秘，而由先师传给我的。黄帝道：希望全部讲给我听听。岐伯说：五天叫一候，三候成为一个节气；六个节气叫一时；四时叫一年。治病就应顺从其当旺之气。五行气运相互承袭，都有主治之时。到了年终之日，再从头开始循环。一年分立四时，四时分布节气，如圆环一样没有开端。五日一候的推移，也是如此。所以说：不知道一年中当王之气的加临，节气的盛衰，虚实产生的原因，就不能当医生。

本节论述了"候""气""时""岁"的概念，以及五运相袭，四季循环，周而复始的道理。指出只有懂得五运六气、节气的盛衰虚实，才可能成为合格的"医工"。

五运之太过不及

帝曰：五运终始，如环无端，其太过不及何如？岐伯曰：五气更立[①]，各有所胜，盛虚之变，此其常也。帝曰：平气何如？岐伯曰：无过[②]者也。帝曰：太过不及奈何？岐伯曰：在经[③]有也。帝曰：何谓所胜？岐伯曰：春胜长夏，长夏胜冬，冬胜夏，夏胜秋，秋胜春。所谓得五行时之胜，各以其气命其脏。

帝曰：何以知其胜？岐伯曰：求其至也，皆归始春。末至而至[④]，此谓太过。则薄[⑤]所不胜，而乘[⑥]所胜也，命曰气淫[⑦]。至而不至，此谓不及。则所胜妄行，而所生受病，所不胜薄之也，命曰气迫。所谓求其至者，气至之时也。谨候其时，气可与期。失时反候，五治不分，邪僻[⑧]内生，工不能禁也。

【注释】

①五气更立：木、火、土、金、水五运之气更替主时。②无过：没有太过不及。③经：指古医经。④末至而至：前一"至"指时令，后一"至"指气候。"末至而至"，就是未到其时令而有其气候。⑤薄：同"迫"，侵犯、伤害。⑥乘：欺凌，凌侮。⑦气淫：气太过。⑧邪僻：不正之气。

【细读】

黄帝道：五运终而复始，循环往复，像圆环一样没有开端，那么它的太过和不及如何呢？岐伯说：五行运气，更迭主时，各有其所胜，所以实虚的变化，这是正常的事情。黄帝问：平气是怎样的？岐伯说：没有太过，也没有不及。黄帝道：太过和不及的情况怎样？岐伯说：经书里有记载。黄帝问：什么叫作所胜？岐伯说：春胜长夏，长夏胜冬，冬胜夏，夏胜秋，秋胜春。这是五行之气以时相胜的情况。而人的五脏就是根据这五行之气来命名的。这就是说人的五脏生理功能也具有随着四时五行的变化而变化的规律，五脏的病理也具有五行相胜的特点，所以才根据五行之气来命名人身的五脏。

黄帝说：怎样可以知道它们的所胜呢？岐伯说：推求脏气到来的时间，都以立春前为标准。如果时令未到而相应的脏气先到，就称为太过。太过就侵犯原来自己所不胜的气，而凌侮它所能胜的气，这叫"气淫"。如果时令已到而相应的脏气不到，就称为不及。不及则已所胜之气因无制约就要妄行，所生之气也因无所养而要受病，所不胜之气也来相迫，这叫"气迫"。所谓求其至，就是在脏气来到的时候，谨慎地观察与其相应的时令，看脏气是否与时令相合。假如脏气与时令不合，并且与五行之间的对应关系无从分辨，那就表明内里邪僻之气已经生成，这样，就连医生也无能为力了。

本节首先论述了五运的太过、不及及平气的概念。其次重点论述了"所胜"以及如何"知其胜"的问题。其中论述了"气淫"和"气迫"的概念，指出"谨候其时，气可与期。失时反候，五治不分"，是医学实践的首要原则。

五运不袭及所病

帝曰：有不袭乎？岐伯曰：苍天之气，不得无常也。气之不袭，是谓非常，非常则变矣。帝曰：非常而变，奈何？岐伯曰：变至则病。所胜则微，所不胜则甚。因而重感于邪则死矣。故非其时则微，当其时则甚也。

【细读】

黄帝问道：五行气运有不相承袭的情况吗？岐伯回答说：自然界的气运不能没有规律。气运失其承袭，就是反常，反常就要变而为害。黄帝道：变为害又怎样呢？岐伯说：这会使人发生疾病。如属所胜，患病就轻；如属所不胜，患病就重。假若这个时候再感受了邪气，就会死亡。也就是说，五行气运的反常，在不当克我的时候，病比较轻，而在正值克我的时候，病就重了。

古代医学气象学发现五行气运是按照固有规律承袭循环的，但偶尔也有反常情况，反常则为害会使人生病。其中，所胜病轻，所不胜病重，所不胜时再受邪则死。指出了气候异常变化是致病的重要病因，提示人们事先做好预防以减轻疾病的伤害。过去多发的传染病，中医称为"时疫"。现代医学认为是由病原微生物造成的，中医则认为是气候变化异常所造成。有人可能认为中医的理论不科学。事实上，现代医学所谓的病原微生物并非是突然冒出来的，而是亿万斯年就存在于地球上的，比人类甚至动植物不知要早多少年。为什么在某些年份会致病？这与这些年的特殊气候不能没有关系，也就是说在某些特殊气候中，病原微生物会活跃起来成为致病因素，而在其他气候环境中则处于休眠状态。因此，中医学从气候角度考虑"时疫"的产生和治疗是有道理的。

气和而生

帝曰：善！余闻气合而有形，因变以正①名，天地之运，阴阳之化，其于万物，孰少孰多，可得闻乎？岐伯曰：悉乎哉问也！天至广不可度，地至大不可量，大神灵问②，请陈其方。草生五色，五色之变，不可胜视；草生五味，五味之美，不可胜极。嗜欲不同，各有所通。天食人以五气③，地食人以五味，五气入鼻，藏于心肺，上使五色修明，音声能彰；五味入口，藏于肠胃，味有所藏，以养五气④。气和⑤而生⑥，津液相成，神乃自生。

【注释】

①正：确定、定正。②大神灵问：所提问题是涉及天地阴阳、变化莫测、微妙难穷的大问题。大神灵，道理广泛深奥。③天食（sì）人以五气：天供给人们五气。食，供给。④五气：指五脏之气。⑤气和：五脏之气协调正常。⑥生：生化机能。

【细读】

黄帝道：说得好！我听说天地之气化合而成形体，又根据不同的形态变化来确定万物的名称，那么天地的气运和阴阳的变化，对于万物所起的作用，哪个大哪个小，可以听听吗？岐伯说：你问得很详细啊！天极其广阔，不容易测度，地极其博大，也难以计算。不过既然你提出了这样的问题，那么我就说说其中的道理吧。草有五种不同的基本颜色，这五色的变化，是看不尽的。草有五种不同的基本气味，这五味的美妙也是不能穷尽的。人的嗜欲不同，对于色味，是各有其不同嗜好的。天供给人们五气，地供给人们五味。五气由鼻吸入，贮藏在心肺，能使面色明润，声音洪亮。五味由口进入，藏在肠胃里，来供养五脏之气。五气和化，就有生机，再加上津液的作用，神气就会旺盛起来。

本节论述了人是因为禀受了自然界的五色、五气、五味来供养五脏，五气调和，津液相合而生成人的生命活动。

论脏象

帝曰：脏象①何如？岐伯曰：心者，生之本，神之处也；其华在面，其充在血脉，为阳中之太阳，通于夏气。肺者，气之本，魄②之处也；其华在毛，其充在皮，为阳中之太阴，通于秋气。肾者，主蛰③，封藏之本，精之处也；其华在发，其充在骨，为阴中之太阴，通于冬气。肝者，罢极④之本，魂⑤之居也；其华在爪，其充在筋，以生血气，其味酸，其色苍，此为阴中之少阳，通于春气。脾者，仓廪之本，营之居也；其华在唇四白，其充在肌，此至阴之类，通于土气。胃、大肠、小肠、三焦、膀胱，名曰器，能化糟粕，转味而出入者也。凡十一脏取决于胆也。

【注释】

①脏象：人体内脏机能活动表现于外的征象。"脏"泛指体内的脏器。"象"指内脏活动显现于外的各种生理和病理征象。②魄：人体的精神活动之一。表现为感觉和动作。③蛰：虫类伏藏于土中。这里有闭藏的意思。④罢（pí）极：罢，通"疲"。四肢过劳则疲软无力，罢极，即四极、四肢。肝华在爪，充在筋，以生血气，所以为四肢（罢极）之本。⑤魂：人体的精神活动之一。表现为谋虑及幻觉等。

【细读】

黄帝问道：人体内脏与其外在表现的关系如何？岐伯说：心是生命的根本，智慧的所在；其荣华表现在面部，其功用是充实血脉，是阳中之太阳，与夏气相应。肺是气的根本，是藏魄的所在；其荣华表现在毫毛，其功用是充实肌表，是阳中之太阴，与秋气相应。肾是真阴真阳蛰藏的地方，是封藏、储藏的根本，精气储藏的所在；其荣华表现于头发，其功用是充实骨髓，是阴中之太阴，与冬气相应。肝是四肢的根本，藏魂的所在；其荣华表现在爪甲，其功用是充实筋力，可以生养血气。其味酸，其色苍青，是阴中之少阳，与春气相应。脾是水谷所藏的根本，是营气所生的地方。其荣华表现在口唇四周，其功用是充实肌肉，属于至阴一类，与长夏土气相应。胃、大肠、小肠、三焦、膀胱，叫作器，能排泄水谷的糟粕，转化五味而主吸收、排泄。以上十一脏功能的发挥，都取决于胆的功能正常。

　　"脏象"是中医理论的核心内容之一，明代大医家张介宾对《内经》的类分中的第三类就是"脏象类"。"脏象"，古作"藏象"。脏，即"藏"。我们常说的五脏六腑中的"脏腑"，古文作"藏府"。这是怎么回事呢？原来"藏府"的本意是人建造的用来存储物品的建筑物。

　　"藏"，《说文新附》："藏，匿也。"徐铉等按："《汉书》通用臧字，从艸后人所加。"《说文》："臧，善也。从臣，戕声。"杨树达《释臧》："盖臧本从臣从戈会意，后乃加爿声……甲文臧字皆象以戈刺臣之形，据形求义，初义盖不得为善。以愚考之，臧当以臧获为本义也。""臧获"者即猎物，猎物当然是于己有用之物，有用之物，就要收藏，引申有收藏之意，所谓"藏，匿也"。由收藏而引申为藏物之所的意思，后来藏物之建筑物命名为"藏"。《玉篇》："藏，库藏。"《史记·平准书》："山海，天地之藏也。"又可以表示君主储藏珍贵之物的所在。藏又有"深"意，《广雅》："藏，深也。"所以，"藏"主要就是深藏贵重宝物而不轻易移动的一类建筑物。《内经》引申其意把人身中具有储藏精神气血功能的器官命名为"藏"。《素问·五藏别论》："所谓五脏者，藏精气而不泻也，故满而不能实。"后世为了区别，创造了"臟"字表示人身之"藏"，今简化为"脏"。

　　《说文》："府，文书藏也。从广，付声。"按：金文府字或加贝。本义为库藏处所。"府"字也有多种引申，其中有"聚集"之意，从动态看，有"聚集"就意味着其后有疏散，是聚散的循环往复过程。后来，府指上古的仓储机构，所藏六类税收物品由六个部门分管。《礼记·曲礼下》："天子之六府，曰司土、司木、司水、司草、司器、司货，典司六职。"注："六府，主藏六物之税者。"

　　古代医学家解剖人体发现人体中的内脏可以大致分为两类，一类是存储可见的饮食水谷的以胃肠道为主的管道系统。这一类内脏的特点是具有明显的活动性，存储的食物要不断更换。另一类内脏不存储饮食水谷，或有气或有血，或有其他什么东西，而且这类内脏具有静止的特性。因此，中医学就把它们分别命名为"藏"与"府"。外界的"藏""府"作为藏物之所均有藏匿之意，与人体器官藏匿精气神、气血津液、饮食水谷具有相似性。

　　分言之，藏，所藏为珍贵之物，深藏不经常移动（如宝藏、道藏、佛藏、儒藏之称，可见其贵重）；而府所藏之税收之物，要经常进进出出。所以，中医认为，藏与人体中由地气所生的一类器官功能相似，故将其命名为"藏"；而府与人体中由天气所生的一类器官功能相似，故将其命名为"府"。《素问·五藏别论》："六腑者，传化物而不藏，故实而不能满也。"后来，在"藏府"二字上加了月肉旁，以示人体的藏府与外部的藏府区别。

象，就是事物的形象，是可以通过感觉器官感知到的。王冰说："象谓所见于外，可阅者也。""藏"与"象"的关系是内与外的关系，藏居于内，象见于外。"藏"与"象"是隐与显的关系，藏隐于内，象显于外。"藏"与"象"是反映与被反映的关系，外在的形象信息，反映内里藏府的变化。"藏"与"象"是一与多的关系，藏为一，而反映藏的象为多。因为藏与象之间存在着以上的关系，可见的象的变化可以反映不可见的藏的改变，中医学就是以此作为诊察疾病，研究病因病机的基本原理的。

五脏生成篇第十

本篇主要从五脏与五体、五味、五色、五脉的关系上，阐述了诊色脉以察五脏的问题，以及色脉诊在临床上的具体应用。因为外在的色脉是由内在五脏的气血生成的，故名为《五脏生成篇》。王冰说："此篇直记五脏生成之事，而无问答之辞，故不云论。"本篇名言："诊病之始，五决为纪，欲知其始，先建其母。""五脏之象，可以类推。五脏相音，可以意识。五色微诊，可以目察。能合脉色，可以万全。"

五脏之合、荣、主

心之合 ① 脉也，其荣 ② 色也，其主 ③ 肾也。肺之合皮也，其荣毛也，其主心也。肝之合筋也，其荣爪也，其主肺也。脾之合肉也，其荣唇也，其主肝也。肾之合骨也，其荣发也，其主脾也。

【注释】

① 合：配合、外合。心、肝、脾、肺、肾在内，脉、筋、肉、皮、骨在外，外内表里相合，所以叫心合脉、肺合皮等。② 荣：荣华。五脏精华在体表的反映。③ 主：制约。

【细读】

心主管人身的血液运行，血脉是血液运行的通道，所以心脏的外合是血脉。人身十二经脉，三百六十五络的气血都上注于头面，所以心的外荣表现于面部的色泽上。心属火，肾属水，水克火，所以说肾为心之主，制约心脏的是肾。

肺主人身的气，通过鼻与天气相通，皮毛在人身的外部，也是人身与天气相通之处，所以肺脏的外合是皮，它的外荣表现于毛上。肺属金，心属火，火克金，所以说心为肺之主，制约肺脏的是心。

肝主藏血，肝属木，其性柔和，筋赖于血的滋养而柔韧，所以肝脏的外合是筋。爪甲（手足指甲）是筋之余（筋的残余、末端），所以肝的外荣表现于爪甲。肝属木，肺属金，金克木，所以说肺为肝之主，制约肝脏的是肺。

脾属土，脾主运化，把胃消化吸收的营养物质输送周身。肉是构成人身的主要物质，如同地上的土，所以脾脏的外合是肉。口唇是肌肉的一部分，似乎是没有皮肤覆盖的直接裸露在外的肉，所以说脾的外荣表现于唇。脾属土，肝属木，木克土，所以说肝为脾之主，制约脾脏的是肝。

肾属水，肾接受五脏六腑的精气而储存于肾，肾又是人身四肢百骸的精气提供者。骨由骨髓滋养，而骨髓源于肾中所藏的精气。肾属水，水寒为冰，冰为坚固之物，骨也为人身最坚固之物，所以肾脏的外合是骨。中医认为头发为血之余（由血滋养的剩余之物），而血也是由肾中精气充养。头发色黑，而肾主黑。所以肾的外荣表现于头发。肾属水，脾属土，土克水，所以说脾为肾之主，制约肾脏的是脾。

本节论述了五脏外在的五合、五荣，提示人们通过观察五合、五荣的变化判断五脏的状态，为采取适当的养生方法提供了根据。

五味过食之害

是故多食咸，则脉凝泣①而变色；多食苦，则皮槁而毛拔②；多食辛，则筋急③而爪枯；多食酸，则肉胝胸而唇揭④；多食甘，则骨痛而发落。此五味之所伤也。故心欲苦，肺欲辛，肝欲酸，脾欲甘，肾欲咸。此五味之所合也。

【注释】

①凝泣（sè）：凝结而不畅通。"泣"，通"涩"。②毛拔：毛发脱落。③筋急：筋拘挛。④肉胝（zhī）胸（zhòu）而唇揭：肉厚而唇缩。胝，手足老茧。胸，同"皱"。

【细读】

咸在五行属水，而血脉为心的外合属火，水克火。所以，多吃咸的东西，会使血脉凝滞，而面色失去光泽。《灵枢·五味论》说："咸走血，多食之，令人渴。"现代医学也认为，盐里面的钠离子被过多地吸收入血后，易引起水钠潴留，导致血容量增加，血压上升；并能同时引起血管平滑肌细胞的水肿，血管腔变窄，也会引起血压上升。显然，中医学千百年来从直接的生活观察中得出的经验结论，与现代医学是一致的。

苦在五行属火，而皮肤为肺的外合属金，火克金。所以，多吃苦的东西，会使皮肤干燥而毫毛脱落。《灵枢·五味论》说："苦走骨，多食之，令人变呕。"苦味入胃，五谷之气不能胜苦味，苦味进入胃的下部，导致三焦的道路都闭塞不通，所以出现呕逆。食物呕逆而出，不能化生营养，营养不足则皮肤干燥毫毛脱落。

辛（辣味）在五行属金，而筋脉爪甲为肝的外合属木，金克木。所以，多吃辣的东西，会使筋脉拘挛而爪甲枯槁。《灵枢·五味论》说："辛走气，多食之，令人洞心。"辛辣之味入胃，辣气走于上焦。而上焦的功能是接受清气而运输至各个阴阳经脉。被生姜、韭菜之类的辛辣之气熏灼，营卫之气不能按时循行，长久停留在心下，故使人心下有如洞之空虚感。营卫之气不能按时循行，首先伤及的就是辛辣之气所克制的筋脉爪甲。

酸在五行属木，而肉为脾的外合属土，木克土。所以，多吃酸的东西，会使肉坚厚而唇缩。《灵枢·五味论》说："酸走筋，多食之，令人癃。"酸味入胃，酸味之性收涩，进入上中二焦，就不能自由出入了，停留在胃中。胃中温和，就会向下注入膀胱，膀胱的胞皮薄而软，遇到酸味就会蜷缩，约束不通，水道不能畅通，所以出现小便排除不畅的癃证。在外，因为酸味的收涩之性，使得肌肉紧皱收缩而肉厚唇缩。

甘（甜）在五行属土，而骨骼、头发为肾的外合、外荣，属水，土克水。所以，多吃甜的东西，会使骨骼疼痛而头发脱落。《灵枢·五味论》说："甘走肉，多食之，令人悗心。"甘味入胃，甘味之性柔弱，不能向上运行至上焦，而与谷停留于胃中，令人柔润。胃气柔和则舒缓，舒缓则胃中的寄生虫就会活动，寄生虫活动，令人心下烦闷。古代没有化肥、农药之时，粮食、蔬菜中多有寄生虫卵，食入体内，变成寄生虫。过去寄生虫是常见现象。在我国 20 世纪 80 年代之前，寄生虫还颇常见。过食甘味，在外会造成骨痛发落。

这些是饮食五味的偏嗜造成的伤害。所以心喜苦味，肺喜辛味，肝喜酸味，脾喜甘味，肾喜咸味，这就是五味和五脏的对应关系。本节论述了五味过嗜所致的五合（五体）的病理变化，提示人们养生应该遵循五味中和的原则，不可过嗜五味。有些人可能认为《内经》说得是否过于夸张了，哪有那么严重？俗语说"冰冻三尺，非一日之寒"，中医学强调任何疾病都是从微小的变化开始的，由微而著，积微成损。请大家记住"积""微"二字，见微知著，防微杜渐。从点滴做起，就会获得良好的养生效果。

五脏生死色，色味当五脏

五脏之气，故色见青如草兹 ① 者死，黄如枳实 ② 者死，黑如炲 ③ 者死，赤如衃血 ④ 者死，白如枯骨者死。此五色之见死也。青如翠羽 ⑤ 者生，赤如鸡冠者生，黄如蟹腹者生，白如豕膏 ⑥ 者生，黑如乌羽 ⑦ 者生。此五色之见生也。生于心，如以缟 ⑧ 裹朱；生于肺，如以缟裹红；生于肝，如以缟裹绀 ⑨ ；生于脾，如以缟裹栝楼实 ⑩ ；生于肾，如以缟裹紫。此五脏所生之外荣也。色味当五脏 ⑪ 。白当肺、辛，赤当心、苦，青当肝、酸，黄当脾、甘，黑当肾、咸。故白当皮，赤当脉，青当筋，黄当肉，黑当骨。

【注释】

① 草兹：死草的颜色，为青中带有枯黑之色。② 枳实：中药名，色青黄。③ 炲（tái）：烟气凝结成的黑灰，晦暗无光。④ 衃（pēi）血：凝结的血块，色黑赤。⑤ 翠：指翡翠，鸟名，羽毛青色。⑥ 豕膏：猪的脂肪，色白而光润。⑦ 乌羽：乌鸦的羽毛，色黑而光泽。⑧ 缟（gǎo）：白绢。⑨ 绀（gàn）：青中含赤的颜色。⑩ 栝（guā）楼实：药名，为葫芦科植物栝楼的果实，熟时橙黄色。⑪ 色味当五脏：五色、五味与五脏相合。当，合。

【细读】

本节论述的主题是五脏的生色与死色以及五色与五味和五脏的配属关系问题。五脏的外荣显现于面上的气色：表现出青黑，颜色像死草一样，是死征；表现出黄色，像枳实一样，是死征；表现出黑色，像黑烟灰一样，是死征；表现出赤色，像败血凝结一样，是死征；表现出白色，像枯骨一样，是死征。这是从五种色泽来判断死证的情况。

脸上的气色：如果青得像翠鸟的羽毛，是生色；红得像鸡冠，是生色；黄得像蟹腹，是生色，白得像猪油，是生色；黑得像乌鸦的羽毛，是生色。这是体现还有生气的五种色泽。凡是心脏有生气的色泽，就像白绢裹着朱砂一样；肺脏有生气的色泽，就像白绢裹着粉红色的东西一样；肝脏有生气的色泽，就像白绢裹着绀色的东西一样；脾脏有生气的色泽，就像白绢裹着栝楼实一样；肾脏有生气的色泽，就像白绢裹着紫色的东西一样。这些是五脏有生气的表现。本节论述了五脏外显于面的死色和生色。总的来看，死色以晦暗无光为特征，生色以滋润光泽为特征。

五色、五味与五脏是相合的。白色合于肺脏和辛味，赤色合于心脏和苦味，青色合于肝脏和酸味，黄色合于脾脏和甜味，黑色合于肾脏和咸味。另外，白色合于皮，赤色合于脉，青色合于筋，黄色合于肉，黑色合于骨。本节论述了五色、五味与五脏的相合关系。

上文在论述五脏生色时都用了"如以缟裹……"的说法，这是为什么呢？按照中医理论五脏各有其所主的表现于面部的颜色：肝青、心赤、脾黄、肺白、肾黑。但在正常生理状态下的面部"五色"并不是赤裸裸的"五色"，而是如包裹了一层白纱微微泛出青、赤、黄、白、黑。因为内在的生命本色不能完全显露于外。这就像适应四季的变化人的脉象也呈现出弦、洪、浮、沉之象，但生理性的弦、洪、浮、沉由于有胃气的维护而呈现出微弦、微洪、微浮、微沉之象。

脉、髓、筋、血、气之属与目、足、掌、指之用

诸脉者，皆属①于目；诸髓者，皆属于脑；诸筋者，皆属于节；诸血者，皆属于心；诸气者，皆属于肺。此四支八谿②之朝夕③也。故人卧血归于肝，目受血而能视，足受血而能步，掌受血而能握，指受血而能摄。卧出而风吹之，血凝于肤者为痹，凝于脉者为泣，凝于足者为厥。此三者，血行而不得反其空④，故为痹厥也。人有大谷十二分⑤，小谿⑥三百五十四名，少十二俞⑦。此皆卫气之所留止，邪气之所客⑧也，针石缘⑨而去之。

【注释】

①属：注入，连属。②八谿（xī）：指上肢的肘、腕，下肢的膝、踝，左右共八处，故称八谿。③朝夕：通"潮汐"。④空：与"孔"同，指孔窍。⑤大谷十二分："大谷"指人体的大关节。在手有肩、肘、腕，在足有髁、膝、髋各有三节共计十二处，即"十二分"。⑥小谿：肉之小会，也就是人体腧穴。⑦少十二俞：即少十二关。⑧客：邪气不是人身本来就有的，如外来之客，故称"客"。所客，客为动词，停留、留止。⑨缘：因，用。

【细读】

这两节论述了脉、髓、筋、血、气与目、脑、节、心、肺的生理联系以及受血而有目视、足步、掌握、指摄的生理功能。提示人们在养生中注意对这些器官和机能的保护。

人身的经脉，都向上注入两目；所有的精髓，都向上注入于脑；所有的筋，都注

入于骨节；所有的血液，都注入于心；所有的气，都注入于肺。气血经脉向四肢八
貉灌注就像潮水，周而复始。人在躺卧的时候，血就回归于肝脏。血是营养四肢百骸
的。所以两目有了血的营养就能看清东西；两足有了血的营养就能行走；手掌有了血
的营养就能握物；手指有了血的营养就能拿物。刚睡起走到屋外，被风吹着，则血液
凝结在肤表，就要发生痹证；如果凝涩在经脉里，就会血行迟滞；如果凝涩在足部
上，就会发生下肢厥冷。这三种疾患，都是由于血液不能流回到孔窍，所以，发生痹
厥等病。在人身上，有大谷十二处，小貉三百五十四处，那十二关还不在其内。这些
都是卫气所留止的地方，也是邪气容易留止的处所，如果受了邪气的侵袭，就赶紧用
针刺或砭石去除。

能合脉色，可以万全

　　诊病之始，五决为纪①。欲知其始，先建其母②。所谓五决者，五脉也。夫脉之
小大滑涩浮沉，可以指别；五脏之象③，可以类推④；五脏相音⑥，可以意识；五色
微诊⑤，可以目察。能合脉色，可以万全。

【注释】

　　①五决为纪：以五脏之脉为决断生死的准则。纪，纲纪、准则。②母：指胃气。因胃为水谷之
海，是人的生命赖以存在的根本。③五脏之象：五脏的征象。④可以类推：五脏藏于内，可用取类
比象的方法来推测。⑤相音：察听病人音声之清浊长短疾徐。相，察。⑥微诊：是说色诊极精微。

【细读】

　　本节论述的主题是能够结合色脉诊，就可以获得十全的疗效。在开始诊病时，应
当把五决作为诊断生死的纲纪。要想知道某病从哪脏发生，先要考察那一脏脉的胃气
怎样。所说的五决是什么呢？就是五脏之脉。脉象的小、大，滑、涩，浮、沉，可以
用手指辨别出来。五脏的气象，可以从比类中去推求。察听从五脏反映出的音声，可
以用心去领会分析。五色的变化虽然精微，但可以用眼来观察。在诊断中如果能够把
色脉的变化参考配合起来，就万无一失了。

　　这两节论述了诊病以五脏之脉为纲领，兼及五色、五音，做到"能合脉色"，诊
疗就"可以万全"。虽然论述的是医家的诊疗问题，一般人如果对此有所了解，对指
导自己的养生实践也是有益的。

本篇主要讨论了奇恒之腑和五脏六腑的功能特点及区别，讨论方法与《六节脏象论》和《五脏生成篇》均有不同，所以名曰《五脏别论》。所谓「奇恒之腑」即异于一般的腑。中医认为五脏是储藏精气的，故藏而不泻；六腑是传导化物的，故泻而不藏。而「脑、髓、骨、脉、胆、女子胞」六者，从功能上看，藏储精血而中空而类腑；从形态上看，藏储精血而类脏。故称「奇恒之腑」。本篇名言：「五脏者，藏精气而不泻也，故满而不能实。六府者，传化物而不藏，故实而不能满也。」

奇恒之腑与传化之腑

黄帝问曰：余闻方士①，或以脑髓为脏，或以肠胃为脏，或以为腑。敢问更相反，皆自谓是，不知其道，愿闻其说。岐伯对曰：脑、髓、骨、脉、胆、女子胞②，此六者，地气之所生也。皆藏于阴而象于地，故藏而不泻，名曰奇恒之腑③。夫胃、大肠、小肠、三焦、膀胱，此五者，天气之所生也，其气象天，故泻而不藏，此受五脏浊气，名曰传化之腑④。此不能久留，输泻者也。魄门⑤亦为六腑，使水谷不得久藏。所谓五脏者，藏精气而不泻也，故满而不能实。六腑者，传化物而不藏，故实而不能满也。水谷入口，则胃实而肠虚；食下，则肠实而胃虚，故曰实而不满。

【注释】

①方士：方即四方之方，四方之各方都有不同于其他各方的特点。对某一方面有研究的人称为一方之士，简称方士。王冰："谓明悟方术之士也。"这里指医生。②女子胞：即子宫。胞的古文是"包"。包字的"勹"（bāo）像包裹胎儿的子宫之形，"巳"（sì）是胎儿的形象，所以，包的本意就是子宫。后来，包引申有包裹等意，遂加"肉"为"胞"表示子宫。③奇恒之腑：异于一般的腑。奇，异。恒，常。④传化之腑：指五腑，即胃、大肠、小肠、三焦、膀胱。五腑是传送消化吸收的物质的，所以称为"传化"之腑。⑤魄门：即肛门。魄，通"粕"。王冰："魄门谓之肛门也。内通于肺，故曰魄门。"中医认为肺藏魄，肺与大肠相表里。

【细读】

黄帝问道：我从方士那儿听说：有的把脑髓叫作脏，有的把肠和胃叫作脏，但又有把肠胃叫作腑的。他们的意见不同，却都自以为是。我不知到底谁说得正确，希望听你讲一下。岐伯回答说：脑、髓、骨、脉、胆和女子胞，这六者，是感受地气而生的，都能藏精血，像地之厚能盛载万物那样。它们的作用，是藏精气以濡养机体而不泄于体外，这叫作"奇恒之腑"。像胃、大肠、小肠、三焦、膀胱，这五者，是感受天气而生的，它们的作用，像天之健运不息一样，所以是泄而不藏，它们受纳五脏的浊气，叫作"传化之腑"。就是说它们受纳水谷浊气以后，不能久停体内，经过分化，要把精华和糟粕分别输送和排出的。加上"魄门"，算是"六腑"，它的作用，同样是使糟粕不能长久留存在体内。五脏是藏精而不泄的，所以虽然常常充满，却不像肠胃那样，要由水谷充实它。六腑是要把食物消化、吸收、输泄出去，所以虽然常常是充实的，却不能像五脏那样的被充满。食物入口以后，胃里虽实，肠子却是空的，等到食物下去，肠中就会充实，而胃里又空了，所以说六腑是"实而不满"的。

从以上经文透漏的信息可知，在早期中医学的发展史上关于脑髓、肠胃属脏还是属腑，曾经有过不同的争论。经过长期的讨论，岐伯学派确认：脑、髓、骨、脉、胆、女子胞为奇恒之腑，胃、大肠、小肠、三焦、膀胱为传化之腑。也就是说以上这些内脏都属于"腑"，但"腑"有两类"奇恒之腑"和"传化之腑"。"腑"的形质构成相对于"脏"来说，具有中空的特点。从功能看，"腑"中空像天，具有动的特点。但"脑髓、骨、脉、胆、女子胞"，虽然具有中空之性，但不具有"动"而是具有"静"的特点。这一点类似于"脏"，所以称为"奇恒之腑"。

古人认为"奇恒之腑"是禀受了地气生成的，所以都储藏阴精，而像地的安静之性。而一般意义上的"腑"是禀受天气生成的，因此，其功能像天，具有恒动的特性，疏泄而不收藏，称为"传化之腑"。由此，就可以知道"脏"与"腑"的生成与功能特性了。相对于"腑"由天气生成，"脏"则是由地气生成。"脏"具有地的安静之性，所以是储藏精气而不疏泄，具有盈满而不坚实的特点；"腑"具有天的运动之性，所以传导消化之物，而不储藏，所以是坚实而不能盈满。所谓"实"即坚实，是指胃肠为饮食物充满的充实状态，胃肠系统是"虚实"交替的。即"水谷入口，则胃实而肠虚；食下，则肠实而胃虚，故曰实而不满"。胃肠道既不能全部充实，也不能全部空虚。

对于"脏腑"由天地之气生成的说法，一般人可能难以理解。古人认为万物都是由天地之气生成的。具有天动之性的事物主要禀受的是天气，而具有地静之性的事物主要禀受的是地气。

气口独为五脏主

帝曰：气口^①何以独为五脏主？岐伯曰：胃者，水谷之海，六腑之大源也。五味入口，藏于胃，以养五脏气。气口亦太阴也，是以五脏六腑之气味，皆出于胃，变见于气口。故五气入鼻，藏于肺，肺有病，而鼻为之不利也。凡治病，必察其下^②，适^③其脉，观其志意，与其病也。拘于鬼神者，不可与言至德^④；恶于针石者，不可与言至巧^⑤；病不许治者，病必不治，治之无功矣。

【注释】

①气口：诊脉部位，即掌后桡动脉部位。中医认为五脏六腑的脉气在此表现最为明显，故称气口，也叫"脉口"。又因诊脉部位距掌后横纹一寸，又称"寸口"。②下：指大小便。③适：调适，诊察。④至德：医学道理。⑤至巧：针石技巧。

【细读】

黄帝问道：诊察气口之脉，为什么能够知道五脏六腑十二经脉之气呢？岐伯说：胃是水谷之海，六腑的源泉。凡是五味入口后，都存留在胃里，经过脾的运化，来营养脏腑血气。气口属手太阴肺经，而肺经主朝百脉。所以五脏六腑之气，都来源于胃，而其变化则表现在气口脉上，五气入鼻，进入肺里，而肺一有了病，鼻的功能也就差了。

凡是在治疗疾病时，首先要问明病人的二便，辨清脉象，观察他的情志以及病症如何。如果病人为鬼神迷信所束缚，就无须向他说明医学理论；如果病人厌恶针石，就无须向他说明针石技巧；如果病人不同意治疗，病一定治不好，即使治疗也不会有效果。

本节论述了气口（寸口）能够诊察五脏六腑十二经脉气血变化的道理，并且指出在治疗疾病时要全面诊察病人各方面的变化。最后指出治疗的效果不仅取决于医生水平的高低，而且与病人有着密切关系。在一定意义上，甚至可以说病人对疗效具有决定性的作用。这并不是医学的无能和医生的推诿之辞，而是事情的本来面目。中医学认为疾病的发生与人的养生失当、正气的不足有关。治疗疾病的实质就是医生用各种方法来调动人的正气以抗邪外出的过程。在这一过程中，医学、医生的参与固然重要，但病人自身的状况，特别是其精神状态，对医生的信任度和配合也具有非常重要的作用。因此，作为病人应该明白如何做一个合格的"好病人"。作为病人缺乏关于疾病治疗的具体知识是正常的，这也是生病求助医生和医学的原因。但在疾病的治疗中，病人并不是接受治疗的被动客体，而应该积极参与到疾病的治疗过程中去。这才是"好病人"。

本篇论述了居住在东南西北中不同地方的人，由于受自然环境及生活条件的影响，形成了生理上、病理上不同的特点，因而发生的疾病各异，在治疗时就必须采取不同的方法，才能做到因地、因人制宜，故篇名为《异法方宜论》。

砭石——东方之治

黄帝问曰：医之治病也，一病而治各不同，皆愈，何也？岐伯对曰：地势 ① 使然也。故东方之域，天地之所始生 ② 也，鱼盐之地。海滨傍水，其民食鱼而嗜咸，皆安其处，美其食。鱼者使人热中 ③，盐者胜血 ④。故其民皆黑色疏理，其病皆为痈疡，其治宜砭石，故砭石者，亦从东方来。

【注释】

① 地势：指高低、燥湿等因素。② 始生：开始生发。取法春生之气。③ 热中：热邪滞留在肠胃里。因鱼性属火，多食使人热积于中，而痈发于外。④ 盐者胜血：盐味咸，咸能入血，多食则伤血。

【细读】

黄帝问道：医生治病，一样的病，而治法不同，但都痊愈了，这是什么道理？岐伯答说：这是地理条件造成的。东方地区，气候温和，类似于春气，是出产鱼盐的地方，由于靠近海边，当地居民喜欢吃鱼盐一类的东西，习惯于他们居住的地方，觉得吃得好。但是鱼性热，吃多了使人肠胃内热；盐吃多了会伤血。当地的百姓，大都皮肤色黑，肌理疏松，多发生痈肿一类的病。在治疗上，适合用砭石，所以砭石疗法，来自东方。

毒药——西方之治

西方者，金玉之域，沙石①之处，天地之所收引②也。其民陵居③而多风，水土刚强。其民不衣④而褐荐⑤，华食⑥而脂肥，故邪不能伤其形体，其病生于内。其治宜毒药，故毒药⑦者，亦从西方来。

【注释】

①沙石：即流沙，今称沙漠。②收引：收敛引急，秋天的气象。③陵居：依山而居。④不衣：不穿丝绵。⑤褐荐：用毛布为衣，细草为席的生活习惯。褐，毛布。荐，草席。⑥华食：指吃鲜美酥酪、肉类食物。⑦毒药：泛指治病的药物。

【细读】

西方地区，出产金玉，是沙漠地带，气候像收敛的秋季。那里的百姓都是依山而居，多风沙，水土性质刚强。当地居民不穿丝绵，多使用毛布和草席；喜欢吃肥美的食物，这容易使人发胖。所以外邪不易犯害他们的躯体。他们的疾病都是由于饮食、情志内因造成的，容易生内脏疾病。治疗上，就需用药物，所以药物疗法，来自西方。

灸焫——北方之治

北方者，天地所闭藏之域也。其地高陵居，风寒冰冽。其民乐野处①而乳食②。脏寒生满病③。其治宜灸焫④，故灸焫者，亦从北方来。

【注释】

①乐野处：乐于野外居住，即游牧生活。②乳食：以牛羊乳为食品。③脏寒生满病：内脏受寒，而发生胀满等疾病。④灸焫（ruò 又读 rè）：一种治疗方法，即用艾灼烧皮肤。焫即"爇"（rè），烧的意思。

【细读】

北方地区，气候像冬季的闭藏。地势高，人们住在山上，周围环境是寒风席卷冰冻的大地。当地居民习惯于住在野地里，吃牛羊乳汁。这样，内脏就会受寒，容易发生胀满病。治疗上，应该使用灸焫。所以灸焫疗法，来自北方。

九针——南方之治

南方者，天地之所长养^①，阳之所盛处也。其地下^②，水土弱^③，雾露之所聚也。其民嗜酸而食胕^④，故其民皆致理^⑤而赤色，其病挛痹^⑥。其治宜微针^⑦，故九针者，亦从南方来。

【注释】

①长养：南方的气候水土，适宜生长养育万物。②地下：地势低洼。③水土弱：水土卑湿。④胕：即"腐"字。经过发酵腐熟的食物。⑤致理：肌肤密致。⑥挛痹：筋脉拘挛，麻木不仁。⑦微针：小针。

【细读】

南方地区，气候类似于长养万物的夏季，是阳气盛大的地方。地势低洼，水土卑湿，雾霉多。当地的百姓喜欢吃酸类和腐臭的食品。当地人的皮肤致密色红，容易发生拘挛湿痹等病。治疗上，应该使用微针，所以微针疗法，来自南方。

导引按跷——中央之治

中央者，其地平以湿，天地所以生万物也众^①。其民食杂^②而不劳，故其病多痿厥寒热。其治宜导引按跷^③，故导引按跷者，亦从中央出也。故圣人杂合以治^④，各得其所宜，故治所以异而病皆愈者，得病之情，知治之大体也。

【注释】

①天地所以生万物也众：中央之地，地势平坦，气候适宜，物产丰富。②食杂：所食之物繁多。③导引按跷：古代保健和治病的方法，类似于气功和按摩。④杂合以治：综合各种疗法，用以治病。

【细读】

中央地区，地势平坦多湿，是自然界中物产最为丰富的地方。那里食物的种类很多，人们不感觉烦劳，多发生痿厥寒热等病。在治疗上，应该使用导引按跷的方法。

所以导引按蹻疗法，来自中央地区。高明的医生综合各种疗法，针对病情，采取恰当的治疗。所以疗法尽管不同，疾病却都能痊愈。这是由于了解病情，掌握了治病大法的原因啊！

神，改变其气血紊乱的病理状态，从而达到治疗疾病的目的。本篇与《上古天真论》一样，赞同道家以上古为恬淡无为的至德之世的思想。上古之人基本能够合于养生之道，即使患病也较轻微，可以用移精变气的祝由术治愈。对时人背离养生之道提出了严厉的批评。对于古人的崇古思想我们应有正确的认识。在古人的崇古思想中，其古今已经不是时间意义上的古今，而成为价值判断上的古今了。古指的是理想的合理的生活方式，而今则指当下现实的不合理的生活方式。这一思想即使在当今仍然有着现实的意义。中医学遗留给我们的不仅是具体的治病方法，更重要的是启示给我们一种更合理的生活方式，这才是健康长寿的根本。「移精变气」所强调的是精神意识对于生理机能的重要影响，心对身的调控作用，已经为我们祖先千百年的实践所证明。《老子》曰："心使气曰强。"当今心身医学的兴起和发展正是中医学强调心神对养生和治疗意义的佐证。

古以祝由，今以毒药

黄帝问曰：余闻古之治病，惟其移精变气①，可祝由②而已。今世治病，毒药③治其内，针石治其外，或愈或不愈，何也？岐伯对曰：往古人居禽兽之间，动作以避寒，阴居以避暑。内无眷慕之累，外无伸宦④之形。此恬惔之世，邪不能深入也。故毒药不能治其内，针石不能治其外，故可移精变气，祝由而已。当今之世不然。忧患缘其内，苦形伤其外，又失四时之从，逆寒暑之宜，贼风数至，虚邪朝夕，内至五藏骨髓，外伤空窍肌肤，所以小病必甚，大病必死，故祝由不能已也。

【注释】

①惟其移精变气：通过思想意识调控来改善精气的活动状态。②祝由：远古时期还没有药物和针灸之前，所谓"毒药未兴，针石未起"的时候，用来求神祛疾的一种方法，用以改变人的精神状态，类似今日的精神疗法和心理治疗。祝，告诉，向神倾诉；由，致病之由来，故称祝由。③毒药：古人认为治病利用的是药物的毒性，所以药物都有"毒性"，所谓"是药三分毒"。与今天指的能使人或动物中毒的"毒药"概念的内涵不同。④伸宦：求取做官为宦。伸：求，追求。

【细读】

本节论述了古代以祝由术，今天以药物治疗疾病的道理。黄帝问道：我听说古时治病，只是用意识调控病人的精气运行状态，用"祝由"的方法就可以治愈。现在治病，用药物从内治，用针石从外治，结果还是有好有不好的，这是什么道理呢？岐伯答说：远古的时候，人们冬天住洞穴，夏天居野外，周围都是禽兽，靠活动来驱寒，住在阴凉的地方来避暑。在内心没有眷恋家人安危和爱慕他人名利的累赘，在外没有奔走劳形求取宦官的苦恼。这是恬淡宁静的时代，外邪不易侵犯人体。因此既不需要"毒药治其内"，也不需要"针石治其外"，所以只是改变精神状态，断绝病根就够了。现在就不同了。人们的内心经常为忧虑所苦，形体经常被劳累所伤，再加上违背四时的气候和寒热的变化，这样，贼风虚邪不断侵袭，就会在内侵犯五脏骨髓，在外损伤孔窍肌肤，所以小病会发展成为重病，而大病就会危重而死亡，因此，仅依靠祝由就不能把病治好了。

本节告诉人们健康的身体不能依赖针石毒药等医学手段，而在于保持一种"内无眷慕之累，外无伸宦之形"的恬淡虚无的平和而宁静的积极心态，并辅以"动作以避寒，阴居以避暑"的形体运动，才能保证"邪不能深入"的健康状态。这就是所谓的"正气存内，邪不可干""邪之所凑，其气必虚"的道理。健康的维护不能依靠医药等外援，而只有依靠自己积极的养生实践。这是中医学的一个基本观点。这不是中医学无能的推诿之辞，而是客观真理的表达，是中医学的伟大之处。正是由于中医学甚至可以说中国文化的这一伟大发现，导致了在人类历史和文化史上绵延数千年，惠及亿万人的独特的养生实践，也为中华民族的子孙后代和世界人类留下了宝贵而丰富的养生文化遗产，我们应该继承好这份文化遗产，为人类的健康长寿做出新贡献。

当今的时代有很多人，不懂得珍爱自己的生命，保养自己的身体，利欲熏心，逐物而不返。一旦身染疾患，则乞灵于医药。现在有些人可以说是在思想深处患有医药拜物教的病患，这是比身体疾患更严重的病患。不懂得健康的身体在于日常的养生；不懂得只有自己才是自己最好的医生；不懂得道教讲的"我命在我，不在天"的道理。两千多年前张仲景在《伤寒论》序中说："怪当今居世之士，曾不留神医药，精究方术。上以疗君亲之疾，下以救贫贱之厄，中以保身长全，以养其生。但竞逐荣势，企踵权豪，孜孜汲汲，唯名利是务。崇饰其末，忽弃其本，华其外而悴其内。皮之不存，毛将安附焉？……哀乎！趋世之士，弛竞浮华，不固根本，忘躯徇物，危若冰谷，至于是也！"愿养生之士，于斯取则焉！

理色脉而通神明

帝曰：善。余欲临病人，观死生，决嫌疑①，欲知其要，如日月光，可得闻乎？岐伯曰：色脉者，上帝②之所贵也，先师之所传也。上古使僦贷季③，理色脉而通神明，合之金、木、水、火、土，四时、八风、六合④，不离其常。变化相移，以观其妙，以知其要。欲知其要，则色脉是矣。色以应日，脉以应月，常求其要，则其要也。夫色之变化，以应四时之脉。此上帝之所贵，以合于神明也。所以远死而近生，生道以长，命曰圣王。

中古之治病，至而治之。汤液十日，以去八风五痹之病。十日不已，治以草苏草荄之枝⑤。本末为助⑥，标⑦本已得，邪气乃服。暮世之治病也则不然。治不本四时，不知日月⑧，不审逆从，病形已成，乃欲微针治其外，汤液治其内，粗工兇兇⑨，以为可攻，故病未已，新病复起。

【注释】

①嫌疑：疑似。②上帝：上古帝王。不是基督教的上帝。中国古代典籍中就有"上帝"一词。《圣经》中的上帝翻译成汉语时，借用了中国古代的"上帝"一词，赋予了基督教的含义。③僦（jiù）贷季：古时名医，相传是岐伯的祖师。④六合：指东、南、西、北、上、下六个方位。⑤草苏草荄（gāi）之枝：即草叶和草根。苏，叶。荄，根。枝，茎。⑥本末为助：在医疗活动中本人与医生的配合是治疗的关键。本，指病人；末，指医生。⑦标：即末，指医生。⑧不知日月：不了解色脉的重要。日月指色脉。日为阳，月为阴；色，外显为阳，脉，内隐为阴，故以日月指代色脉。⑨粗工兇兇：技术不高明的医生，大吹大擂。兇兇与"凶凶""匈匈"通假。

【细读】

黄帝说：很好！我希望遇到病人，能够决断疾病的生与死，区别开类似的疾病。掌握其要领时，心中就像有日月一样光明，可以让我听听吗？岐伯回答说：对色和脉的诊察，是上帝所重视，先师所传授的。上古时候，有位名医叫僦贷季，他研究色和脉的道理，通达神明，能联系金木水火土，四时八风六合，不脱离色脉诊法的正常规律，并能从相互变化当中，观察它的奥妙，了解它的要领。所以要想了解诊病的要领，那就是察色与脉。气色就像太阳一样有阴有晴，而脉息像月亮一样有盈有亏，经常注意气色明晦，脉息虚实的差异，这就是诊法的要领。总之，气色的变化与四时的脉息是相应的。这一道理，上帝是极重视的，因为它合于神明。掌握了这样的诊法，就可以避免死亡而生命安全，生命延长了，人们要称颂为圣王啊！

中古时候的医生治病，疾病发生了才加以治疗。先用汤液十天，祛除风痹病邪，如果十天病还没好，再用草药治疗。另外，医生和病人也要相互配合，这样，病邪才会被驱除。近代的医生治病就不这样了。治病不根据四时的变化，不了解色、脉的重要，不辨别色、脉的顺逆，等到疾病已经形成了，才想起用汤液治内，微针治外。还大肆吹嘘，自以为能够治愈，结果，原来的疾病没好，又添上了新病。

本节论述了治病的三种不同境界。上工治病能够"理色脉而通神明"，通过色脉的微细变化，就能发现身体微小的疾患而及时祛除，所以能够"远死而近生，生道以长"，故称为"圣王"。中工治病，至而治之，本末为助，标本已得，邪气乃服，也能治愈。下工治病，疾病已成而后治，治不法四时阴阳逆从，病大治小，结果是"故病未已，新病复起"。《内经》倡导上工治未病，即养生之道；中工至而治之，虽然能够治愈，已经不如上工，但究属可嘉，可以肯定；下工非但不能治病，反而增添新病，祸害病人，必须否定。这里还是谆谆告诫，无论医生还是普通人都应该有防患于未然的思想，对自己的身体保持敏锐的感应能力，及时发现细微的变化，祛除病患，永葆健康。

治之极于一

帝曰：愿闻要道。岐伯曰：治之要极，无失色脉。用之不惑，治之大则。逆从倒行，标本不得，亡神失身。去故就新，乃得真人。帝曰：余闻其要于夫子矣。夫子言不离色脉，此余之所知也。岐伯曰：治之极于一①。帝曰：何谓一？岐伯曰：一者因问而得之。帝曰：奈何？岐伯曰：闭户塞牖②，系之病者，数问其情，以从其意。得神者昌，失神者亡。帝曰：善。

【注释】

①一：就是"神"。②闭户：关门。古代"户"是单扇的门，双扇的门是"门"。门大户小。塞牖（yǒu）：关窗。牖，窗户。古代房屋上边的窗户称"窗"，下边的窗户称"牖"。窗大牖小。文中之所以说"闭户塞牖"，而没有提及"门""窗"，意思是连细微之处都要封闭好，不让外界的杂音干扰医生和病人。

【细读】

黄帝说：我希望听到有关治疗的根本道理。岐伯说：治病最重要的，在于不误用色诊脉诊。使用色脉诊法，没有疑虑，是诊治的最大原则。如果把病情的顺逆搞颠倒了，处理疾病时又不能取得病人的配合，这样，就会使病人的神气消亡，身体受到损害。所以医生一定要去掉旧习的简陋知识，钻研崭新的色脉学问，努力进取，就可以达到上古真人的水平。

黄帝说：我从您那儿听说了治疗的根本法则。您这番话的要领是，治疗不能丢弃气色和脉象的诊察，这我已经知道了。岐伯说：诊治的极要关键，还有一个。黄帝问：是什么？岐伯说：这个关键就是问诊所得的"神"。黄帝说：怎么去做呢？岐伯说：关好门窗，向病人详细地询问病情，使他愿意如实地诉说病情。经过问诊并参考色脉以后，即可做出判断：如果病人面色光华，脉息和平，这叫"得神"，预后良好，如果病人面色无华，脉不应时，这叫"失神"，预后不佳。黄帝说：说得好。

本节论述了治疗疾病必须全面诊察，抓住色脉，反复询问病情，医患配合，保养神气是治疗的核心。治疗的最高境界是"得一"，也就是"得神"。"一"在中国文化中不仅是数字之始，也是一个重要的哲学概念。许慎解说的第一个汉字就是"一"。他说："惟初太始，道立于一。造分天地，化成万物。"（《说文》）老子也把道称为"一"。他说："道生一。"

《内经》中也有好多关于"一"的论述。并且反复说："知其要者，一言而终，不知其要，流散无穷。"那么，"一"是什么呢？在《内经》中"一"也就是"神"。《素问·玉机真脏论》说："道在于一，神转不回，回则不转，乃失其机。"这里"一"与"神"并用，"一"就是"神"。"神"为什么又称为"一"？

因为"神"是人一身的最高统帅，是使生命活动能够协调一致的关键。在正常情况下，人的一切行为都要受"神"的主宰，这是尽人皆知的道理。在疾病状态下，疾病的治疗，健康的恢复也取决于"神"。这就不是一般人可以理解的了，人们往往认为治病是医生的事情。实际上，医生、医学只是治疗的外缘，能否康复最终还是取决于病人的内因。这是中医学反复告诫的真理。所谓"得神者昌，失神者亡"。《汤液醪醴论》篇明确指出"形弊血尽而功不立"的根本原因在于"神不使"，"神"失去了其主宰、控制身体的能力，针石药物也就无济于事了。

汤液醪醴论篇第十四

汤液醪醴，都是由五谷制成的酒类，其中清稀淡薄的叫作汤液，稠浊味厚的叫作醪醴。本篇首先论述汤液醪醴的制法和治疗作用；其次指出严重病情和情志内伤之病，非药石所能见功；最后介绍水气病的病情和治疗。由于开首是从汤液醪醴谈起，所以篇名为《汤液醪醴论》。本篇对道德的重视，对神在生命活动中的重要意义的重视，与《移精变气论》相同。两篇宜合参细玩。本篇名言：「病为本，工为标，标本不得，邪气不服。」

汤液醪醴之制

黄帝问曰：为五谷①汤液②及醪醴③奈何？岐伯对曰：必以稻米，炊之稻薪。稻米者完，稻薪者坚。帝曰：何以然？岐伯曰：此得天地之和，高下之宜，故能至完，伐取得时，故能至坚也。

【注释】

①五谷：黍、稷、稻、麦、菽。黍，黄米（黏）；稷，谷子；菽，大豆。五谷都有"壳"（殻），故称"穀"，简化字作"谷"。在古代典籍中，"谷"是山谷之"谷"，与谷物之"穀"不是一个字。五谷是制作"汤液"和"醪醴"的原料。②汤液：清酒。属五谷之液，色清而味淡，与醪醴相对。③醪（láo）醴（lǐ）：都属于浊酒，但分言之，醪，浊酒；醴，甜酒。

【细读】

黄帝问道：怎样用五谷来制作汤液和醪醴呢？岐伯答说：用稻米来酝酿，用稻秆作燃料。因为稻米之气完备，而稻秆则很坚硬。黄帝说：这是什么道理？岐伯说：稻谷得天地和气，生长在高低适宜的地方，所以得气最完备，又在适当的季节收割，所以稻秆最坚实。

本节论述了汤液及醪醴的制备方法。制备的材料是谷气至完的稻米。制备的燃料是质地至坚的稻薪。因此二物得天地之和气，高下之相宜而至完至坚。可见，古人在制作上是十分讲究的。其总的原则是无论材料还是制作过程都要求符合天地之和气、阴阳之相宜，体现了古代哲学阴阳中和的最高价值理念。

三世之治，其效不同

帝曰：上古圣人作汤液醪醴，为而不用①，何也？岐伯曰：自古圣人之作汤液醪醴者，以为备耳，夫上古作汤液，故为而弗服也。中古之世，道德稍衰②，邪气时至，服之万全。

帝曰：今之世不必已，何也？岐伯曰：当今之世，必齐③毒药攻其中，镵石④针艾治其外也。帝曰：形弊血尽而功不立者何？岐伯曰：神不使也。帝曰：何谓神不使？岐伯曰：针石，道⑤也。精神不进，志意不治，故病不可愈。今精坏神去，荣卫不可复收。何者？嗜欲无穷，而忧患不止，精气弛坏，荣泣卫除⑥，故神去之而病不愈也。

【注释】

①为而不用：制备后用来祭祀和宴请宾客而不用以煎药。②道德稍衰：讲究养生之道，追求合乎道德的生活方式的人逐渐减少了。稍，逐渐，渐渐。③必齐（zī）：必用。齐，通"资"，用。④镵（chán）石：镵，镵铁。本为古代的一种犁头，其形锐利厚重。"九针"中的第一针就是"镵针"，针长一寸六分，它的形状是距离末端半寸处突然变锐利。形状与镵相似，故名"镵针"。要说明的是，古代的"九针"并不完全是今天意义上的"针"，有的实际上类似于今天的手术刀。镵针就是如此。石，即砭石，在远古没有发明针具之前的外治工具。后世用的就少了。⑤道（dǎo）：通"导（導）"，引导气血。⑥荣泣：荣血枯涩。荣，通"营"；泣，通"涩"。卫除：卫气消失。

【细读】

黄帝说：上古时代的医生，制成了汤液醪醴，只是供给祭祀宾客之用，而不用它煎药，这是什么道理？岐伯说：上古医生制成了汤液醪醴，是以备万一的，所以制成了，并不急于用。到了中古时代，社会上讲究养生的少了，外邪乘虚经常侵害人体，但只要吃些汤液醪醴，病也就会好的。

黄帝说：现在人有了病，虽然也吃些汤液醪醴，而病不一定都好，这是什么道理呢？岐伯说：现在有病，必定要内服药物，外用镵石针艾，然后病才能治好。黄帝说：病人形体衰败，气血竭尽，治疗不见功效，这是什么原因？岐伯说：这是因为病人的精神，已经不能发挥应有作用了。黄帝说：什么叫作精神不能发挥应有作用呢？岐伯说：针石治病，只是引导血气而已，主要还在于病人的精神志意。如果病人的神气已经衰微，病人的志意已经散乱，那病是不会好的。而现在病人正是到了精神败坏、神气涣散，荣卫不能恢复的地步了。为什么病会发展得这样重呢？主要是由于情欲太过，又让忧患萦心，不能停止，以致精气衰败，荣血枯涩、卫气消失，所以神气就离开人体，而疾病也就不能痊愈了。

本节论述了上古之人道德完备，邪气不能侵袭，所以制作汤液只是以备万一；而中古之人道德渐衰，邪气侵袭，服汤液可免病患；而到了当今之人道德大坏，精坏神去，病不可为也。和《移精变气论》一样，认为身体健康取决于自身正气的强弱。而正气的强弱又决定于道德水平。大家可能会感到疑惑，道德和健康有什么关系呢？我们说道德和健康的关系是非常密切的。首先，古人讲的道德，特别是道家的道德和我们今天理解的道德的内涵有较大差别。我们今天一般看一个人是否道德，总是看他做的事情对社会和他人产生什么后果。如果是积极的结果，我们就说这个人是道德的，反之，则认为是不道德的。这是对道德狭义的理解。古人特别是道家对道德的理解则是广义的。我们看老子《道德经》并不是在教训人们如何做道德，如何做不道德。而是反复地讲天如何，地如何，人如何。道为天道，德为人德，人德得之于天道。道为总说，德为分说。老子说："道生之，德畜之……万物莫不尊道而贵德。道之尊，德之贵，夫莫之命而常自然。"德为人或万物得之于道的内在品性，所以古人理解的道德主要是指向自我，而非指向他人，道德主要是对自我的要求。现在无论做了什么事，只要不影响他人和社会，就认为与道德无关，就不做道德评价。而古人则不是这样，只要我们做的事情悖逆了自然法则，就认为是不道德的。所以本节所谓的"道德稍衰"是说中古之人不能遵循自然天道而生活，背离了养生之道，所以"邪气时至"。证之今日和过去的人类历史，我们说道德确实和健康有密切关系。我们能够发现那些道德高尚，关爱他人，心胸坦荡，内心快乐的人往往是健康长寿的。孔子说"仁者寿"，诚哉斯言！

那么《内经》圣人的内心世界是什么样的呢？据《上古天真论》《阴阳应象大论》《移精变气论》等有如下表述："恬惔虚无"，"志闲而少欲，心安而不惧"，"嗜欲不能劳其目，淫邪不能惑其心"，"适嗜欲于世俗之间，无恚嗔之心"，"内无思想之患。以恬愉为务，以自得为功"，"志意治"，"为无为之事，乐恬惔之能，从欲快志于虚无之守"，"内无眷慕之累，外无伸宦之形"。总结一下：内心安宁，志意闲淑，嗜欲适度，不为物累，以虚无之道为追求的最终目的。总之，不为物役，自得为功。

标本不得，邪气不服

帝曰：夫病之始生也，极微极精^①，必先入结于皮肤。今良工皆称曰：病成^② 名曰逆，则针石不能治，良药不能及也。今良工皆得其法，守其数^③，亲戚兄弟远近^④，音声日闻于耳，五色日见于目，而病不愈者，亦何暇不早乎？岐伯曰：病为本，工为标；标本不得，邪气不服。此之谓也。

【注释】

① 极微极精：疾病初起时是很轻浅隐蔽的。② 病成：病情严重。③ 数：指技术。数，本来是计算、查数。宇宙中存在着一定的数量规定，如一年的日数，一月的天数，人的寿命之数，等等。因此，古人就容易形成"数"代表自然规律的思想。人也要遵守这自然规律（数）去行动，"数"就有了行为规则的意思。在专业的技术活动中也必然有"数"的规则，所以，"数"也就有了技术的意思。④ 远近：即亲疏。

【细读】

黄帝说：病在初起的时候，是极其轻浅而隐蔽的，病邪只是潜留在皮肤里。现在，医生一看，说是病情严重，结果针石不能奏效，汤药也不管用了。现在的医生都能掌握医道的法度，遵守医道的具体技术，与病人的关系像父母兄弟一样近，每天都能听到病人声音的变化，每天都能看到病人五色的改变，可是病人却没有治好，是不是没有提前治疗的缘故呢？岐伯说：病人是本，医生是标，二者必须相得；病人和医生不能相互配合，病邪就不能驱除。说的就是这种情况啊！

这里再次告诫我们，病人自己是最根本的，医生永远是次要的辅助者，疾病能否治愈取决于病人自己。反复申明疾病总是从"极微极精"开始的，不要等到大病已成才去治疗，一定要治未病，以防患未然，才是根本的方法，不要指望什么"神医"或"灵丹妙药"。大家都耳熟能详的扁鹊望齐桓侯之色的故事，绝不应该仅仅是个故事，我们应该从中汲取深刻的教训。不要像齐桓侯那样愚蠢地讥讽扁鹊，"医之好利也，欲以不疾者为功"。那样愚蠢至极，悔之晚矣！望读者诸君切切谨记！

本篇是专门讨论诊断方法的。如望诊的精明、五色，以及五脏的形态变化；闻诊的声音变化；问诊的大小便和各种梦境；切诊的脉象、诊法，以及与时令、疾病的关系等。内容丰富多彩，已经具备了中医诊断学的初步规模。而经文中特别强调了望色、切脉的重要性，并论述了脉诊的要领，以及望色等有关的精湛微妙的问题，所以篇名为《脉要精微论》。本篇名言："得守者生，失守者死。""持脉有道，虚静为保。"

平旦诊脉，决死生之分

黄帝问曰：诊法何如？岐伯对曰：诊法常以平旦，阳气未动，阴气未散，饮食未进，经脉未盛，络脉调匀，气血未乱，故乃可诊有过之脉①。切脉动静②而视精明③，察五色④，观五脏有余不足，六腑强弱，形之盛衰，以此参伍⑤，决死生之分。

【注释】

①有过之脉：有病之脉。过，过错。这里指疾病。②动静：脉象搏动的变化。③精明：即精光，两目的瞳神。④五色：面部红、黄、青、白、黑五种色泽。⑤参伍：相参互证，对比异同。参，即三；伍，即五。参伍，就是三次五次，三番五次，把脉诊和望诊的资料综合思考。

【细读】

本节论述了平旦诊脉可以诊有过之脉，以及通过诊脉、察五色来观察脏腑形体的盛衰，来决断生死的道理。黄帝问道：诊脉的方法如何？岐伯回答说：诊脉常在清晨，因为这时阳气未曾扰动，阴气还未散尽，又未用过饮食，经脉之气不亢盛，络脉之气亦调和，气血未扰乱，所以容易诊出有病的脉象。在诊察病人脉象动静变化的同时，还要看他的两目瞳神，面部色泽，从而分辨五脏是有余还是不足，六腑是强还是弱，形体是盛还是衰，将这几个方面加以综合考察，来判别病人的死、生。

在缺乏现代检测手段的古代，医家要了解病人的疾病和身体状况为治疗提供根据，只有依靠人的感官获得的直接经验，并通过理性的思考做出结论。因此，准确地获得感官的直接经验就是成败的关键。从世界观的高度说，我们生活于其中的世界，包括人自身的肉体和精神，都是处于永恒的变化发展之中。运动变化是世界的根本属性。同样，人的疾病以及处于疾病中的身体状态也是处于不断的变动之中的。因此，准确把握变动之中的异常状态就不是一件容易的事情了，是需要一定的条件的。

古人认为要把握动态的变化只有通过"静"的方法。包括作为主体的诊察者和作为客体的病人以及周围的环境都以处于静的状态中为宜。本节提出的"诊法常以平旦"是从周围环境和病人的脏腑气血的生理功能方面考虑的。

"平旦"是诊脉的时间环境，其中也暗含着空间环境。在这样的环境中，病人的身体生理状态处在相对平稳的状态中，所谓"阳气未动，阴气未散，饮食未进，经脉未盛，络脉调匀，气血未乱"，所以，这时候最容易从脉象的变化中诊察病人的具体病变情况。当然，在"平旦"诊脉是最理想的，但在实际上是很难完全做到的。一般是要求来诊的患者充分休息后，气血运行相对平缓了再诊脉。以求得一个相对"静"的条件。

除了脉诊外，本节论及了"视精明，察五色"即望诊对于判断五脏六腑形体盛衰的重要性，强调把脉诊和望诊获得的直接经验材料综合起来分析思考的重要性意义。

病脉及主病

夫脉者，血之府①也。长则气治②，短③则气病，数④则烦心⑤，大⑥则病进⑦。上盛⑧则气高，下盛⑨则气胀。代⑩则气衰，细⑪则气少，涩⑫则心痛。浑浑革至如涌泉，病进而危弊；绵绵其去如弦绝，死。

【注释】

①脉者，血之府：脉是血液聚会的地方。②长则气治："长"指长脉，脉体过于本位。"治"有顺的意思。正常脉象搏动有其应该达到的部位，称为"本位"，如水文记录的河流在汛期的正常水位。③短：短脉，脉体短而不及本位。④数（shuò）：数脉，即一息六至。⑤烦心：心里烦热。⑥大：大脉，脉象满指，大实有力。⑦病进：病势正在发展。⑧上盛：上部之脉，寸脉搏动有力。⑨下盛：下部脉，尺脉。"盛"，搏动有力。⑩代：代脉。来数中止，不能自还，为一种有规律性的间歇脉。⑪细：细脉。应指脉细如丝。⑫涩：涩脉，往来滞涩，如轻刀刮竹。

【细读】

脉是血液聚会的地方，而血的循行，要依赖气的统率。脉长说明气机顺达；脉短说明气分有病，脉数说明心里烦热；脉大是表示病势进增。若见上部脉盛，是得了气塞于胸的病；若见下部脉盛，是得了气胀于腹的病。代脉是得了气衰的病，细脉是得了气少的病；涩脉是得了气痛的病。脉来刚硬混乱，势如涌泉，这是病情加重，到了危险地步；若脉来似有似无，其去如弓弦断绝，那是必死的。

本节承接上一节，具体论述了不同的脉象及其所主的疾病。中医学认为人是统一的整体，整体的变化会在局部有所反映。疾病既在外部有明显的异常变化，也有引发疾病的内在根源。这种内在的根源引发的疾病不仅有病人可以感受到的症状，同时，在脉象、脉色、声音等方面也会发生相应的改变，因此，对脉色声音等的诊察就可以辅助疾病的诊断。如脉象数，超过正常脉搏的次数，就表示内心烦热。数与热是有同一原因引发的，具有共同的"象"。热的物体具有运动速度快（数）的特点，又如，上部脉盛，是气塞于胸；因为胸在人体的上部，所以，胸部的病会出现上部脉亢盛的表现。

"浑浑革至如涌泉，病进而危弊；绵绵其去如弦绝，死"，一语是对病危将死之时的脉象描述。浑浑革至如涌泉，王冰注："浑浑，言脉气乱也。革至者，谓脉来弦而大，实而长也。如涌泉者，言脉汩汩，但出而不返也。"正常人的脉象如河流之水是有节律地向前流动，而病危之脉，则如洪水滚滚，其来散乱，而且是突如其来，如泉水喷涌。革，变革。革至，是说脉象发生了急剧变化。"浑浑"一句是说病危之脉"来"时的形象，而"绵绵其去如弦绝"则是说病危之脉"去"的形象。王冰注："绵绵，言微微似有，而不甚应手。如弦绝者，言脉卒断，如弦之绝去也。"病危之脉来势汹涌如洪水滔天，而去势则骤然衰减似无，如琴弦断绝，琴声骤止。这种来势与去势的巨大反差是病危的征象。正常的脉象来势与去势应该是相当的。

五色之常与病

夫精明五色者，气之华也。赤欲如白裹朱①，不欲如赭②；白欲如鹅羽，不欲如盐；青欲如苍璧之泽③，不欲如蓝④；黄欲如罗裹雄黄⑤，不欲如黄土；黑欲如重漆色⑥，不欲如地苍⑦。五色精微象见⑧矣，其寿不久也。夫精明者，所以视万物，别白黑，审短长。以长为短，以白为黑，如是则精衰矣。

【注释】

①朱：红心木。古人以"朱"为正红色。②赭（zhě）：代赭石，色赤而紫。③苍璧之泽：色泽青而明润。"苍"，青绿色。"璧"是古代用于祭祀的玉质环状物，凡半径是空半径的三倍的环状玉器称为璧。《尔雅》云："肉倍好，谓之璧；好倍肉，谓之瑗；肉好若一，谓之环。"所谓肉是指边，好是指孔。实际上这一比例仅仅是理想的，实际出土的玉器很少合乎这一比例）。④蓝：蓝草。制造蓝靛的原材料。⑤罗裹雄黄：黄中透红之色。罗，丝织物。雄黄，药名。⑥重（chóng）漆色：色泽黑而有光泽。重，重复，漆之又漆，谓重漆。⑦地苍：地之苍黑，枯暗如尘。⑧五色精微象见：吴崑："真元精微之气，化作色相，毕现于外，更无藏蓄，是真气脱也，故寿不久。"

【细读】

面部五色是精气的外在表现。赤色应该像白绸里裹着红心木一样，隐现着红润，不应像赭石那样，赤而带紫；白色应该像鹅的羽毛，白而光洁，不应像盐那样，白而晦暗；青色应该像苍璧，青而润泽，不应像青靛那样，青而沉暗；黄色应该像罗裹雄黄，黄中透红，不应像土那样，黄而沉滞；黑色应该像重漆，黑而明润，不应像地苍色那样，黑而枯暗。假如五脏真脏之色显露于外，那么寿命也就不能长了。人的眼睛，是用来观察万物，辨别黑白，审察长短的。如果长短不分，黑白颠倒，就证明精气衰败了。

本节承接本篇的第一节论述五色的正常与异常及其病理意义。本篇提出了"精明五色者，气之华也"，这样一个基本观点，认为眼睛和面部的五色是生命之气的外在表现。"华"是"花"的本字，"花"六朝之后才出现的。古人认为气是生命活动的内在动力，而且气的活动状态可以通过某些特殊的管道表现出来。其中，眼睛和面部五色就是主要的管道。精明五色，既然是"气"的外在表现，那么，精明五色的变化就可以反映气的变化。由此而为通过精明五色掌握气的变化提供了可能性。这是中医诊断学的理论基础。

本节对五色的正常与异常做了非常形象的描述。其中，在论及赤与黄时都说欲如某物裹之。所谓"赤欲如白裹朱"，"黄欲如罗裹雄黄"。中医学认为人体禀受五行之气而生成。五行表征为五色，五色在体表可以有所反映。但是表现在体表的五色不能是赤裸裸的五色，而应该是柔和的如有物包裹的微微泛出的五色。因为生命有机体的内在结构与功能必须有躯壳包裹，与外部世界有明确的分界，而不能直接暴露于外。直接暴露于外则预示着生命即将终结，是生命崩解的预兆。这叫作"五色精微象见"。在临床上，可以看到危重病人会出现明显的五色。如肝病者见青色，肾病者见黑色，等等，往往预后不良。

本节又特别强调五色的"欲"与"不欲"。所谓"欲"就是希望出现的颜色，而"不欲"就是不希望出现的颜色。无论"欲"与"不欲"都可以出现五色，但"欲"与"不欲"在本质上是完全不同的，因而其生理病理意义也就完全不同。不论青赤黄白黑，所欲之色在直观上都给人以正色而且光泽之感，而不欲之色则给人以不正而晦暗无光之感。

得守者生，失守者死

五脏者，中之守也。中盛藏满，声如从室中言，是中气之湿也。言而微，终日乃复言者，此夺气也。衣被不敛，言语善恶，不避①亲疏者，此神明之乱也。仓廪②不藏者，是门户不要也。水泉③不止者，是膀胱不藏也。得守者生，失守者死。

【注释】

①不避：不别，不分。②仓廪（lǐn）：指脾胃。在古代，储藏谷子的仓库称为"仓"，储藏稻米的仓库称为"廪"。仓廪指储藏米谷的仓库。中医认为脾胃有受纳腐熟水谷，运化精微的功能，从形象比类出发，称脾胃为仓廪。门户不要：大便失禁。门户，这里比喻肛门和尿道。因为肛门和尿道排泄代谢后的糟粕和尿液如出入的门户。门户，在这里也是避讳用语。要，约束。③水泉：小便的美称，避讳用语。

【细读】

五脏的作用是藏精守内的。如果腹气盛，脏气虚满，说话声音重浊，像从内室中发出的一样，这是中气被湿邪阻滞的缘故。如果讲话时声音低微，好半天才说下句话，这表明正气衰败了。如果病人不知收拾衣被，言语错乱，不分亲疏远近，这是精神错乱了。如果肠胃不能纳藏水谷，大便不禁，这是肾虚不能固摄造成的。如果小便不禁，这是膀胱不能闭藏造成的。总之，如果五脏能够内守，病人的健康就能恢复；否则，五脏失守，病人就会死亡。

本节论述了守中的道理以及五脏失守的严重病变，提示人们养护五脏的重要性。中医学认为人的所有生命活动都以"精气"为基础和前提，而"精气"是储藏在五脏之中的。《素问·五脏别论》说："五脏者，藏精气而不泻。"《灵枢·本藏》说："五脏者，所以藏精神血气魂魄者也。"由此可见，精气能否正常发挥其作用，与五脏关系是极其密切的。五脏强固能够守藏精气于内，而五脏虚弱不能藏守，则精气外泄而危亡。本节论述了气不能守（夺气），神明不能守，仓廪（脾胃）不能守及膀胱不能守，四种五脏失守的疾病。由此得出了"得守者生，失守者死"的结论。

得强则生，失强则死

夫五府者，身之强也。头者，精明之府^①，头倾视深^②，精神将夺矣。背者，胸中之府，背曲肩随，府将坏矣。腰者，肾之府，转摇不能，肾将惫矣。膝者，筋之府，屈伸不能，行则偻附^③，筋将惫矣。骨者，髓之府，不能久立，行则振掉^④，骨将惫矣。得强则生，失强则死。

【注释】

① 精明之府：精气聚集，产生光明智慧的处所。古人认为头为脑髓（精）充满，头部有耳目鼻口等七窍，能够产生视听嗅味等巧妙的功能以及智慧（明），故以头为精明之府。② 头倾视深：头部侧垂，两目深陷无光。这里的"视"指眼睛，这是以功能指代实体的借代的修辞方法。③ 偻（lóu，又音lǔ）附：曲背低头。偻，佝偻、驼背。④ 振掉：动摇。

【细读】

五府是人体强健的基础。头是精明之府，如果头部下垂，眼胞内陷，说明精神要衰败了。背是胸之府，如果是背弯曲而肩下垂，那是胸要坏了。腰是肾之府，如果腰部不能转动，那是肾气要衰竭了。膝是筋之府，如果屈伸困难，走路时曲背低头，那是筋要疲惫了。骨是髓之府，如果不能久立，行走动摇不定，那是骨要衰颓了。总之，如五府能够由弱转强，就可复生；否则，就会死亡。

本节接上节论述了"五府"强健是生命的根本。这里的"五府"是头、背、腰、膝、骨。五府之中都藏储或积聚着人身的重要组织，如果五府衰惫则其藏储的组织就不能发挥其功用而发生严重的疾病，所以，在患病时五府的功能是否能由弱转强是生死存亡的关键，所以说"得强则生，失强则死"。

脉反四时

岐伯曰：反四时者，有余为精，不足为消。应太过，不足为精；应不足，有余为消。阴阳不相应，病名曰关格。

【细读】

本节论述了脉反四时及其主病。

岐伯说：脉气有时会与四时之气相反的，如相反的形象为有余，这是邪气胜了精气，相反的形象为不足，这是由于血气先已消损。按照时令来讲，脏气当旺，脉气应有余，却反见不足的，这是邪气胜了精气；脉气应不足，却反见有余的，这是正不胜邪，血气消损而邪气猖獗。这种阴阳气血不相顺从、邪正不相适应的情况，发生的疾病名叫关格。

从人与天地四时之气相应的根本原理出发，中医学认为人的脉象也是随着四时之气的变化而发生相应的变化。即使是在疾病时也不应该与此规律背反，如果发生了与四时之气背反的脉象则预示着病情比较严重。如在春天，肝木之气当令，脉象应见弦象，但这种弦象却不足，这是邪气战胜了肝木之气的结果。同样，在春天，肝木之气当令，克制脾土之气，脾脉应不足；相反，却出现脾脉有余之象，这是正气不能胜邪气，血气消损，而致出现了在正常情况下不应强盛的脉象。这种阴阳气血不能相互顺从、正不胜邪的情况是严重的病变，称为"关格"。正常情况下，人能够自如地饮食和排泄，而"关格"则指饮食排泄功能出现问题或者丧失功能。"格"为格拒，即饮食不入；"关"即关闭，即二便不出。出现这两种情况，如果不能及时纠正，病人很快就会死亡。

问病动、在、变、内、外之五者

帝曰：脉其四时动奈何？知病之所在奈何？知病之所变奈何？知病乍^①在内奈何？知病乍在外奈何？请问此五者，可得闻乎？岐伯曰：请言其与天运转也。万物之外，六合之内。天地之变，阴阳之应，彼春之暖，为夏之暑；彼秋之忿^②，为冬之怒^③；四变之动^④，脉与之上下^⑤。以春应中规^⑥，夏应中矩^⑦，秋应中衡^⑧，冬应中权^⑨。是故冬至四十五日，阳气微上，阴气微下；夏至四十五日，阴气微上，阳气微下。

阴阳有时，与脉为期。期而相失，知脉所分；分之有期，故知死时。微妙在脉，不可不察；察之有纪，从阴阳始。始之有经，从五行生；生之有度，四时为宜。补泻勿失，与天地如一。得一之情，以知死生。是故声合五音^⑩，色合五行^⑪，脉合阴阳。

【注释】

① 乍：突然。② 忿：急，此指秋气劲急。③ 怒：此指严冬的气势。④ 四变之动：春夏秋冬四时
的变迁。⑤ 上下：往来。即脉象浮沉盛衰的变化。⑥ 春应中规：形容春脉应合于规之象，圆滑流畅。
中，符合。规，画圆的工具。⑦ 夏应中矩：形容夏脉应合于矩之象，洪大方正。矩，画方形的工具。
⑧ 秋应中衡：形容秋脉应合于衡之象，轻平虚浮。衡，秤杆。称物时上举。⑨ 冬应中权：形容冬脉
应合于权之象，沉伏下垂。权，秤砣，称物时下沉。⑩ 声合五音：人的声音，和宫、商、角、徵、羽
五音相适应。⑪ 色合五行：人的气色，青合木，黄合土，赤合火，白合金，黑合水。

【细读】

本节提出了脉象的四时变动，判断疾病的"所在""所变""在内""在外"五个
问题。但岐伯似乎只回答了前三个问题，而未及"在内""在外"，可能是原文有错
简。在本节之后有一节论梦境的文字，与上下文意不相衔接。可能是在原来论"在
内""在外"的地方误插此文。古代在没有纸张之前，文字书写在竹简或木简上，以
牛皮绳串联，日久绳断，重新连接时可能把竹简或木简错插在其他地方。这就是"错
简"。由此而造成文字断裂，意不连属。

黄帝问道：脉有四时的变化是怎样的？从诊脉知道疾病的所在是怎样的？从诊脉
知道疾病的变化是怎样的？从诊脉知道疾病忽然在内是怎样的？从诊脉知道疾病忽然
在外是怎样的？请问这五个问题，可以讲给我听吗？岐伯答说：让我说说这五者的
变化与天地运转的关系吧。天地之间，自然的变化，阴阳的反应，如春天的舒缓，发
展成为夏天的酷热，秋天的劲急，发展成为冬天的严寒。脉象的往来上下与这四时的
变迁是相应的。春脉之应象中规，夏脉之应象中矩，秋脉之应象中衡，冬脉之应象中
权。四时阴阳的情况，冬至一阳生，到四十五天，阳气微升，阴气微降；夏至一阴
生，到四十五天，阴气微升，阳气微降。

这阴阳升降，有一定时间性，与脉象的变化相一致。假如脉象和四时不相应，就
可从脉象里知道疾病是属于何脏，再根据脏气的盛衰，就可以推究出病人的死期。这
里的微妙都在脉象上，不可不细心地体察。而体察是有一定要领的，必须从阴阳开
始。阴阳亦有开端，它是借着五行产生的，而它的产生又是按一定的法则，即以四时
的变化为其规律。看病时就要遵循着这个规律而不能偏离，将脉象与天地阴阳的变化
联系起来考虑。如果真正掌握了这种联系起来看问题的诀窍，就可以预知死生了。总
起来说：人的声音是与五音相适应的，人的气色是与五行相适应的，而人的脉象则是
与天地四时的阴阳变化相适应的。

持脉大法

是故持脉有道，虚静为保。春日浮，如鱼之游在波^①；夏日在肤，泛泛乎万物有余；秋日下肤^②，蛰虫将去；冬日在骨，蛰虫^③周密，君子居室。故曰：知内者按而纪之，知外者终而始之。此六者^④，持脉之大法。

【注释】

①如鱼之游在波：比喻春脉浮而未显，如鱼隐藏在波浪之中。②下肤：脉搏由浮而微沉，非轻举所能触知。③蛰（zhé）虫：藏伏土中越冬的虫。④六者：指春、夏、秋、冬、内、外。

【细读】

所以持脉有一定的要诀，平心静气是宝贵的。脉象随着季节的不同而不同。春天脉上浮，像鱼游波中一样；夏天脉充皮肤，浮泛乎像万物充盛似的；秋天脉见微沉，似在肤下，就像蛰虫将要入穴一样；冬天脉沉在骨，像蛰虫密藏洞穴，人们深居室内似的。所以说：要知道脉之在里怎样，必须深按才能得其要领；而要知道脉之在表怎样，则要着重根据病情来推究致病的本源。以上春、夏、秋、冬、内、外这六点，就是诊脉的大法。

平人是气血平和的人，也就是健康人。气指脉气，古人说脉不自行，随气而至。象是脉的形象。本篇内容以讨论脉象为主，论述的方法从平人、病人加以对比分析，得出脉象主病概况，故以《平人气象论》名篇。

平人脉象

黄帝问曰：平人 ① 何如？岐伯对曰：人一呼脉再动 ②，一吸脉亦再动。呼吸定息 ③ 脉五动，闰以太息 ④，命曰平人。平人者不病也。常以不病调病人，医不病，故为病人平息，以调 ⑤ 之为法。

【注释】

① 平人：指气血调和的健康人。② 再动：两至。动，至。③ 呼吸定息：两次呼吸之间的间歇。④ 闰以太息：张介宾："闰，余也，犹闰月之谓。言平人长息之外，间有一息甚长者，是谓闰以太息。"即脉搏有余不尽而复初的意思。⑤ 调：有计算的意思。

【细读】

黄帝问道：平人的脉象怎样呢？岐伯答说：平人的脉象，一呼脉跳动两次，一吸脉也跳动两次，一呼一吸，叫作一息。另外，一吸终了到一呼开始的交换时间，这是闰以太息，共有五次搏动，叫作平人，也就是无病的人。诊脉的法则，应该以平人的呼吸计算病人的脉动至数。

气是生命活动的动力，血在脉中运行就是由气推动的。中医有"气为血之帅"的说法。因此，脉动的变化就能反映气血的变化。在单位时间内，正常人脉动的次数是相对固定的常数；而在生病时，脉动的次数会发生变化。在没有计时器的古代，古人是如何判断正常和生病的脉动次数呢？我们知道凡事都需要有标准，正常人的脉动次数就是标准。有了正常人的标准的脉动次数，就可以判断病人的脉动次数与疾病的关系了。古人把无病的正常人称为"平人"，即气血运行平和的健康人。最切近的标准就是医家本人，因为一般情况下，医家都是健康人。古人发现脉动的次数与呼吸存在着固定的比例关系。一次呼吸脉动四次，加上在两次呼吸之间的间隔时间，脉动五次。

脉动次数异常及主病

人一呼脉一动，一吸脉一动，曰少气。人一呼脉三动，一吸脉三动而躁，尺热①曰病温；尺不热脉滑曰病风。人一呼脉四动以上曰死，脉绝不至曰死，乍疏乍数②曰死。

【注释】

①尺热：尺部的皮肤发热。"尺"指尺肤，即前臂内侧皮肤。②乍疏乍数（shuò）：脉忽慢忽快。疏，慢。数，快。

【细读】

人一呼，脉跳动一次，一吸，脉也跳动一次，这是气虚的现象。若人一呼，脉跳动三次；一吸，脉也跳动三次并且躁急，尺部皮肤发热，这是病温。尺肤不热，脉象往来流利的，这是风病。若人一呼，脉的跳动在四次以上的必死。脉象中断不复至的必死。脉象忽慢忽快的也是死脉。

本节接着上一节论述了脉动次数异常及其主病。由于单位时间内人的脉动次数是常数，当然，这个常数也不是绝对的，而是因人因时而有差异的，但这种差异或变动不是很大。如果脉动次数与正常人差距过大，往往意味着病情比较严重，甚至可能是死证。本节所论述的就是如此。一呼吸脉动两次，只是正常的一半，这是严重的气虚；而一呼吸脉动六次，则是正常的一倍半，而且脉象躁急，这也是很严重的疾病。而一呼吸脉动次数八次甚至以上则是死证了。另外，脉动的节律异常，或者中断或者忽快忽慢的也是死证。

四时之常脉与病脉

平人之常气^①禀于胃，胃者，平人之常气也。人无胃气曰逆，逆者死。春胃^②微弦曰平，弦多胃少曰肝病。但弦无胃曰死，胃而有毛曰秋病^③，毛甚曰今病。脏真^④散于肝，肝藏筋膜之气也。夏胃微钩^⑤曰平，钩多胃少曰心病。但钩无胃曰死，胃而有石曰冬病，石甚曰今病。脏真通于心，心藏血脉之气也。长夏胃微软弱曰平，弱多胃少曰脾病。但弱无胃曰死，软弱有石曰冬病，石甚曰今病。脏真濡于脾，脾藏肌肉之气也。秋胃微毛曰平，毛多胃少曰肺病。但毛无胃曰死，毛而有弦曰春病，弦甚曰今病。脏真高于肺，肺藏皮毛之气也。冬胃微石^⑥曰平，石多胃少曰肾病。但石无胃曰死，石而有钩曰夏病，钩甚曰今病。脏真下于肾，肾藏骨髓之气也。

【注释】

①常气：正常的脉气。②春胃：春时有胃气的脉象。③胃而有毛曰秋病：毛，指秋令时所主的脉象，秋脉如动物之毫毛一样有上浮之象。意思是若脉虽有胃气，而兼见秋脉，这是春见秋脉，至秋要发病。④脏真：五脏的真气。⑤钩：带钩，古人衣服上的钩子。钩子的形象是向上而后又迅速弯曲下来，以此形容脉来洪大，有来盛去衰如钩端微曲之象。⑥石：形容如石头般的坚而沉的脉象。

【细读】

人的正常脉气来源于胃，胃气就是平人脉息的正常之气。人的脉息如无胃气，是逆象，逆象主死。春时的脉象，弦中带有柔和的胃气是平脉，如果弦多而柔和的胃气少，就是肝病。假如只见弦脉而无柔和的胃气，就要死亡；若虽有胃气，而兼见毛脉，这是春见毛脉，至秋天就要生病，倘若毛脉太甚，就会立即生病。春天脏真之气散发于肝，肝脏藏筋膜之气。夏时的脉象，钩中带有柔和的胃气是平脉，如果钩多而柔和的胃气少，就是心脏有病。假如只见钩脉而无柔和的胃气，就要死亡；若虽有胃气，而兼见石脉，这是夏见冬脉，至冬天就要生病；倘若石脉太甚，就会立即生病。夏天脏真之气通于心，心藏血脉之气。长夏的脉象，微软弱而有柔和的胃气是平脉，如果弱多而柔和的胃气少，就是脾脏有病。假如但见弱脉而无柔和的胃气，就要死亡；若软弱脉中，兼见石脉，到了冬天就要生病；倘若石脉太甚，就会立即生病。长夏的脏真之气濡润于脾，脾脏主肌肉之气。秋时的脉象，微毛而有柔和之象的是平脉，如果毛多而柔和的胃气少，就是肺脏有病。假如但见毛脉而无胃气，就要死亡；若毛脉中兼见弦脉，至春天就要生病，倘若弦脉太甚，就会立即生病。秋时脏真之气高藏于肺，肺脏主藏皮毛之气。冬时的脉象，沉石而有柔和之象的是平脉，如果石多而柔和的胃气少，就主肾脏有病。假如但见石脉而无胃气，就要死亡；若沉石脉中兼见钩象，至夏天就要生病；倘若钩脉太甚了，就会立即生病。冬时脏真之气下藏于肾，肾脏主藏骨髓之气。

中医学认为脾胃为后天之本，气血生化之源。所以，人的正常脉气也是禀受于胃的，有了胃气才有人的正常脉气。脉象中没有胃气是与正常人逆反的征象，预示死亡。中医认为脉象随着四时的变化而呈现出春弦、夏钩、秋毛、冬石的特点。由于正常人的脉气禀受了胃气，在胃气的覆卫下的春弦、夏钩、秋毛、冬石，实际上是微弦、微钩、微毛、微石。这才是正常的脉象，是有胃气的脉象。如果相反，弦、钩、毛、石占的比重大而胃气比重小，则是肝、心、肺、肾有病；如果只有弦、钩、毛、石而无胃气则是死症。因为胃气已绝。

如果在某一季节出现了其他季节应该出现的脉象，则预示在未来的那个季节发病；如果这种脉象已经很严重，则当时就病。这是因为本脏气弱被所克制的脏所伤。如春天的正常脉象是微见弦象，如果出现了微毛的脉象，到秋天会发病；如果这种毛象非常明显则当时就会生病。

五脏藏有真精，即本文所谓的"脏真"是生命活动的基础。由于五脏的功能各异，所以"脏真"在五脏的作用方式也不同。本文用了不同的名词来表达这种差异。肝属木，木具有疏散、调达之性，所以说"脏真散于肝"；心属火，火具有扩张、通达之性，所以说"脏真通于心"；脾属土，脾土具有运化水谷之功，水性濡润，所以说"脏真濡于脾"；肺属金，在五脏中其位最高，所以说"脏真高于肺"；肾属水，在五脏中其位最低，所以说"脏真下于肾"。

虚里诊

胃之大络，名曰虚里。贯鬲络肺，出于左乳下，其动应手，脉宗气 [1] 也。盛喘数绝者，则病在中；结而横，有积矣；绝不至曰死。乳之下，其动应衣，宗气泄也。

【注释】

　①宗气：胃为十二经之海，虚里为众脉之气所聚，故曰宗气。宗，聚集之意。

【细读】

胃经的大络，叫作虚里。其络出于左乳下，贯膈而上络于肺，其脉搏动应手，这里可以反映宗气的状况。倘若跳动急剧，而时兼断绝，这是病在膻中的征候；若见跳动时止，位置横移的，主病有积块；倘若脉绝不至，就要死亡。如果乳下虚里处脉搏动剧振衣，是宗气外泄的现象。

根据中医经络学说，人体纵向分布的血脉，称为"经"（经脉）。横向分布的称为"络"（络脉），"络"是从"经"分别出来的。人体主要的"络"有十五个，称为"十五络"。但这里的胃之大络——虚里并不在"十五络"之内。

虚里，位于左乳下，心尖搏动处。胃之大络为什么称为"虚里"？未见诸家说明。这里谈谈个人浅见。"里"字，由"田"和"土"组成，从字形可见，田是指四周有边界，中间被分割为若干区域的土地。古代长度单位三百步为一里；而三百步长，三百步宽的地方为一方里，也简称"里"。后来规定，五家为邻，二十五家为里。大概也是因为一方里的土地上可以居住二十五家吧。所以，"里"有民居，人所聚居之处的意思。语言中的"乡里"一词可证。人生活在大地之上，土为万物之母，胃气属土。"虚"是空虚、冲虚的意思，如《老子》说："冲气以为和也。"所以说，"虚"是气的根本性质，气性冲虚。胃之大络为胃的气血集中聚集之处，如同人群聚居在一起，所以称为"里"；气性冲虚，所以称为"虚"。因此用"虚里"一词命名"胃之大络"。

《内经》认为"宗气"是人体非常重要的"气"，是诸气的根本。《灵枢·邪客》说："宗气积于胸中，出于喉咙，以贯心脉，而行呼吸焉。"《灵枢·刺节真邪》："宗气留于海，其下者注于气街，其上者走于息道。"可见，"宗气"主要积聚在胸中，与呼吸的关系最为密切。"宗"是祖宗、根本的意思。顾名思义，"宗气"就是最根本、最尊贵的气。包括营气、卫气、五脏之气等气都是从"宗气"化生而来。"宗气"后人也称为"大气"。从本篇看，"宗气"的生成也离不开"胃"所受纳腐熟的水谷之气，所以，"宗气"主要从胃的大络——虚里反映出来。通过诊察"虚里"可以判断"宗气"的强弱。

所谓"盛喘数绝者"，这里的"喘"不是喘息之"喘"，而是对心脏搏动状态的形容。形容心跳速度极快，就像气喘一样，而且时时又断绝停跳，这是病在膻中。所谓"结而横"，脉象搏动慢，而且时有停止，称为"结"。"结"有凝结、结束、停止的意思。一般情况下气血在脉管中运行如河水流动，在医家的手指之下应该有顺流而动之感。如果感到脉动横逆于指下，就像洪水暴涨时河水外溢堤岸的感觉，这就是"横"

脉。结而见横是胃中有积聚的脉象。

寸口太过与不及之脉及主病

欲知寸口^① 太过与不及。寸口之脉中手短者，曰头痛。寸口脉中手^② 长者，曰足胫痛。寸口脉中手促上击^③ 者，曰肩背痛。寸口脉沉而坚者，曰病在中。寸口脉浮而盛者，曰病在外。寸口脉沉而弱，曰寒热及疝^④ 瘕少腹痛。寸口脉沉而横，曰胁下有积，腹中有横积痛。寸口脉沉而喘，曰寒热。脉盛滑坚者，曰病在外。脉小实^⑤ 而坚者，曰病在内。脉小弱以涩，谓之久病。脉滑浮而疾者，谓之新病。脉急^⑥ 者，曰疝瘕少腹痛。脉滑曰风，脉涩曰痹。缓而滑曰热中^⑦。盛而紧^⑧ 曰胀。脉从阴阳，病易已；脉逆阴阳，病难已。脉得四时之顺，曰病无他；脉反四时及不间脏，曰难已。

【注释】

①寸口：也称气口或脉口。②中（zhòng）手：指脉象的搏动力冲击手指的感觉。③促上击：脉独盛于寸口，指下有短促迫疾的感觉。④疝（shàn）：疝气。⑤小实：指脉象有凝聚固结的感觉。⑥脉急：脉紧。⑦缓而滑曰热中：脉来纵缓滑利是内有积热的阳热有余之证。⑧盛：脉的气势有余。紧：脉象绷急。

【细读】

本节论述了寸口脉太过与不及的脉象及其主病。最后，阐明脉象与四时阴阳的关系。脉顺四时阴阳的，疾病容易痊愈，相反，则难以治疗。体现了中医学天人相应的时间医学的特质。

如何诊寸口的太过与不及呢？寸口脉反映在手指感觉短的，是头痛的病；感觉长的，是足胫痛的病；感觉短促急迫，有上无下的，是肩背痛的病；感觉沉紧的，是疾病在内；感觉浮盛的，是疾病在外；感觉沉弱的，是寒热及疝瘕积聚少腹痛的病；感觉沉紧并有横斜的形状，是胁下，腹中有横积作痛的病；感觉沉而喘的，是发寒热的病。脉象盛滑而坚紧的，病是比较重了，是在外的六腑之病；脉象小实而坚的，病是比较重了，是在内的五脏之病。脉来小弱而且涩的，是久病；脉来浮滑而且快的，是新病。脉来绷急的，是病疝瘕少腹作痛的病。脉来滑利的，是风病。脉来涩滞的，是痹病。脉来缓滑的，是热中的病。脉来盛紧的，是腹胀的病。脉顺阴阳，疾病容易痊愈；否则，疾病就不易好了。脉与四时相应为顺，即使患病，也无其他危险，如脉与四时相反，疾病是难以痊愈的。

疝，字从"疒"（nè），从"山"。"疒"泛指一切疾病，"山"表示疾病的症状如山。张志聪《素问集注·大奇论》引子繇之说，云："疝字从山，有艮止高起之象。"《艮》是八卦之一，代表"山"，所以，张志聪说有"高起之象"。从文字发生看，古人对自然界的"山"之象有了认识，遂造"山"字。在认识疾病时，见到身体某部位有突起如山之病，依取象比类，亦称为"山"。后来，为了区别自然之山与疾病之山，加了"疒"，而成"疝"。

瘕（jiǎ），是腹中积块。中医把有形可见的体内积块称为"癥瘕"。如果仔细分辨，"癥"与"瘕"是不一样的。"癥"是由血瘀痰凝而成的实性病变，"瘕"则是积气凝聚而成的虚性病变。"瘕"就是"假"的意思。与实体性疾病相对的"虚假"病变。

不间脏，指相克而传。如心病传肺是火克金、肝病传脾是木克土等。五行之间，连续的两行之为相生关系，间隔一行的两行之间为相克关系。如木、火、土之间，木生火而克土。间脏就是五行属性相间隔的两个脏。在疾病过程中，间脏相传还是比较轻的。因为传的是在生理状态下本脏就能克制的脏。如果不是间脏而传，则病情就比较重了。

尺肤诊及主病

臂多青脉，曰脱血。尺缓脉涩，谓之解㑊①安卧。尺热脉盛，谓之脱血。尺涩脉滑，谓之多汗。尺寒脉细，谓之后泄。脉尺粗常热者，谓之热中。

【注释】

①解（xiè）㑊（yì）：懈怠、懒于行动。解，通"懈"。㑊，古"腋"字，从"大"即"人"，从"八"，指人的腋下部位。㑊字的本意与人有关，与"人"组合为㑊表示懈怠，懒惰。

【细读】

尺肤诊是上古时期中医学诊断疾病的重要方法。尺肤是前臂内侧的皮肤，通过对尺肤的观察结合脉象变化对于诊断疾病具有意义。手臂多见青脉，主失血之证。尺肤缓而脉见涩象，主倦怠无力，喜卧。尺肤热而脉来盛，主大失血。尺肤涩，脉来滑，主多汗。尺肤寒，脉来细、主大便泄泻。尺肤粗，脉气常显热者，主热在里。

通过上文所述的臂多青脉、尺寒、尺热、尺缓、尺涩、尺粗的描述可知，尺肤诊的内容主要包括观察尺肤的颜色、寒热以及触手的质感等方面。观察颜色属于望诊，而寒热、质感等则属于切诊。所以，尺肤诊的内容包括望闻问切四诊中的望诊和切诊两项。

原文最后一句"脉尺粗常热"的意思是"脉常热尺粗"。这种表达方式属于文言修辞手法中"分承"中的"错承"。所谓"分承"是从语义上后边数语分别承接前边数语，组成几套平行的结构，表示几个不同的意思，这种修辞手法叫作分承。分承包括顺承和错承两种形式。用公式表示顺承：ABCabc，其表达的实际意思是：AaBbCc。如"耳目聪明"的意思是"耳聪目明"。错承：ABba，其表达的实际意思是：AaBb。

真脏脉见之死日

肝见庚辛死①，心见壬癸死，脾见甲乙死，肺见丙丁死，肾见戊己死。是谓真脏见，皆死。

【注释】

① 肝见庚辛死：肝的真脏脉出现，至庚辛日当死。"肝"指肝之真脏脉。肝属木，庚辛属金，金为木之所不胜，故"肝见庚辛死"。余同理。

【细读】

肝之真脏脉出现，至庚辛日死。心之真脏脉出现，至壬癸日死；脾之真脏脉出现，至甲乙日死。肺之真脏脉出现，至丙丁日死。肾之真脏脉出现，至戊己日死。这就是真脏脉出现死亡的日期。

甲、乙、丙、丁、戊、己、庚、辛、壬、癸，称为"天干"，是古人用来计年月日时的概念。天干与五行配属关系是：甲乙属木，丙丁属火，戊己属土，庚辛属金，壬癸属水。因为五行之间有生克关系，所以，当出现"真脏脉"时，其被克制的日子脏气更加衰竭而死。

真脏脉是中医学的重要概念。脉象随着四时阴阳的变化而有弦、洪（钩）、毛（浮）、石（沉）的不同，但由于正常人有胃气的覆卫，脉象见微弦、微洪、微毛、微石之象。人在生病时，由于病气亢盛，胃气不足，会出现各种异常脉象。如果病情不是很严重，脉象的异常不太严重，还能感受到一定的柔和之象，也就是病人还有胃气。如果完全没有一点柔和之象，而尽显弦、洪、毛、石等异常脉象，就称为"真脏脉"。真脏脉是不能出现的，出现则必死。好比人的内脏是不能暴露在外的，内脏外露，人必死亡。

脉逆四时

脉有逆从^①四时，未有脏形，春夏而脉瘦^②，秋冬而脉浮大，命曰逆四时也。风热而脉静；泄而脱血，脉实；病在中，脉虚；病在外，脉涩坚者。皆难治，命曰反四时也。

【注释】

①逆从：即逆，"逆从"偏义复词。②脉瘦：脂脉沉细而小。

【细读】

脉有逆四时的，就是当其时不出现主时之脏的脉象，却反见他脏的脉，如春夏的脉反见瘦小，秋冬的脉反见浮大，这就叫作逆四时。风热的脉应该躁，反见沉静；泄泻脱血的病，脉应该虚，反见实脉；病在内的，脉应实而反见虚；病在外的，脉应浮滑，反见涩坚。这样的病都难治，是因为违反了四时。

人与天地自然相应，随着四时的变化五脏交替主时，呈现出主时之脏的脉象。相反，如果不出现主时之脏的脉象，而出现了相反的脉象，就是脉逆四时。《素问·玉机真脏论》说："所谓逆四时者，春得肺脉，夏得肾脉，秋得心脉，冬得脾脉，其至皆悬绝沉涩者，命曰逆。四时未有脏形，于春夏而脉沉涩，秋冬而脉浮大，名曰逆四时也。"所谓脉与四时相逆，就是春得肺脉，夏得肾脉，秋得心脉，冬得脾脉，而且脉来的时候都是独见而沉涩，这就叫逆。五脏脉气未能随四时变化显现于外。在春夏季节里，反见沉涩的脉象；在秋冬季节里，反见浮大的脉象，这都叫作逆四时。

另外，某些疾病出现与其疾病性质相反的脉象也是反四时。如风热应脉数而脉静，泄泻脱血脉应虚而反实，邪气在内脉应实而反虚，病在外脉应坚实而反涩坚。这些都是难治之证。

脉无胃气

人以水谷为本，故人绝水谷则死，脉无胃气亦死。所谓无胃气者，但得真脏脉，不得胃气也。所谓脉不得胃气者，肝不弦，肾不石也。

【细读】

人以五谷和水液为生命活动的营养和动力源泉，没有水谷的供给人就会死。而水谷的运化在于胃，五脏精气也都是由胃所化生，而胃气由水谷滋生，所以人以水谷为本，胃绝水谷则死，脉没有胃气也是死。没有胃气就是出现真脏脉，而无柔和之气。不仅柔和的脉象为胃气所生，即便是"真脏脉"也是胃气所生的。根据《素问·玉机真脏论》的说法："脏气者，不能自致于手太阴，必因于胃气，乃至于手太阴也，故五脏各以其时，自为而至于手太阴也。"意思是说五脏之气不能自己到达手太阴肺经的寸口脉，必须凭借着胃气才能到达手太阴，所以各脏各自在其主时的时候借着胃气到达手太阴肺而显现于寸口。春弦、夏洪、秋毛、冬石，都是禀受了胃气形成的。所以，经文才说，脉无冲虚柔和胃气，肝脉不见弦象，肾脉不见石象。

三阳脉象

少阳脉至，乍数乍疏，乍短乍长；阳明脉至，浮大而短；太阳脉至，洪大以长。

【细读】

本节论述了少阳、阳明、太阳三阳脉与自然界阳气活动相应的脉象特征。少阳主正月、二月，这时自然界的阳气还比较微弱；人与天地相应，这时的脉象进退未定，呈现乍密乍疏，乍短乍长之象。"数"有密的意思。春天的气候特点是乍暖还寒，所以脉象就呈现出乍密乍疏，乍短乍长之象。阳明主三月、四月，这时自然界阳气还未盛大，阴气还存在，脉虽浮大而仍兼短象。短象是阴气还在的表征。太阳主五月、六月，此时自然界的阳气大盛，人的脉象呈现洪大而长之象。

五脏平脉、病脉、死脉

夫平心脉来，累累^①如连珠，如循琅玕^②，曰心平，夏以胃气为本。病心脉来，喘喘连属^③，其中微曲，曰心病。死心脉来，前曲后居^④，如操带钩，曰心死。

平肺脉来，厌厌聂聂^⑤，如落榆荚^⑥，曰肺平，秋以胃气为本。病肺脉来，不上不下，如循鸡羽^⑦，曰肺病。死肺脉来，如物之浮，如风吹毛，曰肺死。

平肝脉来，软弱招招^⑧，如揭^⑨长竿末梢，曰肝平，春以胃气为本。病肝脉来，盈实而滑，如循长竿，曰肝病。死肝脉来，急益劲，如新张弓弦，曰肝死。

平脾脉来，和柔相离^⑩，如鸡践地^⑪，曰脾平。长夏以胃气为本。病脾脉来，实而盈数，如鸡举足^⑫，曰脾病。死脾脉来，锐坚如乌之喙^⑬，如鸟之距^⑭，如屋之漏^⑮，如水之流^⑯，曰脾死。

平肾脉来，喘喘累累如钩，按之而坚，曰肾平，冬以胃气为本。病肾脉来，形如引葛^⑰，按之益坚，曰肾病。死肾脉来，发如夺索^⑱，辟辟如弹石^⑲，曰肾死。

【注释】

①累累：连续不断。②琅（láng）玕（gān）：石而似玉，这里比喻脉的圆滑之象。③喘喘连属：形容脉来如气喘吁吁的样子。④前曲后居：形容心脉失去冲虚柔和之气，但钩无胃之象。⑤厌厌聂聂：吴昆："翮翻之象，浮薄而流利也。"厌厌，禾苗美盛貌。聂聂，轻虚和平貌。⑥如落榆荚：形容脉象轻浮和缓。⑦如循鸡羽：吴昆："如循鸡羽，涩而难也。"⑧招（tiáo）招：形容竿梢长而软。⑨揭：举。⑩和柔相离（lì）：按之柔和有神。离，通"丽"，附着。⑪如鸡践地：形容如鸡足踏地，和缓从容的脉象。⑫如鸡举足：汪机："践地，是鸡不惊而徐行也。举足，被惊时急行也。况实数与轻缓相反，彼此对看，尤为明白。"形容脉象疾而不缓。⑬如乌之喙：坚曲之意。喙，嘴。⑭如鸟之距：如鸟距有钩。距，鸟爪。⑮如屋之漏：脉象如屋漏水，点滴无伦次。⑯如水之流：如水流去而不返。⑰引：牵引。葛：葛藤，茎蔓生。⑱发如夺索：吴昆："两人争夺其索，引长而坚劲也。"即长而坚劲的意思。⑲辟辟如弹石：高世栻："辟辟，来去不伦也。如弹石，圆硬不软也。"形容脉象坚实。

【细读】

本节论述了心、肺、肝、脾、肾五脏的平、病、死脉之象，是判断健康、疾病、死亡的重要参考标准。

心脉来时，像一颗颗珠子，连续不断地流转，如抚摩圆滑的琅玕，这是正常的平和之脉，夏时是以胃气为本的。如果心脏有了病，脉就显出非常急数，带有微曲之象，这是病脉。如果脉来前曲后居，如执带钩一样，全无和缓之意，这是死脉。肺脉来时，轻浮虚软，像吹榆叶一样，这是正常的平和之脉，秋季是以胃气为本。如果脉来上下，如抚摩鸡的羽毛一样，毛中含有坚劲之意，这是病脉。如果脉来如草浮在水上，如风吹毛动般轻浮不定，就是死脉。肝脉来时，像举着竿子，那竿子末梢显得长而软，这是正常的平和之脉，春季是以胃气为本。如果脉来满指滑实，像抚摩长竿一样，这是病脉。如果脉来急而有劲，像新拉开的弓弦似的，这是死脉。脾脉来时，和柔相附有神，像鸡爪落地一样和缓，这是正常的平和之脉。长夏季节是以胃气为本的。如果脉来充实而数，像鸡往来急走，就是病脉。如果脉来如雀啄、如鸟跃跳之快速，如屋漏水一样点滴无伦，如水流之速，这是死脉。肾脉来时，连绵小坚圆滑，有如心之钩脉，按之坚如石，这是正常的平和之脉，冬时是以胃气为本的。如果脉来形如牵引葛藤，按之更坚，这是病脉。如果脉来像解索一般，数而散乱，又像弹石一样，急促而坚硬，这是死脉。

玉机真藏论篇第十九

玉机，有珍重之意；真藏，指脉来无胃气。本篇论五脏脉与四时的关系、脉有胃气的状态、五脏疾病的传变、五脏的虚实，以及一些其他诊察方法等。其中尤以论脉为重点；而脉息的变化，又以胃气为最要紧，「有胃则生，无胃则死」。无胃气之脉叫真脏脉，真脏脉见，是死症。篇名之所以为《玉机真藏论》，张介宾认为：「玉机，以璇玑玉衡，可窥天道，而此篇神理，可窥人道，故以并言，而实则珍重之辞也。」

春脉弦之象及太过与不及

黄帝问曰：春脉如弦，何如而弦？岐伯对曰：春脉者肝也，东方木也，万物之所以始生也。故其气①来，软弱轻虚而滑，端直以长，故曰弦。反此者病。帝曰：何如而反？岐伯曰：其气来实而强，此谓太过②，病在外；其气来不实③而微④，此谓不及⑤，病在中。帝曰：春脉太过与不及，其病皆何如？岐伯曰：太过则令人善忘，忽忽眩冒而巅疾⑥；其不及，则令人胸痛引背，下则两胁胠⑦满。帝曰：善。

【注释】

①气：指脉气。②太过：是说脏气大盛。③不实：脉不充盈。④微：脉来微弱。⑤不及：是说脏气不足。⑥巅疾：巅顶的病，如头痛。⑦胠（qū）：腋下胁肋部位。

【细读】

黄帝问道：春天的脉象如弦，那么怎样才算弦呢？岐伯答说：春脉是肝脉，属东方的木，是万物开始萌生的气象，因此它的脉气弱软轻虚而滑，正直而长，所以叫弦。与此相反，就是病脉。黄帝问：什么叫与此相反呢？岐伯答说：脉气来时，实而且弦，这叫作太过，主病在外；脉气来时不实而且微弱，这叫作不及，主病在内。黄帝问：春脉太过与不及，都能够发生什么病变呢？岐伯回答说：太过了，会使人善忘，恍惚不适，目眩昏闷头痛；如果不及，会使胸部疼痛，牵引背部，向下两胁胀满。黄帝说：说得好。

本节详细地论述了春脉弦的形象以及太过与不及的形象和主病。在对脉象的分类中体现了平（正常）、太过、不及的三分法。这是古人通过对自然万物长期的观察发现的事物存在的三种基本状态。我们比较熟悉对事物的二分法。因为事物存在着普遍的阴阳对待的状态。实际上，平、太过、不及也是事物存在的普遍状态，因此这种三分法也具有普遍意义。孔子曾经根据人的智力和道德水平把人分为中人、中人以上和中人以下三类。孔子又说过"过犹不及"。这句话实际上是以存在中、过、不及为前提的。

这种三分法也是中医学认识论的重要方法。五运六气学说认为五运主岁就有太过、不及和平气的不同。脉象也有平脉和太过、不及之异。无论是自然还是人事，中、平都属于大量的常态，而太过、不及都属于少量的变态。因此，一般而言，中、平是人们努力追求的价值目标，而太过、不及则是人们避免的消极目标。当然，也有极少数的"太过"是人所希望的，如智力的超长，道德极其高尚的圣贤等。这些虽然是人们希望的，但在现实中永远没有普遍性。另外，从人们占有财富的多少说，人们都希望自己是占有大量财富的少数者之一，但就社会而言，只有财富中等的中产阶级占多数，社会才是稳定的。

平、过、不及的三分法具有重要的方法论意义。儒家道德修养的核心就是调整人性中的太过或不及使之合乎中庸之道。人的先天禀赋是有差异的，或太过或不及，这会对个人、他人甚至社会造成消极影响，应该以补其不及抑其有余的方法使之趋近于中道。《论语》中记载了一个有名的案例。子路问孔子："听到一句有益的话是不是应该马上付诸行动？"孔子说："有父亲兄长在，怎么能马上付诸行动？"冉求也问孔子这句话，孔子说："听到了就应该马上行动！"孔子的一个弟子公西华不解地问，为什么两个人问同一个问题，老师给出了完全相反的答案呢？孔子说："子路这个人性格太急，所以要压压他；冉求这个人性子慢，所以要鼓励他！"中医也是根据病人的脉证而补不足，泻有余，治疗疾病。即便是今天，平、过、不及的三分法对于我们的工作仍然具有指导意义。

夏脉钩之象及太过与不及

帝曰：夏脉如钩，何如而钩？岐伯曰：夏脉者心也，南方火也，万物之所以盛长也。故其气来盛去衰，故曰钩。反此者病。帝曰：何如而反？岐伯曰：其气来盛去亦盛，此谓太过，病在外；其气来不盛去反盛，此谓不及，病在中。帝曰：夏脉太过与不及，其病皆何如？岐伯曰：太过则令人身热而骨痛，为浸淫 ①；其不及则令人烦心，上见咳唾，下为气泄 ②。帝曰：善。

【注释】

　　① 浸淫：浸淫疮。其病因为湿热之邪浸润弥漫，故称"浸淫"。② 气泄：失气，俗称放屁。

【细读】

　　黄帝问：夏天的脉象如钩，那么怎样才算钩呢？岐伯答说：夏脉就是心脉，属于南方的火，具有万物繁盛长大的气象。因此脉气来时充盛，去时反衰，犹如钩的形象，所以叫作钩脉。与此相反，是病脉。黄帝说：什么是与此相反呢？岐伯说：其脉气来时盛去时也盛，这叫太过，主病在外；脉气来时不盛，去时反而充盛，这叫不及，主病在内。黄帝说：夏脉太过与不及，都会发生什么病变呢？岐伯说：太过会使人发热，骨痛、发生浸淫疮；不及会使人心烦，在上部会发生咳唾，在下部会发生失气。黄帝说：说得好。

秋脉浮之象及太过与不及

　　帝曰：秋脉如浮，何如而浮？岐伯曰：秋脉者肺也，西方金也，万物之所以收成也。故其气来，轻虚以浮，来急去散，故曰浮。反此者病。帝曰：何如而反？岐伯：其气来，毛而中央坚 ①，两傍虚，此谓太过，病在外；其气来，毛而微，此谓不及，病在中。帝曰：秋脉太过与不及，其病皆何如？岐伯曰：太过则令人逆气而背痛，愠愠 ② 然；其不及，则令人喘，呼吸少气而咳，上气见血，下闻病音 ③。帝曰：善。

【注释】

　　① 毛：指脉气来时，轻浮如毛。中央坚：中央坚实。② 愠（yùn）愠：愠，微怒，不快。愠愠连用是形容词，这里指气郁不舒。③ 病音：喘息的声音。

【细读】

　　黄帝问：秋天的脉象如浮，那么怎样才算浮呢？岐伯答说：秋脉是肺脉，属西方的金，具有万物收敛结成果实的气象；因此脉气来时，轻虚而且浮，来急去散，所以叫作浮脉。与此相反，就是病脉。黄帝说：什么是与此相反呢？岐伯回答说：其脉气来时浮软而中央坚实，两旁虚空。这叫太过，主病在外；其脉气来浮软而微，这叫不及，主病在里。黄帝说：秋脉太过和不及，都会发生什么病变呢？岐伯说：太过会使人气逆，背部作痛，郁闷而不舒畅；如果不及，会使人喘呼咳嗽，在上部会发生气逆出血，在下的胸部则可以听到喘息的声音。黄帝说：说得好。

冬脉营之象及太过与不及

帝曰：冬脉如营，何如而营？岐伯曰：冬脉者肾也，北方水也，万物之所以合藏也。故其气来沉以濡，故曰营。反此者病。帝曰：何如而反？岐伯曰：其气来如弹石^①者，此谓太过，病在外；其去如数^②者，此谓不及，病在中。帝曰：冬脉太过与不及，其病皆何如？岐伯曰：太过则令人解㑊，脊脉痛，而少气，不欲言；其不及则令人心悬如病饥，䏚^③中清，脊中痛，少腹满，小便变。帝曰：善。

【注释】

①弹石：指脉气来有如以手弹击石头的感觉。②如数：脉虚软。这里的"数"不是实热之证出现的快而有力的脉象，而是虽快而虚软无力，所以说"如数"。③䏚（miǎo）：胁肋下空软处。䏚字，从肉，从少，就是肉少，所以指胁肋下空软处。

【细读】

黄帝问：冬天的脉象如石，那么怎样才算石呢？岐伯说：冬脉是肾脉，属于北方的水，具有万物闭藏的气象。因此脉气来时沉而濡润，所以叫作石脉。与此相反，就是病脉。黄帝说：什么是与此相反呢？岐伯说：其脉气来时如弹石击手，这叫太过，主病在外；如果脉象浮软，这叫不及，主病在里。黄帝说：冬脉太过与不及，发生什么病变？岐伯说：太过会使人身体倦怠，腹痛、气短，不愿说话；不及会使人的心像饥饿时一样感到虚悬，胁肋下空软部位清冷，脊骨痛，小腹胀满、小便变色。黄帝说：说得好。

脾之平脉与病脉

帝曰：四时之序，逆从之变异也，然脾脉独何主？岐伯曰：脾脉者土也，孤脏以灌四傍者也。帝曰：然则脾善恶，可得见之乎？岐伯曰：善者不可得见，恶者可见。帝曰：恶者何如可见？岐伯曰：其来如水之流者，此谓太过，病在外；如鸟之喙者，此谓不及，病在中。帝曰：夫子言脾为孤脏，中央土以灌四傍，其太过与不及，其病皆何如？岐伯曰：太过则令人四支不举；其不及则令人九窍不通，名曰重强①。

【注释】

① 重（chóng）强（jiāng）：脾病则身体皆重，舌本强，所以说四肢不举及九窍不通。身体重，为一强；舌本强为二强，故曰"重强"。这里的"强"不是强大的强，而是僵硬、沉重的意思。

【细读】

黄帝说：四时的顺序，是导致脉象逆顺变化的根源。所谓"逆顺"就是正常与异常之意。异常的脉象与四时顺序相反，所以称"逆"；正常的脉象与四时顺序相符，所以称"顺"。但是脾脉主哪个时令呢？岐伯说：脾属土，是个独尊之脏，它的作用是用来滋润四旁的其他脏腑的。黄帝说：那么脾的正常与否，可以看得出来吗？岐伯说：正常的脾脉看不出来，但病脉是可以看得出来的。黄帝说：那么脾的病脉是怎样的呢？岐伯说：其脉来时，如水流动，这叫太过，主病在外；其脉来时，如鸟啄食，这叫不及，主病在里。黄帝说：您说脾是孤脏，位居中央属土，滋润四旁之脏，那么它的太过与不及，都会发生什么病变呢？岐伯说：太过会使人四肢不能举动，不及会使人九窍不通，身重而不自如。

本节在以上四节论述心、肺、肝、肾平脉与太过、不及之脉的基础上，论述了脾的平脉与太过、不及的病脉。与心、肺、肝、肾不同的是，脾的平脉并没有特异的脉象。这是因为脾为"孤脏以灌四傍者也"。明代医家张介宾说："脾属土，土为万物之本，故运行水谷，化津液以灌溉于肝心肺肾四脏者也。土无定位，分王四季，故称孤脏。"意思是脾属土，自然界中的土无处不在，生养万物；脾脏就是人身的土运行水谷，化生津液来灌溉心肺肝肾四脏。脾土不像其他四脏，没有特定季节和方位，而是分别旺盛于四季之末，所以，称"孤脏"。"孤脏"就是没有与之相匹配相对应的脏。而其他四脏，心属火，肾属水，二者相应；肺属金，肝属木。二者相应。

由于脾不单独主时，所以脾的平脉也是不可见的。就是经文所谓"善者不可得见，恶者可见"。正常的脾脉体现于四季的脉象中有柔软和缓之象，而不能单独出现，所以说"善者不可得见"。有病的脾脉则可单独出现，所以说"恶者可见"。

神转不迴

帝瞿然^①而起，再拜稽首^②曰：善。吾得脉之大要，天下至数。五色脉变，揆度奇恒，道在于一^③。神转不迴，迴则不转，乃失其机。至数之要，迫近以微，著之玉版，藏之脏府，每旦读之，名曰《玉机》。

【注释】

① 瞿（jù）然：惊异貌。② 稽（qǐ）首：古时一种跪拜礼，即叩头至地。③ 道在于一：为医之道在于气血神机的运转如一。一，指气血神机活动具有统一性。

【细读】

黄帝惊异地站了起来，跪拜后说：好！我已懂得了诊脉的根本要领和天下的至理。考察五色和四时脉象的变化，诊察脉的正常与异常，它的精要，归结在于一个"神"字。神的功用运转不息，向前不回，倘若回而不运转，就失去了生机。这是最重要的真理，是非常切近微妙的，把它记录在玉版上，藏在内府里，每天早上诵读，就把它叫作《玉机》吧。

"道在于一，神转不迴，迴则不转，乃失其机。"这句话是《内经》中非常重要的思想，可以说是中医学对生命本性的认识。这句话又见于《素问·玉版论要》。《内经》认为人的生命活动能够正常运行在于"神"的奇妙环转之机，即精气神之周而复始的循环运动。如果这一循环运动出现障碍（回），破坏了环转之机，人就会生病甚至死亡。所以，历代名医都非常重视"神转不迴，迴则不转"，认为是医道的关键。这里"转"与"迴"意思相反。从大的方面说，"迴"也是运转之意。但二者有微细差别。"转"是一直转下去，而"迴"则有"回顾""回望"之意，这些意思"转"是没有的。"转"是一直转下去，最后回归原点；而"迴"则是在运转的途中时时回顾，并不是一心一意地前行。"转"表示精气神按照一定的规律自然运转，而"迴"则有发生逆反，不能正常运行的情况。所以说"迴则不转，乃失其机"。"失其机"即失去正常运转之机理。而一切医学手段的最终目的都是恢复到"神转不迴"和气血神机的运转如一。

五脏病气的受、传、舍、死

五脏受气于其所生^①，传之于其所胜^②，气舍^③于其所生，死于其所不胜。病之且死，必先传行^④至其所不胜，病乃死，此言气之逆行^⑤也。肝受气于心，传之于脾，气舍于肾，至肺而死。心受气于脾，传之于肺，气舍于肝，至肾而死。脾受气于肺，传之于肾，气舍于心，至肝而死。肺受气于肾，传之于肝，气舍于脾，至心而死。肾受气于肝，传之于心，气舍于肺，至脾而死。此皆逆死也。一日一夜五分之^⑥，此所以占^⑦死者之早暮也。

黄帝曰：五脏相通，移皆有次，五脏有病，则各传其所胜。不治^⑧，法三月若六月，若三日若六日^⑨，传五脏而当死，是顺传所胜之次。故曰：别于阳者，知病从来；别于阴者，知死生^⑩之期，言至其所困而死。

【注释】

①五脏受气于其所生：五脏所受的病气，来源于它所生的脏。气，指病气。②传：指病气相传。所胜：所克之脏。③舍：留止。④传行：指病气的传变。⑤气之逆行：指病气的逆传。⑥一日一夜五分之：一昼夜分为五个阶段，配合五脏：平旦属肝，日中属心，薄暮属肺，夜半属肾，午后属脾。⑦占：推测，预测。⑧不治：不及时治疗。⑨法三月若六月，若三日若六日：全句指患病传变过程的快慢。⑩死生：偏意复词，指死。

【细读】

《内经》认为五脏病变的发生、传变是根据五行生胜关系进行的。五脏所受的病气来源于它所生之脏，传给它所克之脏，留止在生己之脏，死于克己之脏。当病到了要死的时候，必先传到克己之脏，病人才死，这就是病气逆行的情况。肝受病气于心，传行到脾，其病气留止于肾，传到肺就死了。心受病气于脾，传行到肺，病气留止于肝，传到肾就死了。脾受病气于肺，传行到肾，病气留止于心，传到肝就死了。肺受病气于肾，传行到肝，病气留止于脾，传到心就死了。肾受病气于肝，传行到心，病气留止于肺，传到脾就死了。这都是病气逆行的情况，以一昼夜的时辰来归属五脏，就可推测出死亡的大体时间。

黄帝说：五脏是相通的，病气的转移，都有它的次序。五脏如果有病，就会传给各自所克之脏，若不及时治疗，那么多则三个月、六个月，少则三天、六天，只要传遍五脏就必死。这是指顺所克次序的传变。所以说：能够辨别外证，就可知病在何经，能够辨别里证，就可知危在何日，就是说某脏到了它受困的时候，就死了。

风寒之病的传变

是故风者百病之长也①。今风寒客于人，使人毫毛毕直，皮肤闭而为热，当是之时，可汗而发也；或痹不仁肿痛，当是之时，可汤熨及火灸刺而去之。弗治，病入舍于肺，名曰肺痹，发咳上气。弗治，肺传之肝，病名曰肝痹，一名曰厥，胁痛出食，当是之时，可按若刺耳。弗治，肝传之脾，病名曰脾风，发瘅②，腹中热，烦心出黄③，当此之时，可按可药可浴。弗治，脾传之肾，病名曰疝瘕，少腹冤热④而痛，出白，一名曰蛊⑤，当此之时，可按可药。弗治，肾传之心，筋脉相引而急，病名曰瘛⑥，当此之时，可灸可药。弗治，满十日，法当死。肾因传之心，心即复反传而行之肺，发寒热，法当三日死，此病之次也。

【注释】

①风者百病之长也：六淫之气始于风，故称之为"长"。②发瘅：发黄。吴昆："瘅，热中之名。"③出黄：小便黄。④冤热：蓄热。热极而烦闷。⑤蛊：病名。指病深日久，形体消瘦，精神萎靡，如虫食物故名。蛊，繁体字作"蠱"。表示很多虫子腐蚀了器物。⑥瘛（chì）：指筋脉拘急相引一类的病。

【细读】

风为六淫之首，所以说它是百病之长。风寒侵入了人体，就会使人的毫毛都立起来，皮肤闭塞，内里发热。这时，可以用发汗的方法治愈。有的会出现麻痹不仁、肿痛等症状，此时可用热敷、火、灸或针刺等方法治愈。如果耽误了，病气就会传行并留止于肺部，这就是肺痹，发为咳嗽上气。如果还不治疗，就会从肺传到肝，这叫肝痹，也叫肝厥，会发生胁痛，不欲食等症状。这时，可用按摩或针刺等方法治疗，如果仍不及时治疗，病气从肝传到脾，这时的病叫作脾风，会发生黄疸、腹中热、烦心、小便黄色等症状。这时，可用按摩、药物和汤浴等方法治疗。如再不及时治疗，病气从脾传到肾，这时的病叫疝瘕，会出现少腹蓄热作痛、小便白浊等症状，又叫作蛊病。这时，可用按摩、药物等方法治疗。如继续耽误下去，病气从肾传到心，就会出现筋脉相引拘挛的症状，叫作瘛病。这时，可用艾灸、药物来治疗。如仍治不好，十天以后，就会死亡。倘病邪由肾传到心，心又反传到肺脏，又发寒热，三天就会死亡，这是疾病传递的次序。

本节以风寒侵袭为例，论述了病邪的传变规律。风寒侵袭人体首先犯及皮肤，如果不能治愈会传入肺。因为肺主皮毛。病气在肺不能治愈就会传入肝。因为肺属金，肝属木，金克木，病气容易传入。病气在肝不能治愈就会入脾。因为肝属木，脾属土，木克土。病气在脾不能治愈就会传入肾。因为肾属水、脾属土，土克水。病气在肾不能治愈就会传入心。因为心属火，肾属水，水克火。在心不能治愈就会再传回肺。

传不以次

然其卒发者，不必治于传，或其传化有不以次①，不以次入者，忧恐悲喜怒，令不得以其次，故令人有卒②病矣。因而喜则肾气乘③矣，怒则肺气乘矣，思则肝气乘矣，恐则脾气乘矣，忧则心气乘矣。此其道也。故病有五，五五二十五变，反其传化。传，乘之名也。

【注释】

①次：次序，顺序。②卒（cù）：通"猝"，突然。③乘：乘虚侵袭。

【细读】

但假如是猝然发病，就不必根据这个传变的次序治疗；而有的传变也不一定完全依着这个次序。忧、恐、悲（思）、喜、怒这五种情志就会使病气不按着这个次第传变，而突然发病。如过喜伤心，克它的肾气就因而乘之。怒伤肝，克它的肺气就因而乘之。过思伤脾，克它的肝气就因而乘之。过恐伤肾，克它的脾气就因而乘之。过忧伤肺，克它的心气就因而乘之。这就是疾病不依次序传变的规律。所以病虽有五变，但能够发为五五二十五变，这和正常的传化是相反的。传，是"乘"的别名。

《内经》认为除了按照五行生胜规律传变之外，还有不按照这一规律传变的。这主要是忧、恐、悲、喜、怒的情志刺激干扰造成的。

真脏脉

真肝脉至，中外急，如循刀刃责责然①，如新张弓弦，色青白不泽②，毛折③，乃死。真心脉至，坚而搏，如循薏苡子累累然④，色赤黑不泽，毛折，乃死。真肺脉至，大而虚，如以毛羽中人肤，色白赤不泽，毛折，乃死。真肾脉至，搏而绝，如指弹石辟辟然⑤，色黑黄不泽，毛折，乃死。真脾脉至，弱而乍数乍疏，色黄青不泽，毛折，乃死。诸真脏脉见者，皆死不治也。

【注释】

①责责然：刀作响的声音，即震震然。②不泽：不光润。③毛折：毛发枯损。④薏苡子：药名，即薏苡仁。累累然：形容心之真脏脉象短而坚实。⑤辟辟然：形容肾之真脏脉象沉而坚硬。

【细读】

本节形象地描述了五脏真脏脉的脉象以及兼见的死亡征象。肝脏的真脏脉来的时候，内外劲急如同循着刀刃震震作响，好像新张开的弓弦，面色显著青白而不润泽，毫毛也枯损不堪，是要死亡的。心脏的真脏脉来的时候，坚而搏指，像循摩薏苡仁那样小而坚实，面色显著赤黑而不润泽，毫毛也枯损不堪，是要死亡的。肺脏的真脏脉来的时候，洪大而又非常虚弱，像毛羽触人皮肤，面色显著白赤而不润泽，毫毛也枯损不堪，是要死亡的。肾脏的真脏脉来的时候，既坚而沉，像用指弹石那样硬得很，面色显著黑黄而不润泽，毫毛也枯损不堪，是要死亡的。脾脏的真脏脉来的时候，软弱并且忽数忽散，面色显著黄青而不润泽，毫毛也枯损不堪，是要死亡的。总而言之，凡是见了真脏脉，都是不治的死证。

真脏脉见则死之故

黄帝曰：见真脏曰死，何也？岐伯曰：五脏者，皆禀气于胃，胃者五脏之本也。脏气者，不能自致于手太阴①，必因于胃气，乃至于手太阴也。故五脏各以其时，自为而至于手太阴也。故邪气胜者，精气衰也。故病甚者，胃气不能与之俱至于手太阴，故真脏之气独见。独见者病胜脏②也，故曰死。帝曰：善。

【注释】

①手太阴：指寸口脉。②病胜脏：指邪气亢盛，正气衰竭。

【细读】

本节论述了真脏脉出现就会死亡的原因。黄帝说：见了真脏脉象，就要死亡，这是什么道理呢？岐伯说：五脏之气，都依赖胃腑的水谷精微来营养，所以胃是五脏的根本。五脏之气，不能直接到达手太阴的寸口，必须借助于胃气，才能到达手太阴寸口。所以五脏才能各自在一定的时候，以不同的脉象出现于手太阴寸口。这是因为五脏中的每一脏在每天都有各自主时，即相对其他脏功能旺盛的时候，在这时寸口就显现为该脏的脉象。如果邪气盛了，精气必然衰败，所以病气严重时，胃气就不能同脏气一起到达手太阴，那真脏脉就单独出现了。独见就是病气胜了脏气，那是要死亡的。黄帝说：说得好。

三部九候论篇第二十

本篇主要讨论三部九候的诊脉方法。三部指诊脉的部位即头、手、足上中下三部；九候是指每一部位中又分为天地人三候，三部综合，共得九候。从三部九候的脉象分析，以了解病情和判断预后，故篇名为《三部九候论》。诊脉何以「三部九候」这与古代的数理哲学有关。张景岳说：「天地虽大，万物虽多，莫有能出乎数者。」客观世界存在着数量关系，即数的规定性。古人很早就发现了这一现象，而且认为数是决定世界万物存在的本质力量，产生了对数的崇拜，进而发展为数理哲学，即以数理作为考察、认识世界的基本框架。中国文化「重数」以《周易》为代表，《易传》说：「极其数，遂定天下之象」「极数知来之谓占」。其后，《管子》《吕氏春秋》《礼记·月令》都有「重数」的传统。同样，数理哲学观念也成为《内经》观察世界的重要方法之一。表现在脉诊上就是「三部九候」理论。

问九候之要道

黄帝问曰：余闻九针[①]于夫子，众多博大，不可胜数。余愿闻要道，以属[②]子孙，传之后世。著之骨髓，藏之肝肺[③]。歃血[④]而受，不敢妄泄。令合天道，必有终始。上应天光[⑤]、星辰、历纪，下副四时、五行。贵贱更立，冬阴夏阳，以人应之，奈何？愿闻其方。岐伯对曰：妙乎哉问也！此天地之至数。

【注释】

①九针：此指九候。"针"疑是误字。②属：通"嘱"，嘱咐。③著之骨髓，藏之肝肺：形容深刻领会，铭记在心。"著"，有纳的意思。④歃（shà）血：古时盟誓的一种仪式。"歃"，饮。⑤天光：指日月。

【细读】

黄帝问说：我听了九候的道理，内容众多而广博，难以尽述。希望再听些主要的道理，以传给子孙，流传后世。我一定会把那些话铭刻在心，藏于肺腑。我发誓接受所学，不敢随便泄露，使它合于天道，有始有终，上应日月星辰节气之数，下合四时五行之变。就五行来说有盛有衰，就四时来说冬阴夏阳，那么人怎样才能够和这些自然规律相适应呢？希望听听具体的方法。岐伯说：问得好，这是天地间的至理啊！

九候之要道也就是九候的基本原理。原理是一切学问、技术能够形成的前提，是十分重要的，古人称为"要道"。古人把作为"要道"的这些基本原理奉为"神明"十分崇拜，在传授时常常是歃血为盟，以表示对接受的"要道"的负责、不随意外泄和发扬光大。"令合天道，必有终始，上应天光、星辰、历纪，下副四时、五行。"实际上是指出了"九候"这一要道的功用。从九候内容的表述可以看出其功用是与天道、四时、五行相符相应的。因此，才是"要道"。

天地至数

帝曰：愿闻天地之至数，合于人形血气，通决死生，为之奈何？岐伯曰：天地之至数，始于一，终于九[①]焉。一者天，二者地，三者人，因而三之，三三者九，以应九野。故人有三部，部有三候，以决死生，以处百病，以调虚实，而除邪疾。

【注释】

①始于一，终于九：数理哲学认为数始于一，而终止于九。九加一为十，十又是一的开始，所以说始于一终于九。最基本的数就是一至九，"一"为数之始，"九"为数之终。

【细读】

黄帝说：希望听听这天地间的至理，从而使它合于人的形体，通利血气，并决定死生。怎样才能做到呢？岐伯说：天地的至数，是从一开始，至九终止，一为阳，代表天，二为阴，代表地，人生天地之间，所以用三代表人。而天地人又合而为三，三三为九，与九野之数对应。所以人有三部脉，每部各有三候，根据它去决定死生，诊断百病，调和虚实，祛除疾病。

本节具体论述了"天地之至数"。所谓"至数"就是基本的"数"，这样的"数"古人认为有九个，即从一至九这九个自然数，而其中最重要的就是一、二、三。老子说："道生一，一生二，二生三，三生万物。"所以，一、二、三，就显现在万物之中。天是生成万物的总根源，一为阳，代表天；地由天分化而来，地要顺从于天，二为阴，代表地；人由天地所生，天一地二为三，三代表人。天地人又可以化合而为三，三三为九。这就是"三部九候"脉法产生的根据。

详论三部九候

帝曰：何谓三部？岐伯曰：有下部、有中部、有上部，部各有三候，三候者，有天、有地、有人也，必指而导之，乃以为真。故下部之天以候肝，地以候肾，人以候脾胃之气。帝曰：中部之候奈何？岐伯曰：亦有天、亦有地、亦有人。天以候肺，地以候胸中之气，人以候心。帝曰：上部以何候之？岐伯曰：亦有天、亦有地、亦有人。天以候头角之气，地以候口齿之气，人以候耳目之气。三部者，各有天，各有地，各有人。三而成天，三而成地，三而成人，三而三之，合则为九。九分为九野，九野为九脏。故神脏五，形脏四，合为九脏。五脏已败，其色必夭，夭必死矣。

【细读】

黄帝说：什么叫作三部？岐伯说：有下部、有中部、有上部，而每部又各有三候，三候是以天、地、人来代表的，必须有人亲自指导，才能得到真传。现在所谓的"指导"一词就来源于此。"指导"就是亲自用手指来教导学生如何来诊脉。这样一些依赖于直接经验的技术，没有名师的实际指导是很难得其真谛的。下部的天可以用来诊察肝脏之气，下部的地可以用来诊察肾脏之气，下部的人可以用来诊察脾胃之气。黄帝说：那么中部的情况怎样呢？岐伯说：中部也有天地人三部。中部的天可以用来诊察肺脏之气，中部的地可以用来诊察胸中之气，中部的人可以用来诊察心脏之气。黄帝说：上部的情况又怎样呢？岐伯说：上部也有天地人三部。上部的天可以用来诊察头角之气，上部的地可以用来诊察口齿之气，上部的人可以用来诊察耳目之气。总之，三部之中，各有天，各有地，各有人。三候为天，三候为地，三候为人，三三相乘，合为九候。脉有九候，以应地之九野。地之九野，以应人之九脏；肝、肺、心、脾、肾五神脏，胃、大肠、小肠、膀胱四形脏，合为九脏。如果五脏败坏，气色必见晦暗，而气色晦暗必然要死亡。

本节在上节确立的"三部九候"诊法根据的基础上详细论述了"三部九候"诊法的具体部位及候察的内容。具体说来，上部的天是两额之动脉；上部的地是两颊之动脉；上部的人是耳前之动脉。中部的天是手太阴，即寸口脉；中部的地是手阳明，即合谷穴处动脉；中部的人是手少阴，即与寸口脉相对的腕横纹下尺骨侧的神门穴处的动脉。下部的天是足厥阴，在大腿内侧近阴处的羊矢穴下一寸半处的动脉，女子则取肝经太冲穴处动脉；下部的地是足少阴，足内踝后跟骨上凹陷处的动脉；下部的人是足太阴的箕门穴处的动脉。

候察之法

帝曰：以候奈何？岐伯曰：必先度其形之肥瘦，以调其气之虚实，实则泻之，虚则补之。必先去其血脉^①，而后调之，无问其病，以平为期。

【注释】

① 去其血脉：除去脉道中的瘀血。

【细读】

黄帝说：诊察的方法怎样？岐伯说：一定得先度量病人形体的肥瘦程度，来调和其气的虚实。气实就泻其有余，气虚就补其不足。首先要设法除去血脉里的瘀滞，然后再调和气的虚实，不管治什么病，达到五脏的平和是最终目的。

本节论述了"三部九候"诊法的操作前的准备工作。诊脉前首先要度量病人的形体肥瘦，排除形体肥瘦因素的干扰才能获得准确的疾病信息。在具体调治时首先要去除血脉中的瘀血，之后才能去调和气血，使五脏恢复平和。

决死生

帝曰：决死生奈何？岐伯曰：形盛脉细，少气不足以息者危；形瘦脉大，胸中多气者死。形气相得^①者生，参伍不调^②者病。三部九候皆相失者死。上下左右之脉相应如参舂^③者病甚。上下左右相失不可数者死。中部之候虽独调，与众脏相失者死，中部之候相减者死。目内陷者死^④。

【注释】

① 形气相得：形体和气息相符合。如形盛脉盛，形瘦脉细。"气"，指脉息。"得"有"合"的意思。② 参伍不调：指脉动错乱不协调。③ 参（cēn）舂（chōng）：参差不齐。参，即参差。舂，用杵捣米，上下不一。④ 目内陷者，死：目眶塌陷是脏腑精气衰竭的现象，主死。

【细读】

黄帝说：怎样决断死生呢？岐伯说：形体盛，脉反细，气短，呼吸不连续，主危。形体瘦，脉反大，胸中多气胀满，也主死。形体和脉息相称的主生，脉象错杂不调的主病。三部九候都失其常度的主死。上下左右之脉相应，一上一下像舂杵一样，大数而鼓，说明病情很严重。上下左右之脉失去了协调，以至于不可计其至数的，是死候。中部的脉，虽然独自调和，而上部下部众脏之脉已失其常的，也是死候，中部的脉较上下两部偏少的，也是死候。眶内陷的，是精气衰竭的现象，也会死亡。

本节论述了根据"三部九候"的变化决断生死的道理。从根本上说，形体与脉息相互协调的主生，不协调的主死；"三部九候"都失常的主死；脉动节律失常严重的主死。在缺少检测手段的古代，古人以"三部九候"的脉象变化来决断生死，对疾病治疗具有重要意义。

经脉别论篇第二十一

本篇主要讨论六经病脉象、症状、治法及饮食物的生化过程。因与常论不同，所以叫"别论"。吴崑说："言经脉别有论，出于常谈之外也。"本篇主要内容包括：首先，说明环境、情绪的变化和生活的劳逸都对脉象有影响。提示医生，必须结合观察患者身体的强弱、骨肉皮肤的形态等，才能做出正确的诊断。

其次，详细地阐述了饮食物的消化、吸收、输布等过程。最后，叙述了六经偏盛所发生的症状和治法，同时阐述了气逆所出现的脉象。本书仅选注评析论食物、水饮代谢疏布的内容。

论食气输散

食气入胃，散精于肝，淫气 ① 于筋。食气入胃，浊气 ② 归心，淫精于脉。脉气流经，经气归于肺，肺朝百脉 ③，输精于皮毛。脉合精，行气于腑。腑精神明，留于四脏 ④。气归于权衡，权衡 ⑤ 以平，气口 ⑥ 成寸，以决死生。

【注释】

① 淫气：布散精气。淫的本意是久雨连绵不绝。引申有流溢、布散之意。② 浊气：谷气。人体营养，一为源于天的空气，古人称为"清气"；一为源于地的五谷之气，古人称为"浊气"。③ 肺朝百脉：百脉会合于肺。朝，会。周身百脉汇聚于肺，如众臣朝会君王。④ 四脏：指心、肝、脾、肾四脏。⑤ 权衡：指阴阳气血平衡。权是秤砣，衡是秤杆；只有权衡平，才能称量物品的重量。所以，这里的"权衡"是平衡之意，与今天的斟酌、比较、选择之意不同。⑥ 气口：即脉口、寸口。掌后桡动脉，中医诊病部位。此处的"太渊"穴，中医认为是"脉会"，诸脉聚会处，所以，五脏六腑之气都能从气口的变化反映出来。

【细读】

本节论述的是食气，即食物中所含的精气入胃后的输散分布过程。食物入胃，经过消化，把一部分精微输散到肝脏。经过肝的疏泄，将浸淫满溢的精气滋养于筋。食物入胃，化生的另一部分浓厚的精气，注入于心，再由心输入血脉。血气流行在经脉之中，上达于肺，肺又将血气送到全身百脉，直至皮毛。脉与精气相合，运行精气到六腑。六腑的精气化生神明，输入留于四脏。这些正常的生理活动，取决于阴阳气血平衡，其平衡的变化，就能从气口的脉象上表现出来，气口脉象变化，可以判断疾病的预后。

　　本节详细地论述了食物之气在体内的疏布代谢过程，并指出阴阳气血的平衡是维持生命活动的关键，内在的气血运动状态可以从脉象上反映出来，可据此判断疾病的预后。需要说明的是：这里论述的食气输散分布过程并不是古人通过科学实验获得的科学结论。而是古人结合当时的解剖学水平，对人体可见的生理现象和病理现象的观察，再依据哲学思维形成的理论。与现代实验科学的结论有很大差别，可以说带有很大的猜想成分。但这并不影响其对中医临床的指导意义。因为中医本来就是一种以古代哲学思维为主导的宏观整体医学。这种医学，与现代的科学的医学相比是各有千秋。中医有不如西医（现代医学）之处，同样，西医也有不及中医之处。中西医学应该相互配合，不应该厚此薄彼。还要说明的一点是，中国古代的所谓"哲学"并不是西方哲学意义上的"思辨"的哲学，而是对自然、人生的宏观的整体性知识，是可以被检验的。在这个意义上的中国古代哲学，特别是其中的自然哲学也可以说是中国古代科学的共同基础。

论水饮输布

　　饮入于胃，游溢①精气，上输于脾；脾气散精，上归于肺，通调水道，下输膀胱。水精四布，五经并行，合于四时五脏阴阳，揆度②以为常也。

【注释】

　　①游溢：敷布分散。②揆（kuí）度：测度。

【细读】

　　本节论述了水饮的疏布代谢规律，指出水饮的代谢是与四时五脏阴阳相符合的，并且能够从脉象中反映出来。水液进入胃里，分离出精气，上行输送到脾脏；脾脏散布精华，又向上输送到肺；肺气通调水道，又下行输入膀胱。这样，气化水行，散布于周身皮毛，流行在五脏经脉里，符合于四时五脏阴阳动静的变化，这是可以测度的经脉的正常现象。

从原文的论述可知，中医认为水饮（水液）的代谢是从入胃开始，入脾，入肺，入膀胱。与水液代谢关系最密切的是脾胃和肺与膀胱。实际上，五脏与水液代谢都有一定关系。因为水液是布散在五脏周身的。要说明的是古人对水饮的理解与现代有所不同。现代医学认为水是构成人体和维持人体生命活动的主要物质，水占人体体重的60%~70%。水单独或水随着由饮食物消化而来的营养物质输送全身，参与生理代谢。

中医认为，水饮入胃之后，只有其中气化的"精气"才能向上输送到脾脏，而没有气化的水液不能上输，只能向下流入膀胱。当然，在膀胱的水液还可以再气化。《素问·灵兰秘典论》说："膀胱者，州都之官，津液藏焉，气化则能出矣。"这种认识的形成显然是天人相应，取类比象的结果。因为在自然界中的水液只有蒸发为水汽（气化）才能上浮于空中。所以，在胃中的水液只有气化的才能上升于脾，进而上输于肺。王冰注："水饮流下，至于中焦，水化精微，上为云雾，云雾散变，乃注于脾。"

所谓脏气法时即五脏之气的生克制化，取法于四时五行。本篇指出人体五脏之气的生理活动及发病时的变化、治疗、预后、宜忌等均与四时五行有着密切关系。故以《脏气法时论》名篇。本篇主要内容包括：论述了"合人形以法四时五行而治"的道理，阐明五脏病"愈""甚""持""起"的时间、禁忌与治则及五脏虚实的症状和具体治法。最后，论述了五色、五味及五谷、五果、五畜、五菜对五脏之所宜。本篇名言："毒药攻邪，五谷为养，五果为助，五畜为益，五菜为充。"本书仅选注细读最后一部分。

五脏之所宜

肝色青，宜食甘，粳米、牛肉、枣、葵，皆甘。心色赤，宜食酸，小豆、犬肉、李、韭，皆酸。肺色白，宜食苦，麦、羊肉、杏、薤，皆苦。脾色黄，宜食咸，大豆、豕肉、栗、藿，皆咸。肾色黑，宜食辛，黄黍、鸡肉、桃、葱，皆辛。辛散，酸收，甘缓，苦坚，咸软。

【细读】

肝脏主青色，肝病宜食甜味。甘味属脾，脾属土。从五行的原初理论说木克土，但后世医家认为原初的五行生克之说过于机械，实际上五行之间是互有生克的。木虽克土，但木生土中，实际上不仅水生木，土也生木，所以，肝病宜食以甘味。后文说"甘缓"，甘味具有柔缓之性，能够缓解肝病的急暴之气。粳米、牛肉、大枣、葵菜都是甜味。

心脏主赤色，心病宜食酸味。酸味属肝，肝属木，心属火，而木生火。所以，酸味之品能滋养心火，有益于心病的治疗。酸味具有收敛之性，能使亢盛的心火收摄。小豆、犬肉、李子、韭菜都是酸味。

肺脏主白色，肺病宜食苦味。苦味属心，心属火，肺属金，而火克金。所以，苦味之品能抑制肺金，有益于肺病的治疗。苦味具有坚固之性，可以收敛肺气。麦、羊肉、杏、薤都是苦味。

脾脏主黄色，脾病宜食咸味。咸味属肾，肾属水，脾属土，而土能制水。所以，咸味之品能制约脾土，有益于脾病的治疗。咸味具有软坚之性，可以疏通脾土。大豆、猪肉、栗子、藿都是咸味。

肾脏主黑色，肾病宜食辛味。辛味属肺，肺属金，肾属水，而金生水。所以，辛味之品能资生肾水，有益于肾病的治疗。辛味具有开散之性，可以开散肾水之凝结。黄黍、鸡肉、桃、大葱都是辛味。所有食物，辛能发散，酸能收敛，甘能缓急，苦能坚燥，咸能软坚。

本节论述了五脏之病各有其适宜的五味，并依此而选用适当的食物。提示人们无论是治病还是养生都应该注意饮食的重要作用。俗话说"药补不如食补"，在日常生活中，应该根据自己脏腑的相对强弱状况，选用适合自己的食物，以调整脏腑机能，使之恢复到五脏平和状态。

气味合而益精气

毒药 ① 攻邪，五谷 ② 为养，五果 ③ 为助，五畜 ④ 为益，五菜 ⑤ 为充，气味合而服之，以补精益气。此五者，有辛酸甘苦咸，各有所利，或散或收，或缓或急，或坚或软，四时五脏病，随五味所宜也。

【注释】

① 毒药：药物之统称。与今之毒药概念不同，药物性味各有所偏，这种药性所偏，古人谓之毒性。② 五谷：张志聪认为五谷是黍、稷、稻、麦、菽。王冰认为五谷是粳米、小豆、麦、大豆、黄黍。粳米即稻。张志聪的说法可能更合乎古代的实际。③ 五果：桃、李、杏、栗、枣。④ 五畜：牛、羊、猪、鸡、犬。⑤ 五菜：葵、藿、薤、葱、韭。充：吴崑："充实于脏腑也。"

【细读】

本节论述了调和食物的气与味，来补益人体精气的道理。凡药物用来攻邪，五谷用来营养，五果作为辅助，五畜用来补益，五菜用来充养，气味配合调和而服食，用来补益精气。这五类东西，各有辛、酸、甘、苦、咸的味道，对某一脏之气各有利，或散、或收、或缓、或急、或坚、或软等作用，配合四时五脏，治病要根据五味所宜。

　　本节进一步申明日常生活应该以五谷、五果、五畜、五菜为主来养生，不应该依赖药物。很多人总是喜欢寻求灵丹妙药来求得身体的健康，这实际上是懒汉的贪婪想法。因为世界上根本没有什么灵丹妙药。身体的健康有赖于精气神的充旺。而精气神的充旺在于持之以恒地从精神、情志、饮食、房事、运动、起居等方面的调摄，药物只是在生病时偶尔用之。中国文化及中医学是主张慎用而反对滥用药物的。《周易》说："无妄之疾，勿药有喜。"在古人看来，药物之所以能够治病在于禀受了天地之偏气，以药物之偏气，来调整人体之偏气，从而达到治病的目的。所以无病用药就会造成人体之气的偏盛或偏衰而致病。中医学主张无病不能用药，有病也慎用药物，中病即止，病后以饮食调养，促其康复。"毒药攻邪"，慎用医药是我们应该谨记的。

宣明，宣扬阐明。五脏之气。本篇以五脏为中心，运用五行学说，把人的日常生活、发病因素、脏腑功能、病情变化、脉搏形象、药物性味、饮食宜忌等，进行分类归纳，从而作为临床诊治的指导原则。因无问答形式，故不称论而叫《宣明五气篇》。本篇承上篇五脏之气，取法四时的理论，宣扬阐明了人体五脏之气的生理、病理等活动变化规律。本书仅细读与养生相关的部分内容。

五味所入

五味所入：酸入肝，辛入肺，苦入心，咸入肾，甘入脾，是谓五入。

【细读】

五味各有所入的脏腑：酸味入肝，辛味入肺，苦味入心，咸味入肾，甘味入脾。这叫五味所入。按：《灵枢·九针论》在"咸味入肾"后有"淡入胃"三字。甘味极薄为淡，即淡附于甘，同属五行土气。凡五谷皆具淡味，而受纳于胃，所以说"淡入胃"。

可据此根据自己脏腑机能的盛衰来调整自己的饮食五味。因为我们每个人禀受的阴阳五行之气虽然从整体说是均衡的，但并非绝对均衡，总有强弱的差异，所以需要根据自己的情况在生活中予以调整。如果偏嗜相对自己而言机能强盛的脏腑之味，日久则会导致某些脏腑机能更强，而其他脏腑机能更弱，最后致病。这是必须注意的，不能仅仅依据自己的口味，而应该根据自己脏腑机能的强弱来调整饮食结构。

五味所禁

五味所禁：辛走气，气病，无多食辛；咸走血，血病，无多食咸；苦走骨，骨病，无多食苦；甘走肉，肉病，无多食甘；酸走筋，筋病，无多食酸。是谓五禁，无令多食。

【细读】

本节论述了气、血、骨、肉、筋五种疾病在饮食上的禁忌。疾病所禁食的五味：辛味走气分，气病，不能多食辛味；咸味走血分，血病，不能多食咸味；苦味走骨骼，骨病，不能多食苦味；甘味走肌肉，肉病，不能多食甘味；酸味走筋膜，筋病，不能多食酸味。这就是疾病的五禁，要自我节制，不能多食。

《灵枢·九针论》"五味所禁"分作"五走"和"五裁"。五走：酸走筋，辛走气，苦走血，咸走骨，甘走肉，是谓五走也。五裁：病在筋，无食酸；病在气，无食辛；病在骨，无食咸；病在血，无食苦；病在肉，无食甘。口嗜而欲食之，不可多也，必自裁也，命曰五裁。此处命名为"五裁"，语有深意。所谓"裁"即"自裁"自我裁断，强调自我的决定作用。养生取决于自我的意愿、自我的努力程度，与外人无关。就像儒家的"求仁得仁"，完全在于自己，而不是像富贵。富贵是"求之有道，得之有命"，求的是在外者。人可以追求富贵，但能否得到不完全取决于自己。所以说"富贵在天"。但养生和求仁一样，完全取决于自己，求的是在内者，所以具有最大的普遍性和可能性。就看我们自己怎么认识和行动了。

五劳所伤

五劳①所伤：久视伤血，久卧伤气，久坐伤肉，久立伤骨，久行伤筋。是谓五劳所伤。

【注释】

① 五劳：指视、卧、坐、立、形过度，积久形成的五种劳伤。

【细读】

　　五种劳逸过度所致的损伤：久视伤心血，久卧伤肺气，久坐则伤肌肉，久立则伤骨，久行则伤筋。这是五种久劳所伤。本节提示我们不能久视、久卧、久坐、久立、久行。总之，做任何事情都不宜过久，过久都会有损身体健康。一般说来，做任何事情都不要连续超过两小时，即古人说的一个时辰。

宝命全形论篇第二十五

宝，通「保」，珍惜之意。全，即保全之意。本篇内容说明天地之间，万物悉备，莫贵于人。而人体能够保命全形，又与天地的变化密切相关。作为医生，天地的变化密切相关。作种气血虚实与天地阴阳的变化的关系。运用针刺，就必须懂得其中的道理。由于前人非常重视这种道理，所以篇名为《宝命全形论》。本篇名言：「凡刺之真，必先治神。」「道无鬼神，独来独往。」

除病全形

黄帝问曰：天覆地载，万物悉备，莫贵于人。人以天地之气生，四时之法成。君王众庶[1]，尽欲全形，形之疾病，莫知其情，留淫[2]日深，著[3]于骨髓。心私虑之，余欲针除其疾病，为之奈何？岐伯对曰：夫盐之味咸者，其气令器津泄；弦绝者，其音嘶[4]败；木敷者，其叶发[5]；病深者，其声哕。人有此三者，是谓坏腑[6]，毒药无治，短针无取，此皆绝皮伤肉，血气争矣。

【注释】

①众庶：老百姓。②留淫：积累而逐渐发展。③著：落、潜藏。④嘶：声破为嘶。⑤"木敷"两句：张介宾："敷，内溃也。"意思是虽枝叶繁茂，但内部已经溃败，毕竟是外盛中虚，不可长久。⑥坏腑：脏腑损坏。

【细读】

本节表达了要祛除疾病，保全人民身心健康的医学人道主义精神。黄帝问道：天地之间，万物俱全，但没有什么比人更为宝贵的。人禀受天地之气而生存，随着四时规律成长的。无论是君王，还是平民，都愿意保持形体的健康，但往往身体有了疾病，自己也不知其所以然，因此病邪就积累日深，潜藏骨髓之内，不易去掉了。这是我心中所担忧的，我想用针刺来解除他们的疾病痛苦，怎么办呢？

岐伯回答说：诊断疾病，应该注意观察它所表现的症候：比如盐贮藏在器具中，能够使器具渗出水来；琴弦快断的时候，会发出嘶破的声音；树木弊坏，叶子就要落下来；疾病到了严重阶段，人就要打嗝儿。人有了这样四种现象，说明脏腑已有严重破坏，药物和针刺都不起作用，这都是皮肉血气各不相得，病不容易治了。

黄帝以及古代伟大的医学家都认为人是天地之间最宝贵的。无论君王还是百姓都希望自己能够健康地生活。疾病却无情地残害人类，给人带来无尽的痛苦。医学家的责任就是运用各种可能的医学手段祛除疾病，无论是多么严重的疾病也不轻易放弃。与中医学的诞生同时产生的朴素的医学伦理学成为其后中医学发展的强大伦理力量。古代的大医，无论是张仲景还是孙思邈，无论是李东垣还是朱丹溪……无不是以此崇高道德精神来实践自己的医学事业的。这种医学伦理学精神不仅限于医学，也应该是社会管理者和普通大众的道德源泉。

知万物者，谓之天子

帝曰：余念其痛，心为之乱惑①，反甚其病，不可更代②。百姓闻之，以为残贼③，为之奈何？岐伯曰：夫人生于地，悬命于天④，天地合气，命之曰人。人能应四时者，天地为之父母；知万物者，谓之天子。天有阴阳，人有十二节⑤；天有寒暑，人有虚实。能经天地阴阳之化者⑥，不失四时；知十二节之理者，圣智不能欺⑦也；能存八动⑧之变，五胜更立⑨；能达虚实之数者，独出独入，呿吟⑩至微，秋毫⑪在目。

【注释】

①惑：惶惑，迷乱。②不可更代：不能以自己替代病人。③残贼：残忍不仁。《孟子·梁惠王下》："贼仁者，谓之贼；贼义者，谓之残。残贼之人，谓之一夫。"④悬命于天：与天相关联。⑤十二节：指上肢的肩、肘、腕和下肢的股、膝、踝关节。⑥能经天地阴阳之化者：能效法天地阴阳的变化。经，效法。⑦欺：加，超过。⑧能存八动：能够观察八风的变动。存，察。⑨五胜更立：指五行递相衰旺。⑩呿（qū）吟：指呼吸。呿，张口。吟，呻。⑪秋毫：秋天动物新长出的细毫毛，比喻事物的微细。

【细读】

黄帝说：我很为病人的痛苦而感伤，心里惶恐不安，治疗疾病，搞不好，反使病情加重，我又不能替代他们。百姓听了，都会认为我是残忍的人，怎么办好呢？

岐伯说：人虽然是生活在地上，但片刻也离不开天，天地之气相合，才产生了人。人如果能适应四时的变化，那么自然界的一切，都会成为他生命的泉源；如果能够了解万物的话，那就是天子了。人与自然是相应的，天有阴阳，人有十二骨节；天有寒暑，人有虚实。所以能效法天地阴阳的变化，就不会违背四时的规律；了解十二骨节的道理，就是所谓圣智也不能超过他；能够观察八风的变动和五行的衰旺，又能够通达虚实的变化规律，就能洞晓病情，即使像病人呼吸那样的细微不易察觉的变化，也如秋毫在目，也逃不过他的眼睛。

上四节论述了人是天地之间最宝贵的，虽然社会地位有贵贱之异，但保命全形是每个人的愿望和权利。但苦于不能及早地认识疾病，以致大病形成，无可救药，所以创立针法来祛疾愈病。《内经》认为作为医生不仅要有关心病人，愿意不惜一切拯救病人的高尚情操，还必须具备能够"应四时""知万物""经天地阴阳之化""达虚实之数"的卓越认识和实践能力，才能在治病和养生方面达到"独出独入，呿吟至微，秋毫在目"的自由境界。

道无鬼神，独来独往

帝曰：人生有形，不离阴阳；天地合气，别为九野，分为四时。月有大小，日有短长，万物并至，不可胜量。虚实呿吟①，敢问其方？岐伯曰：木得金而伐，火得水而灭，土得木而达，金得火而缺，水得土而绝。万物尽然，不可胜竭。故针有悬布②天下者五，黔首③共余食，莫知之也。一曰治神，二曰知养身，三曰知毒药为真④，四曰制砭石小大，五曰知腑脏血气之诊。五法俱立，各有所先。今末世之刺也，虚者实之，满者泄之，此皆众工所共知也。若夫法天则地，随应而动，和之者若响，随之者若影。道无鬼神，独来独往⑤。

【注释】

①虚实呿吟：上文"能达虚实之数者，独出独入，呿吟至微，秋毫在目"的简缩语，引申指病人的痛苦。②悬布：张贴公布。悬，悬挂，张贴。③黔（qián）首：秦代对百姓的称呼。黔，黑色。首，头。百姓因生产劳动，风吹日晒而面色黧黑，故称黔首。④知毒药为真：为，通"伪"，假。引申指了解药物性能。⑤"道无"两句：医道并非有鬼神在暗中帮助，只要对医道有深刻把握，在治疗

实践中就会像独来独往般地自由。

【细读】

黄帝说：人生而有形体，离不开阴阳；天地之气相合以后，生成了世界上的万物，从地理上，可以分为九野；从气候上，可以分为四时。月份有大有小，白天有短有长，万物同时来到世界，实在是度量不尽的，我只希望解除病人的痛苦，请问应该用什么方法呢？岐伯说：治疗的方法，可根据五行变化的道理分析：如木遇到金，就被折断；火遇到水，就会熄灭；土遇到木，就要松软；金遇到火，就要熔化；水遇到土，就要遏绝。这种种变化，万物都是这样，不胜枚举。所以有五种针法已向天下公布了，但人们只知饱食，而不去了解它们。那五种治法是什么呢？第一要精神专一，第二要修养形体，第三要了解药物的真假性能，第四要制作大小砭石以适应不同的疾病，第五要懂得脏腑血气的诊断方法。这五种治法，各有所长，先用哪个，要视具体情况而定。现在针刺的疗法，用补治虚，用泻治实，而这是普通医生所共知的。至于能够取法天地阴阳的道理，随其变化而施针法，就能取得如响应声、如影随形的疗效。这并没有什么神秘，只是功力积久，就有这样的高超技术。

上两节论述了五行相克是万物的普遍规律。确立了针治的五条准则。指出"道无鬼神，独来独往"是针治最高的境界。"独来独往"的自由境界不是有什么鬼神在暗中帮助，而是能够"法天则地，随应而动"的结果。古人认为天地为万物之父母，是万物的创造者，懂得了天地的创造法则，就可以效法天地之德，具有了类似于天地的本领，治疗疾病自然能够如影随形，如响和声，桴鼓相应了。这一切自然不会从天而降，都是刻苦修炼的结果。有了这样的本领治疗疾病就可以"正行无问""可以横行"了。可见，《内经》对于解决人类的疾病痛苦是充满信心的。我们应该努力钻研古人的医学遗产，贡献于人类的健康事业.

凡刺之真，必先治神

帝曰：愿闻其道。岐伯曰：凡刺之真 ①，必先治神，五脏已定，九候已备，后乃存针。众脉 ② 不见，众凶 ③ 弗闻。外内 ④ 相得，无以形先，可玩往来，乃施于人。人有虚实，五虚 ⑤ 勿近，五实 ⑥ 勿远。至其当发，间不容瞚 ⑦。手动若务 ⑧，针耀而匀。静意视息，观适之变。是谓冥冥 ⑨，莫知其形，见其乌乌，见其稷稷 ⑩。徒见其飞，不知其谁，伏如横弩，起如发机 ⑪。帝曰：何如而虚？何如而实？岐伯曰：刺虚者须其实，刺实者须其虚。经气已至，慎守勿失。深浅在志，远近若一。如临深渊，手如握虎，神无营于众物。

【注释】

①凡刺之真：针刺的正法。真，正。②众脉（mò）：有人旁观。脉，通"眽"，视。③众凶：众人喧嚣的声音。凶，喧嚣之声。④外内：指察色诊脉。色以应日，属外；脉以应月，属内。⑤五虚：指脉细、皮寒、气少、泄利前后、饮食不入。近，靠近。这里引申意为不能用泻法。⑥五实：指脉盛、皮热、腹胀、二便不通，闷瞀。远，远离。这里引申意为迅速用泻法。⑦瞚：同"瞬"，一眨眼的工夫。⑧手动若务：手捻针时，若无二事。务，专一，专注。⑨冥冥：无形无象貌。⑩稷（jì）稷：形容气盛像稷一样繁茂。稷，谷物名。⑪机：弩上的机括。

【细读】

本节讨论的是针刺的关键在于"治神"。这里的"真"有针刺正确的方法、针刺的根本道理、针刺的关键等意思；而"治神"也不仅仅是针刺之前的准备工作，而是贯穿于针刺治疗之始终的，是针刺取得疗效的关键。本篇虽然以针刺之道为论述内容，但其"治神"的思想于养生之道也有重要的启示意义。

黄帝说：我希望听一下其中的道理。岐伯说：针刺的正法，要先集中精神，等到五脏的或虚或实已经确定，脉象的寸关尺三部与浮中沉九候已经完全知晓，然后再下针。在针刺的时候，必须精神贯注，即使有人旁观，也像看不见一样，有人喧嚣，也像听不到一样。同时还要面色与脉象相互参考，不能仅仅满足于察看外形的变化，必须将病情变化往来的发病机理揣摩清楚，才能给人治病。病人有虚有实，见到"五虚"的症状，不能随意用泻法。见到"五实"的症状，应该迅速用泻法。在应该进针时，就是一瞬间也不能耽搁。

"发"本来是指发射弓弩。发射弓弩是猎获动物，扎针是祛除病邪，或者说擒获病邪。所以，《内经》把扎针称为"发针"。在手捻针时，精神专注，什么事也不想，针要光净匀称。针者要平心静气，观察病人的呼吸，体察气血运行的变化。适，是至，到的意思，指如潮水般在人身中循行的气血到来的情况。气血是在人体之内运行变化的，在外部无形迹，不是一般人能够见到的，故称"冥冥"。但是医家集中精神，心不外骛，进入虚静无为的状态，通过望闻问切四诊就能够了解气血的变化状况。

那血气的变化无形无象，虽不可见，而气至之时，好像群乌一样集合；气盛之时，好像稷子一样繁茂。气之往来，正如见鸟之飞翔，而无从捉摸它形迹的起落。"见其乌乌，见其稷稷。从见其飞，不知其谁。"这几句是形容针刺之后，针下气感变化的，不太好理解。中医学认为气是生命活动的动力，疾病在本质上也就是生命动力——气的异常变化，因此，治疗的根本道理就是调整气的异常，使之恢复正常。

针刺能否收效在于是否有气感，所谓"得气"。得气一般是针下酸麻胀痛的感觉，或沿着经脉的感应传导，如有放电等的感觉。当然，得气是有一个过程的。从开始到来，原文以一群乌鸦集合形容；乌鸦是群居而不群巢，所以每天都要聚合和离散。乌鸦集合形容不可能是一下子蜂拥而至，总会有先后之别。以此形容气感的到来是一点点逐渐加强的。

气至的盛大则用"稷稷"形容。稷是古人的主粮，也就是今天的谷子。种在地里的谷子当然不是稀疏的更不是单颗的，而是成片的，特别是到了成熟的时节，更是盛大壮观。用今天的话说就是"麦浪滚滚"了。因为在上古时期，麦还不是主粮，所以，语言中讲到麦的地方比较少。

"从见其飞"，是说只看到乌鸦的飞翔和滚滚的麦浪，而不知道这一切是由谁来主导和控制的。从道家哲学说是"天下万物生于有，有生于无"，一切都是从虚无中来的。明代医家张介宾对这几句的解释是："此显然用针之象，有如此者。'乌乌'，言气至如乌之集也。'稷稷'，言气盛如稷之繁也。'从见其飞'，言气之或往或来，如乌之飞也。然此皆无中之有，莫知其谁为之也。"所以用针之法，当气未至的时候，应该留针候气，正如横弩之待发；气至的时候，则当迅速起针，正如弩箭之疾出。

黄帝说：怎样刺虚？又怎样刺实？岐伯说：刺虚证，须用补法；刺实证，须用泻法。经气已经到了，应慎重掌握，不失时机。无论针刺深浅，无论取穴远近，得气是一样的。在捻针的时候，像面临深渊时那样地谨慎；又像手中捉着老虎那样坚定有力，集中神志，不为其他事物所干扰。

本篇内容一是从四时八正、日月星辰的变化，说明它与人体气血虚实和针刺补泻的密切关系；二是论望闻问切四诊应结合阴阳四时虚实，来分析病情和诊断疾病。本篇根据天人相应的原理认为人的气血随着寒温的变化、月亮的圆缺而呈现相对充实和虚弱的周期性变化规律，因此在用针治疗时必须根据天时的变化而调气血。基本原则是"天寒无刺，天温无疑。月生无泻，月满无补"，这样就做到了"因天之序"。本篇还提出了在诊疗水平上存在的"形""神"之异的重要问题。所谓"形"指的是仅仅拘泥于疾病的表面现象而勉强应对的下工，而"神"则是指能够在疾病尚处于隐微状态就能够及时发现或在诊治中能够不为疾病的表象所束缚，把握病人内在脏腑经脉气血的改变而及时施以正确治疗的上工，也就是"神医"。《内经》认为只有"上工""神医"才是可以托付生命的人。可见为医之难，责任之大。

针刺法则

黄帝问曰：用针之服[1]，必有法则焉，今何法何则？岐伯对曰：法天则地，合以天光。帝曰：愿卒闻之。岐伯曰：凡刺之法，必候日月星辰，四时八正[2]之气，气定乃刺之。是故天温日明，则人血淖[3]液而卫气浮；天寒日阴，则人血凝泣而卫气沉。月始生，则血气始精，卫气始行；月郭[4]满，则血气实，肌肉坚；月郭空，则肌肉减，经络虚，卫气去，形独居，是以因天时而调血气也。是以天寒无刺，天温无疑；月生无泻，月满无补；月郭空无治。是谓得时而调之。因天之序，盛虚之时，移光定位[5]，正立而待之。故曰月生而泻，是谓重虚；月满而补，血气盈溢，络有留血，命曰重实；月郭空而治，是谓乱经。阴阳相错，真邪不别，沉以留止，外虚内乱，淫邪乃起。

【注释】

①服：事，此指针刺技术。②八正：八节的正气。即二分（春分、秋分）、二至（夏至、冬至）、四立（立春、立夏、立秋、立冬）。③淖（nào）：淖，本意是烂泥，泥沼，引申有润泽、滋润之意。④月郭：月亮的轮廓。郭，通"廓"。⑤移光定位：用针当随日的长短，而定其气之所在。光，日光。位，气之所在。

【细读】

黄帝问道：用针的技术，必然有一定法则，那么究竟取法于什么呢？岐伯回答说：要取法于天地阴阳，并结合日月星辰之光来研究。黄帝说：希望详细听听。岐伯说：大凡针刺之法，必须察验日月星辰四时八正之气，气定了，才能进行针刺。如果气候温和，日光明亮，那么人体血液就濡润而卫气上浮；如果气候寒冷，日光晦暗，那么人体血液就滞涩而卫气沉伏。月亮初生的时候，人的血气随月新生，卫气亦随之畅行；月亮正圆的时候，人的血气强盛，肌肉坚实；月暗无光的时候，人的肌肉消瘦，经络空虚，卫气不足，形体独居，所以要顺着天气而调和血气。因此说，气候寒冷，不要行针刺；气候温暖，不要迟疑；月初生的时候，不要用泻法；月正圆的时候，不要用补法；月暗无光的时候，不要进行治疗。这叫顺应天时而调养血气。按照天时推移的次序，结合人身血气的盛衰，来确定气的所在，并聚精会神地等待治疗的最好时机。所以说，月初生时用泻法，这叫作重虚；月正圆时用补法，使血气充溢，经脉中血液留滞，这叫作重实；月黑无光的时候而用针刺，就会扰乱经气，这叫作乱经。这些都是阴阳相错，正气邪气分不清楚，邪气沉伏留而不去，致使络脉外虚，经脉内乱，所以病邪就乘之而起。

本节论述了人体气血肌肉经络随着天时的变化规律而变化，诊治应该遵循"因天时而调血气"的准则。同样，这一准则也适用于养生之道。

候星辰、八正、四时

帝曰：星辰、八正、四时，何候？岐伯曰：星辰者，所以制日月之行也。八正者，所以候八风之虚邪，以时至者也；四时者，所以分春秋冬夏之气所在，以时调之也。八正之虚邪，而遇之勿犯也。以身之虚，而逢天之虚，两虚相感，其气至骨，入则伤五脏，工候救之，弗能伤也。故曰：天忌① 不可不知也。

【注释】

① 天忌：天时的宜忌。

【细读】

黄帝曰：星辰、八正、四时怎么候察呢？岐伯说：星辰的方位，可以用来测定日月循行的规律。八节常气的交替，可以用来测出八风病邪什么时候到来；四时，可以用来分别春秋冬夏之气的所在；按照时序来调整气血，避免八正病邪的侵犯。假如身体虚弱，又遭遇自然界的虚邪，两虚相感，邪气就会侵犯至骨，进而深入五脏。医生能候察气候变化的道理而及时挽救，病邪就不能伤人。所以说天时的宜忌，不可不了解。本节论述了星辰、八正、四时的内涵，指出"勿犯八正之虚邪"。在养生中应该特别注意，不要犯"以身之虚，而逢天之虚，两虚相感"的大忌。

法往古

帝曰：善。其法星辰者，余闻之矣，愿闻法往古者。岐伯曰：法往古者，先知《针经》也。验于来今者，先知日之寒温，月之虚盛，以候气之浮沉，而调之于身，观其立有验也。观于冥冥者，言形气荣卫之不形于外，而工独知之。以日之寒温，月之虚盛，四时气之浮沉，参伍相合而调之。工常先见之，然而不形于外，故曰观于冥冥焉。通于无穷者，可以传于后世也，是故工之所以异也。然而不形见于外，故俱不能见也。视之无形，尝之无味，故谓冥冥，若神仿佛①。虚邪者，八正之虚邪气也。正邪②者，身形若用力，汗出，腠理开，逢虚风，其中人也微，故莫知其情，莫见其形。上工救其萌芽③，必先见三部九候之气，尽调不败而救之，故曰上工。下工救其已成，救其已败。救其已成者，言不知三部九候之相失，因病而败之也。知其所在者，知诊三部九候之病脉处而治之。故曰守其门户焉，莫知其情而见邪形也。

【注释】

①仿佛：模糊，看不清楚。②正邪：与能致人生病的虚邪相对，为自然界正常之风。当人体虚弱汗出腠理开张时也能伤人，故曰正邪。③萌芽：指疾病刚刚发生。

【细读】

黄帝说：说得好。取法星辰的道理，我已经听到了，希望再听听效法往古的道理。岐伯说：要效法往古，要先懂得《针经》。要想把前人的针术在现在加以验证，先要知道太阳的寒温，月亮的盈虚，来候察气的浮沉，来给病人进行调整，就会看到它是立有效验的。所谓"观于冥冥"，是说血气荣卫的变化并不显露于外，而医生却能懂得。这就是把太阳的寒温，月亮的盈虚，四时气候的浮沉等情况，综合起来考察以调整病人。这样，医生就常能预见病情，然而疾病尚未显露于外，所以叫"观于冥冥"。所谓"通于无穷"，是说医生的高超技术可以流传后世，这就是医生与一般人不同的地方。不过是病情还没有显露出来，大家都不能发现罢了。看不见形象，尝不到味道，所以叫作"冥冥"，就像神灵一样若隐若现，难以捉摸。虚邪，就是四时八节的病邪。正邪，就是身体因劳累出汗，腠理开张，而为虚风侵袭，正邪伤人轻微，所以一般人不了解它的病情，看不到它的病象。高明的医生，在疾病刚开始就救治，先去候查三部九候的脉气，及时调治，不使脉气衰败，所以疾病容易痊愈，所以叫高明的医生。而低劣的医生，却等疾病已形成，或疾病已经败坏时才治疗。等到病已形成后才治疗，就是不懂得三部九候的脉气混乱是由疾病发展所导致的。他所谓知道疾病的所在，只不过是知道三部九候病脉的所在部位罢了。所以这就像把守门户一样，已经陷入了被动地位。其原因就是不了解病理，而只看到病症的表面现象。

本节论述了"观于冥冥"的重要意义。所谓"观于冥冥"是指无论对于"不形于外"的"形气荣卫"，还是"中人也微，莫知其情"的虚邪都具有敏锐的感知和把握能力，能够在疾病开始萌芽时期就予以祛除。这就是上工治未病的思想，也是养生的基本要求。

方圆补泻

帝曰：余闻补泻，未得其意。岐伯曰：泻必用方。方者，以气方盛①也，以月方满也，以日方温也，以身方定也。以息方吸而内针②，乃复候其方吸而转针③，乃复候其方呼而徐引针④。故曰泻必用方，其气乃行焉。补必用员⑤。员者行也，行者移也，刺必中其荣⑥，复以吸排针⑦也。故员与方，排针也。故养神者，必知形之肥瘦，荣卫血气之盛衰。血气者，人之神，不可不谨养。

【注释】

①方盛：正盛。②内（nà）针：进针。内，通"纳"。③转针：捻转针。④引针：拔出针。⑤员：同"圆"。⑥荣：指荣分、血脉。⑦排针：推移其针。

【细读】

黄帝说：我听说针法有补有泻，但不懂它的含义。

岐伯说：泻法必须掌握一个"方"字。因为"方"就是病人邪气正盛，月亮正圆，天气正温和，身体尚安定的时候。要在病人正吸气的时候进针，再等到他正吸气的时候转针。还要等他正呼气的时候慢慢地拔出针来。所以说"泻必用方"，这样，邪气排出，正气流畅，病就会好了。补法必须掌握一个"圆"字。"圆"就是使气运行的意思，行气就是导移血气以至病所，针刺时必须达到荣分，还要在病人吸气时推移其针。所以说圆与方的行针，都要用排针之法。所以善用针术养神的人，必须观察病人形体的肥瘦和荣卫血气的盛衰。因为血气是人的神气寄存之处，不可不谨慎调养。本节论述了针治中的方员补泻方法，强调针治中养神的重要意义，"血气者，人之神，不可不谨养"。

论形与神

帝曰：妙乎哉论也！合人形于阴阳四时，虚实之应，冥冥之期，其非夫子孰能通之？然夫子数言形与神，何谓形？何谓神？愿卒闻之。岐伯曰：请言形，形乎形，目冥冥。问其所病，索之于经，慧然在前。按之不得，不知其情，故曰形。

帝曰：何谓神？岐伯曰：请言神。神乎神，耳不闻，目明心开而志先，慧然独悟，口弗能言[1]。俱视独见[2]，适[3]若昏，昭然独明[4]，若风吹云，故曰神。三部九候为之原，九针之论不必存也。

【注释】

①口弗能言：不能用言语形容。②俱视独见：大家共同察看，唯有自己能看见。③适：刚才。④昭然：明显、显著的样子。独：又。

【细读】

黄帝说：讲得妙极了！把人的形体与阴阳四时结合起来，虚实的感应，无形的病况，要不是先生您谁能明白呢？然而夫子多次说到形和神，究竟什么叫形神？希望详细听听。

岐伯说：请让我先讲形。所谓形，就是说还没有对疾病看得很清楚。问病人的病痛，再从经脉的变化去探索，病情似乎一目了然地出现在眼前了，但是诊脉按寻却仍然不能清楚发病的机理，则是仅仅知道了疾病的症状，而没有真正明了病情。因为这是仅仅靠诊察可见的形体变化，才了解的病情，所以叫作"形"。

黄帝说：那什么叫神呢？岐伯说：请让我讲讲神。所谓神，就是耳不闻杂声，目不见异物，排除外界环境和疾病假象的干扰。让心志开朗，慧光独照，非常清醒地领悟其中的道理，但这不是用言语所能表达的。有如观察一种东西，大家都在看，但只有自己才看得真切，刚才还好像很模糊的东西，突然鲜明起来，好像风吹云散，宇宙清朗，光明可见。这就叫作神。对神的领会，是以三部九候脉法为本源的，真能达到这种地步，九针之论的具体操作规则，就不必太拘泥了。

本节对形神做了精彩的分析。这里的形神不是指本来意义上的形体和精神，而是用其引申意。所谓"形"就是指有形可见的事物，对此能够把握就称为"形"；"神"就是指事物尚处于无形可见的状态，能够对这一状态有所领悟就称为"神"。当然，对"形"的把握是任何一个正常人都具备的能力，而到达"神"的境界则是少数人才有的特异能力。具备"神"的能力，对于治病和养生具有特别重要的意义。

这里的"形"与"神"，实际上讲的两种不同的认知能力。"形"就是一般人都具有的以自然感官特别是耳目的感知能力为基础的认知能力。也就是我们常说的包括感性认识和理性认识在内的普通认识能力。此外，中医学和中国传统思想文化还认为有一种超越于普通认识能力的"神悟"性的认识能力。就是这里所说的"神"。这种认识能力是古人在"行气"，即古代气功实践中形成的一种特异认识能力。是进入天人合一，物我一体之后形成的智慧。对于缺少这种经验的人来说难以理解，甚至可能斥之为迷信。但在世界各大宗教中都有非常多的类似说法。对此，不宜简单否定。古人言之凿凿，绝不是神话传说或者是文学性的夸张想象，而应该是有一定事实依据的。

疾病总是从无到有的，是无中生有。能够在无的状态，严格上已经不是绝对的无，而是从无到有的中间的若有若无的恍惚状态的时候，发现并予以祛除就是神医，这也就是养生之道。能够在若有若无的恍惚之时发现疾病先兆的能力，就是"神悟"的认知能力。历史上的很多名医都有"神悟"之功，如张仲景预言王仲宣二十年后眉落而死等。所以我们不要误解神医的概念，认为神医是能够起死回生的人，本来意义上的神医就是指在疾病尚处于隐微之时就能够发现并治愈的人。

热论篇第三十一

本篇对热病的概念、成因、主证、传变规律、治疗大法、禁忌和预后等问题做了较为系统的论述，是一篇研究热病的重要文献。所以名《热论篇》。东汉医家张仲景创立的六经辨证的理论体系就以《热论篇》为其理论来源之一。仲景在《伤寒杂病论》序中说："撰用《素问》《九卷》《八十一难》《阴阳大论》《胎胪药录》，并平脉辨证，为《伤寒杂病论》，合十六卷。"

总论热病

黄帝问曰：今夫热病①者，皆伤寒②之类也。或愈或死，其死皆以六七日之间，其愈皆以十日以上者，何也？不知其解，愿闻其故。岐伯对曰：巨阳③者，诸阳之属也。其脉连于风府④，故为诸阳主气也。人之伤于寒也，则为病热，热虽甚不死。其⑤两感于寒而病者⑥，必不免于死。

【注释】

①热病：指一切外感发热性疾病，如温病、暑病、风病等。②伤寒：指广义的伤寒，即多种外感病的总称。③巨阳：即太阳。巨、太，都是"大"的意思，所以太阳，也称为"巨阳"。④风府：穴名，在颈项后入发际一寸，属督脉。古人认为风邪最易从此处侵入人体，故名风府。⑤其：如果。⑥两感于寒而病者：表里俱受寒邪，也就是阴阳俱病。

【细读】

黄帝问道：一般所谓热病，都属于伤寒一类，有的痊愈了，有的死亡了，死亡的都在六七日之间，痊愈的大约在十日以上，这是什么道理？我不知其中的缘故，希望听听其中的道理。岐伯答道：足太阳经，是诸阳联属会合之处，它的经脉上连风府，所以能够为诸阳主气。人为寒邪所伤，就要发热，如果单是发热，即便热得很厉害，也不会死。但假如阳经和阴经同时感受寒邪为病，就必然死亡。

中医认识疾病是以症状为根据，也就是把疾病的主要症状作为确定病名的根据。发热是临床上最常见的症状之一，特别是外感病大多伴有发热。热病是外感病中最重要的，所以《内经》把热病列在诸病之首。本节是对热病的总论。指出热病的根本原因都是伤寒，伤寒则发热。风寒之邪最易从风府侵入足太阳膀胱经。如果风寒之邪仅仅侵入在表的阳经，虽然热重也可以痊愈；如果是阴阳表里同时为风寒侵袭则必死。中医认为在表的六阳经与在里的六阴经两两构成表里关系，如足太阳膀胱经与足少阴肾经构成表里关系。如果风寒之邪同时侵袭太阳经与少阴经，必死。

热病之状

帝曰：愿闻其状。岐伯曰：伤寒一日，巨阳受之，故头项痛，腰脊强；二日，阳明受之，阳明主肉，其脉挟鼻络于目，故身热，目疼而鼻干，不得卧也；三日，少阳受之，少阳主胆，其脉循胁络于耳，故胸胁痛而耳聋。三阳经络皆受其病，而未入于脏者，故可汗而已。四日，太阴受之，太阴脉布胃中，络于嗌，故腹满而嗌干；五日，少阴受之，少阴脉贯肾，络于肺，系舌本，故口燥舌干而渴；六日，厥阴受之，厥阴脉循阴器而络于肝，故烦满而囊缩①。三阴三阳，五脏六腑皆受病，荣卫不行，五脏不通，则死矣。

【注释】

① 烦满而囊缩：烦闷并且阴囊紧缩。

【细读】

黄帝道：希望听听伤寒的症状。岐伯说：伤寒第一天，太阳经感受寒邪，所以头项疼痛腰脊僵硬。第二天，病邪传到阳明。阳明经主肌肉，它的经脉挟鼻，络于目，所以身热、目疼、鼻干、不能安卧。第三天，病邪传到少阳。少阳主胆，它的经脉循行于两胁，络于两耳，所以胸胁痛，耳聋。如果三阳经络都已受病，但还没有传入到脏腑里的，可以用发汗来治愈。第四天，病邪传到太阴。太阴经脉分布于胃，络于咽嗌，所以腹胀满，咽嗌发干。第五天，病邪传入少阴，少阴经脉通肾、络肺，连系舌根，所以口燥，舌干而渴。第六天，病邪传入厥阴。厥阴经脉环绕阴器，络于肝，所以烦闷、阴囊紧缩。如果三阴三阳经、五脏六腑都受了病害，荣卫不能运行，腑脏不通畅，那就要死了。

本节论述了热病的具体症状。热病的发展是按时间，依次按太阳→阳明→少阳→太阴→少阴→厥阴的顺序传变的。这里的"一日""二日"……不必看死，只是表示疾病传变的基本次序，而未必每经必一日。六经病的症状表现主要是与其经脉的循行路线有关。如太阳经循行的部位在颈项和后背，所以出现头项痛、腰脊强的症状。

热病病衰之次

其不两感于寒者，七日，巨阳病衰，头痛少愈；八日，阳明病衰，身热少愈；九日，少阳病衰，耳聋微闻；十日，太阴病衰，腹减如故，则思饮食；十一日，少阴病衰，渴止不满，舌干已而嚏；十二日，厥阴病衰，囊纵^①，少腹微下，大气^②皆去，病日已矣。帝曰：治之奈何？岐伯曰：治之各通其脏脉，病日衰已矣。其未满三日者，可汗而已；其满三日者，可泄而已。

【注释】

① 囊纵：阴囊松缓。② 大气：邪气。

【细读】

如果不是两感于寒邪，到第七天，太阳病就会减轻，头痛也就会稍微好一些。到第八天，阳明病会减轻，身热也会渐渐消退。到第九天，少阳病会减轻，耳聋也会好转而能听到点声音。到第十天，太阴病会减轻，胀起的腹部也会平软得和往常一样，就想吃东西了。到第十一天，少阴病会减轻，口不渴了，也不胀满了。舌也不干了，还会打喷嚏。到第十二天，厥阴病减轻了，阴囊也松缓下来，少腹部也觉得舒服，邪气全退了，病也就好了。黄帝又问：怎样治疗呢？岐伯回答说：治疗的方法，应根据脏腑经脉的症状，分别施治，疾病就会日渐衰退。受病未满三天的，可以通过发汗治愈；病已超过三天的，可以通过泻下治愈。

本篇开篇说：热病"或愈或死，其死皆以六七日之间，其愈皆以十日以上者"。热病如果表里俱病的"两感"一般六七日就死了。如果不是两感，病邪传经之后，就会渐渐恢复。其恢复的次序依然是按照受病时传变的次序。到十二日，病气最终从厥阴经出而告愈。所以说"其愈皆以十日以上"。

热病所遗之治

帝曰：热病已愈，时有所遗^①者，何也？岐伯曰：诸遗者，热甚而强食之，故有所遗也。若此者，皆病已衰而热有所藏^②，因其谷气相薄，两热^③相合，故有所遗也。帝曰：善。治遗奈何？岐伯曰：视其虚实，调其逆从，可使必已矣。帝曰：病热当何禁之？岐伯曰：病热少愈，食肉则复，多食则遗，此其禁也。

【注释】

① 遗：遗留余热。热病愈后，高热已去，时常还有低热出现。② 热有所藏：残余之热未尽潜藏体内。藏，藏匿、残留。③ 两热：指疾病的余热和新食谷气的热。

【细读】

黄帝说：热病已经好了，常常遗留有余热，为什么？岐伯说：凡是余热，都是因为发热重的时候，还勉强吃东西造成的。像这样，病虽然已经减轻，可是余热未尽，于是谷气与余热缚结在一起，所以就有余热现象。黄帝说：说得好。那么怎样治疗余热呢？岐伯说：只要根据病的或虚或实，而分别给以正治和反治，病就会好的。黄帝说：患了热病有什么禁忌呢？岐伯说：患热病的，如果稍好些，马上吃肉类食物，就会复发；如果多吃谷食，也会有余热，这就是热病的禁忌。

热病后胃气虚弱不宜多食，特别是不易消化的如肉类等食物，而应以清淡易消化的食物为主。不易消化的食物一般气味浓厚，容易阻滞气机，使余热滞留，而延误热病的康复。这里有个关键的字"强"，"热甚而强食之"。"强"即勉强，我们常说养生要无为，要听自然的话，不要有为。病后体虚，消化吸收能力尚待恢复，不应吃难以消化吸收的食物。这时身体会给人发出信号，不愿吃。但人却出于私意，自以为聪明，以为多吃些有营养的东西，有助于恢复健康，这就是"有为"。结果恰恰相反。所以我们反复申明一个观点：要听自然的话。饿了就吃，困了就睡；不想吃就不要强吃，困了就不要强挺。一切都顺应自然的安排，这就是无为，就是养生的最高境界。

两感之脉应与病形

帝曰：其病两感于寒者，其脉应与其病形何如？岐伯曰：两感于寒者，病一日，则巨阳与少阴俱病，则头痛、口干而烦满；二日，则阳明与太阴俱病，则腹满、身热、不欲食、谵言①；三日，则少阳与厥阴俱病，则耳聋、囊缩而厥，水浆不入，不知人，六日死。帝曰：五脏已伤，六腑不通，荣卫不行，如是之后，三日乃死，何也？岐伯曰：阳明者，十二经脉之长也，其血气盛，故不知人，三日其气乃尽，故死矣。

【注释】

① 谵言：神志不清，语无伦次。

【细读】

黄帝道：假如两感于寒的病人，它的脉象和症状怎样呢？岐伯说：两感于寒的病人，第一天太阳和少阴二经都患病，就有头痛、口干、烦闷而渴的症状；第二天阳明与太阴二经都患病，就有腹满、发烧、不想吃东西、语无伦次的症状；第三天少阳与厥阴二经都患病，就有耳聋、阴囊紧缩、厥逆的症状。如果再发展到水浆不入口，昏迷不醒，第六天就得死。黄帝说：病情发展到五脏都已损伤，六腑不通，荣卫不和的地步以后，三天之后就死亡了，这是为什么？岐伯说：阳明经是十二经脉中最重要的。这一经血气与邪气都盛，正邪相搏病人容易神志昏迷，三天以后阳明经气已尽，所以就死亡了。

"两感"是表里两经同时感受寒邪，因此出现的就是两经俱病的症状。这样，三天时间病邪就传遍六经了。"两感"病情严重，水浆不入，昏迷不醒，六天就死了。古人所论的"两感"与非"两感"热病的发展规律并不仅仅是依据"六经"理论的理论演绎，而是在对临床上热病演变发展规律的长期观察研究基础上的理论总结。古代热病的发展规律大致如此，是否"两感"是判断预后的重要根据。

论温、暑之别

凡病伤寒而成温①者，先夏至日者为病温，后夏至日者为病暑。暑当与汗皆出，勿止。

【注释】

① 温：此指温热病。

【细读】

凡伤于寒邪而变成温病的，在夏至以前发病的叫作温病；在夏至以后发病的叫作暑病。暑病应当发汗，使热从汗出，而不能予止汗。

本节论述了温病与暑病的区别。中医的伤寒、温病、暑病的命名都与季节有关。冬月为伤寒，因为冬季寒冷。冬月伤寒不马上发病而潜伏体内，成为"伏邪"，至春季发病的就是"温病"，到了夏至之后，夏天发病的就是"暑病"。

本篇讨论了各种咳嗽的成因、症状、传变、治疗等；特别指出了咳嗽虽然为肺病，而五脏六腑之病皆能犯肺作咳。因为本篇是专论咳嗽，所以篇名为《咳论》。本篇名言：「五脏六腑皆令人咳，非独肺也。」

五脏六腑皆令人咳

黄帝问曰：肺之令人咳，何也？岐伯对曰：五脏六腑皆令人咳，非独肺也。帝曰：愿闻其状。岐伯曰：皮毛者，肺之合也。皮毛先受邪气，邪气以从其合也①。其寒饮食入胃，从肺脉上至于肺则肺寒，肺寒则外内合邪②，因而客之，则为肺咳。五脏各以其时受病③，非其时，各传以与之。人与天地相参④，故五脏各以治时⑤感于寒则受病。微则为咳，甚者为泄、为痛。乘秋则肺先受邪，乘春则肝先受之，乘夏则心先受之，乘至阴⑥则脾先受之，乘冬则肾先受之。

【注释】

①邪气以从其合也：风寒等邪气侵袭于皮毛，再深入于肺。"合"，皮毛是肺的"外合"。②外内合邪："外"，皮毛感受风寒邪气。"内"，胃有寒饮食在内。二者相合而伤肺，这就是"外内合邪"。③五脏各以其时受病：五脏各有所主的时令，如肝主春、心主夏、脾主长夏、肺主秋、肾主冬，各在主时易受病。④相参：相合、相应。⑤治时：指五脏所主的时令，也叫旺时。⑥至阴：农历六月为至阴，也称季夏。

【细读】

黄帝问道：肺脏能使人咳嗽，为什么？岐伯回答说：五脏六腑都能使人咳嗽，不只是肺脏能使人咳嗽。黄帝道：希望听听具体情况。岐伯说：皮毛主表，和肺是相配合的，皮毛受了寒气，寒气就会侵入肺脏。假若喝了冷水或者吃了冷东西，寒气入胃，从肺脉上注于肺，肺也会因此受寒。这样，内外的寒邪互相结合，留止在肺脏，就成为肺咳。至于五脏六腑的咳嗽，是五脏各在所主的时令受病，这时并不是肺所主之时，就由五脏各自传给肺而病咳。人与天地相参应，五脏各在它所主的时令中受了寒邪，便能得病。若轻微的，就是咳嗽；严重的，寒气入里，就成为泻泄、腹痛。一般情况是在秋天肺先受邪，在春天肝先受邪，在夏天心先受邪，在季夏脾先受邪，在冬天肾先受邪。

本节论述了"五脏六腑皆令人咳，非独肺也"的道理。肺主皮毛，开窍于鼻。咳嗽是肺病最典型的症状。本文提出五脏六腑的病变都可以引发咳嗽，而不仅仅是肺病。皮毛受寒，会伤肺而咳嗽；而寒气入胃，因为胃通过肺脉与肺相连，会使肺受寒而咳嗽。五脏六腑各有主时，在主时之时受寒而分别传入肺而发病咳嗽。从本文的论述可知：1. 咳嗽是肺病，但其发病不仅由于肺，五脏六腑都可引起肺病而咳。2. 咳嗽的主因是寒邪。因此，提示我们要防寒以防止咳嗽。咳嗽虽然不是什么大病，但往往缠绵难愈。在临床上常见感冒后遗留咳嗽，长期不愈，影响健康。

五脏咳状

帝曰：何以异之？岐伯曰：肺咳之状，咳而喘，息有音，甚则唾血 ①。心咳之状，咳则心痛，喉中介介 ② 如梗状，甚则咽肿喉痹。肝咳之状，咳则两胁下痛，甚则不可以转，转则两胠下满。脾咳之状，咳则右胁下痛，阴阴 ③ 引肩背，甚则不可以动，动则咳剧。肾咳之状，咳则腰背相引而痛，甚则咳涎 ④。

【注释】

① 唾血：血随咳唾而出。② 介介：形容喉中有物如梗塞状。介，纤芥，细小之物。介介，细小之物给人造成的微细难明的感觉。③ 阴阴：即隐隐。④ 咳涎：咳出黏沫。

【细读】

本节论述了五脏咳嗽的不同症状。五脏咳嗽的差异在于除了咳嗽以外都伴有本经的特异症状。如"心咳"伴有"心痛"、"肝咳"伴有"两胁下痛"等。

黄帝问道：怎样来区别这些咳嗽呢？岐伯说：肺咳的症状，咳嗽的时候，喘息有声音；严重的，还会唾血。心咳的症状，咳嗽的时候，感到心痛，喉中像有东西堵塞，严重的，咽喉肿痛闭塞。肝咳的症状，咳嗽的时候，两胁疼痛，严重的不能行走，如果行走两脚就会浮肿。脾咳的症状，咳嗽的时候，右胁痛，隐隐然痛牵肩背，严重的，不能活动，一活动，咳嗽就加重。肾咳的症状，咳嗽的时候，腰背互相牵扯作痛，严重的，就要咳出黏沫来。

六腑之咳

帝曰：六腑之咳奈何？安所受病？岐伯曰：五脏之久咳，乃移于六腑。脾咳不已，则胃受之；胃咳之状，咳而呕，呕甚则长虫出。肝咳不已，则胆受之；胆咳之状，咳呕胆汁。肺咳不已，则大肠受之；大肠咳状，咳而遗矢 ①。心咳不已，则小肠受之；小肠咳状，咳而失气 ②，气与咳俱失。肾咳不已，则膀胱受之；膀胱咳状，咳而遗溺。久咳不已，则三焦受之，三焦咳状，咳而腹满，不欲食饮。此皆聚于胃，关于肺，使人多涕唾 ③ 而面浮肿、气逆也。

【注释】

①遗矢：即大便失禁。矢，通"屎"。②失气：即放屁。③涕唾：稠痰。

【细读】

本节接上节论述了"六腑咳"的症状。六腑咳是由于五脏咳长久不愈传变而来的，因此，病情较五脏咳为重。六腑咳的症状也是除了咳嗽外，伴有六腑的特异症状。如"胆咳之状，咳呕胆汁""大肠咳状，咳而遗矢"。

黄帝道：六腑咳嗽的症状怎样？又是怎么得病的呢？岐伯说：五脏咳嗽，日久不愈，就要转移到六腑。脾咳不好，胃就要受病；胃咳的症状，咳而呕吐，厉害的时候，可呕出蛔虫。肝咳不好，胆就要受病；胆咳的症状，咳嗽起来，可吐出胆汁。肺咳不好，大肠就要受病；大肠咳的症状，咳嗽的时候，大便失禁。心咳不好，小肠就要受病；小肠咳的症状，咳嗽时要放屁，经常是咳嗽和放屁并作。肾咳不好，膀胱就要受病；膀胱咳的症状，咳嗽的时候，小便失禁。以上各种咳嗽，如果经久不愈，那么三焦就要受病；三焦咳的症状，是咳嗽的时候，肚肠胀满，不想吃东西。这些咳嗽，无论是哪一脏腑的病变，其寒邪都是聚合于胃，联属于肺，使人多吐稠痰，面目浮肿，气逆。

脏腑咳之治

　　帝曰：治之奈何？岐伯曰：治脏者，治其俞^①；治腑者，治其合^②；浮肿者，治其经^③。帝曰：善。

【注释】

　　①俞：腧穴。②合：合穴。③经：经穴。腧、合、经，都属于五腧穴。关于五腧穴参看本书《灵枢·寿夭刚柔》之"阴阳之中，复有阴阳"部分的有关论述。

【细读】

　　黄帝问道：治疗的方法怎样？岐伯说：治疗五脏的咳嗽，要取腧穴，治疗六腑的咳嗽，要取合穴，凡是由于咳嗽而致浮肿的，要取经穴。黄帝说：说得好！

　　本节论述了五脏咳与六腑咳的治法。从前面的论述可知，六腑咳是从五脏咳演变而来的，所以六腑咳较五脏咳更严重。在治法上，五脏咳取腧穴就可以，而六腑咳则要取合穴了。五腧穴的顺序是：井、荥、腧、经、合。合穴在最后，其气血汇聚最多，故治疗效力更强。五脏咳出现浮肿的则要取腧与合穴之间的经穴。

举痛论篇第三十九

本篇运用举例的方法，说明诸诊法的具体运用，并对「九气」致病的病机和症状做了论述。由于篇中举了多种卒痛证候，对其病因病机详加分析，占了大部分篇幅，故名《举痛论》。也有人认为「举」是「卒」（通「猝」）之误，篇名当为《卒痛论》。本篇名言：「百病生于气。」

五脏卒痛

黄帝问曰：余闻善言天者，必有验于人；善言古者，必有合于今；善言人者，必有厌①于己。如此，则道不惑而要数②极，所谓明也。今余问于夫子，令言而可知③，视而可见④，扪而可得⑤，令验于己，而发蒙解惑，可得而闻乎？岐伯再拜稽首对曰：何道之问也？帝曰：愿闻人之五脏卒痛⑥，何气使然？岐伯对曰：经脉流行不止，环周不休。寒气入经而稽迟⑦，泣而不行。客于脉外则血少；客于脉中则气不通，故卒然而痛。

【注释】

①厌：合。②要数：要理，最重要的道理。③言而可知：指问诊，即通过询问病人而知病情。④视而可见：指望诊，即通过望色而知病情。⑤扪而可得：指切诊，即通过触按而知病情。⑥卒痛：突然疼痛。卒，通"猝"。⑦稽迟：留滞不行。

【细读】

黄帝问道：我听说善于谈论天道的，必能从人事上验证天道，善于谈论往古的，必能把过去与现在结合起来，善于谈论他人的，必能结合自己。这样，对于医学道理，才可无所疑惑，而得其真理，才算真正明白。现在我要问你的是那言而可知，视而可见，扪而可得的诊法，使自己有所体验，启发蒙昧，解除疑惑，能够听听吗？岐伯回答说：你要问哪些道理？黄帝说：我希望听听五脏突然作痛，是什么邪气造成的呢？岐伯回答说：人身经脉中的气血周流全身，循环不息。寒气侵入了经脉，经血就会留滞，凝涩而不畅通。假如寒邪侵袭在经脉之外，血液就会减少；若侵入脉中，则脉气不通，就会突然作痛。

本篇篇名为《举痛论》，是讨论各种疼痛形成机理与诊察方法的。疼痛是各种疾病经常出现的症状。中医以症状作为认识疾病的纲领，因此，有必要对疼痛的发生机理做出总结归纳。本篇写作的一个特点是并没有就事论事，而是首先谈了天人、古今、人己等基本的哲学问题，并且认为只有通晓这些基本的道理，才能到达"道不惑而要数极"的"明"的（明达）境界。说明探讨具体的医学问题离不开基本哲理的指导。落实到医学领域就是如何以"言而可知，视而可见，扪而可得"，即中医的四诊以获得对疾病的正确认识，即所谓"令验于己"。最后才提出"五脏卒痛，何气使然"的问题。岐伯认为正常情况下的"经脉流行不止，环周不休"而五脏猝然而痛的根本原因是"寒气入经而稽迟……客于脉中则气不通"。

诸痛各不同形

帝曰：其痛或卒然而止者，或痛甚不休者，或痛甚不可按者，或按之而痛止者，或按之无益者，或喘动应手①者，或心与背相引而痛者，或胁肋与少腹相引而痛者，或腹痛引阴股②者，或痛宿昔③而成积④者，或卒然痛死不知人，有少间复生者，或痛而呕者，或腹痛而后泄者，或痛而闭不通者。凡此诸痛，各不同形，别之奈何？

【注释】

①喘动应手：形容痛处跳动如气喘。②阴股：股，大腿。阳为外，阴为内。阴股大腿内侧。③宿昔：经久的意思。④成积：形成积聚。积聚，中医病名。指人体上生长的有形可见的肿块。

【细读】

本节提出十四种不同类型的疼痛，可见《举痛论》对疼痛的认知是非常全面的。

黄帝道：有的疼痛忽然自止；有的剧痛而不能止；有的痛得厉害，不可揉按；有的揉按痛就可止住；有的虽然揉按，也没有效果；有的痛处跳动应手；有的痛时心与背牵引作痛；有的胁肋和小腹牵引作痛；有的腹痛牵引大腿内侧；有疼痛日久不愈而形成积聚的；有忽然痛得昏死不知人事，过一会儿才苏醒的；有疼痛而且呕吐的；有腹痛而且泄泻的；有疼痛而且胸闷不好受的。所有这些疼痛，表现各不相同，怎样区别呢？

诸痛之成因（言而可知）

岐伯曰：寒气客于脉外则脉寒，脉寒则缩踡①，缩踡则脉绌急②，绌急则外引小络，故卒然而痛。得炅③则痛立止；因重中于寒，则痛久矣。

寒气客于经脉之中，与炅气相薄④则脉满，满则痛而不可按也。寒气稽留⑤，炅气从上，则脉充大而血气乱，故痛甚不可按也。

寒气客于肠胃之间，膜原⑥之下，而不得散，小络急引故痛，按之则血气散，故按之痛止。

寒气客于侠脊之脉⑦则深，按之不能及，故按之无益也。

寒气客于冲脉，冲脉起于关元，随腹直上。寒气客则脉不通，脉不通则气因之，故喘动应手矣。

寒气客于背俞之脉则脉泣⑧，脉泣则血虚，血虚则痛。其俞注于心，故相引而痛，按之则热气至，热气至则痛止矣。

寒气客于厥阴之脉，厥阴之脉者，络阴器系于肝。寒气客于脉中，则血泣脉急，故胁肋与少腹相引痛矣。

厥气客于阴股，寒气上及少腹，血泣在下相引，故腹痛引阴股。

寒气客于小肠膜原之间，络血之中，血泣不得注于大经，血气稽留不得行，故宿昔而成积矣。

寒气客于五脏，厥逆上泄⑨，阴气竭，阳气未入，故卒然痛死不知人，气复反⑩则生矣。

寒气客于肠胃，厥逆上出⑪，故痛而呕也。

寒气客于小肠，小肠不得成聚⑫，故后泄⑬腹痛矣。

热气留于小肠，肠中痛，瘅热⑭焦渴，则坚干不得出，故痛而闭不通矣。

【注释】

①缩踡（quán）：收缩不伸。②绌（chù）急：屈曲拘急。绌，假借为"诎"（qū），实即"曲"。③炅（jiǒng）：热。④相薄：相互交迫。⑤稽留：停留。⑥膜原：张志聪："膜原者，连于

肠胃之脂膜，亦气分之腠理。"膜原，就是人体内的筋膜组织。张志聪认为寒气侵入肠胃膜原之间会使小络（小的血脉）拘急而疼痛。因为膜原之间有小络。⑦侠脊之脉：指督脉和督脉两旁的足太阳脉。⑧背俞之脉：足太阳脉。五脏六腑在足太阳脉上都有自己的腧穴。脉泣（sè）：血脉凝涩。泣，通"涩"。⑨厥逆上泄：脏气厥逆而上壅。⑩气复反：阳气恢复。反，"返"的古字。⑪厥逆上出：肠胃之气上逆。⑫成聚：指小肠受盛容留水谷的作用。⑬后泄：大便泄泻。⑭瘅热：大热。

【细读】

岐伯说：寒气侵犯于脉外，则脉受寒，脉受寒就收缩，收缩则脉屈曲拘急不舒，因而牵引在外的细小脉络，就会忽然发生疼痛。但只要得热，疼痛就会停止。因而再感受寒气，疼痛就会很久不易好了。

寒气侵犯到经脉之中，与经脉中的热气相互搏结，就会经脉满盛，满盛则实，所以痛得不能按。寒气停留，热气跟随而来，冷热相搏，则经脉充溢满大，气血混乱，就会痛得厉害不能触按。

寒气侵入肠胃之间，膜原之下，血瘀不能散开，细小的脉络因之绷急牵引而痛，以手揉按，则血气可以散行，所以按揉疼痛就停止。

寒气侵入了夹脊之脉，因病位较深，即使重按也不能达到病所，所以按之也无作用。

寒气侵入到冲脉，冲脉从关元穴起，循腹上行。所以冲脉的血气不得流通，那么邪气就聚集此处而不通畅，所以触诊腹部就会应手而痛。

寒气侵入到背腧脉，则血脉流行凝涩，血脉凝涩则血虚，血虚则疼痛。因为背腧上注于心，所以互相牵引作痛。用手按之则热气积聚，热气到达病所，疼痛就可停止。

寒气侵入到厥阴脉，厥阴脉连络阴器，并系于肝。寒气侵入脉中，血涩不得流畅，脉道紧急，所以胁肋与少腹互相牵引而作痛。

寒气逆行侵入到阴股，气血不和累及少腹，阴股之血凝涩，在下相引，所以腹痛连于阴股。

寒气侵入到小肠膜原之间，络血之中，血脉凝涩，不能贯注到大经脉里去，因而血气留停，不得畅通，这样日久就成小肠气了。

寒气侵入到五脏，则厥逆之气上壅，阴气竭绝，阳气郁遏不通，所以忽然痛死，不知人事；如果阳气恢复，仍然可以苏醒。

寒气侵入肠胃，厥逆之气上行，所以发生腹痛并且呕吐。

寒气侵入到小肠，小肠失其受盛作用，水谷不得停留，所以就大便泄泻而腹痛了。

热气蓄留于小肠，肠中要发生疼痛，并且发热干渴，大便坚硬不得出，所以就疼痛而大便不通了。

本节论述了十四种疼痛的形成机理，从病因讲都是寒气客于人体所致。具体说来有侵入脉外、脉中（内）、夹脊之脉、冲脉、背腧脉、厥阴脉，这些是在经脉之中。其次，寒气可侵入膜原，包括肠胃之间，膜原之下和小肠膜原之间。再次，寒气可侵入肠胃，特别是小肠既可以为寒气侵入，也可以有热气蓄积而生疼痛。最后，寒气也可以侵入五脏而致严重的病变。可见，寒气可以侵入人体的任何部位。因此，防止寒气的侵袭是养生的重要方面。

中医认为导致生病的气候变化因素是风寒暑湿燥火六淫，但在六淫中对人的健康影响最大的是风寒。风为百病之长，在《风论》中，对风邪为病已经有详细论述。寒为阴邪，易伤阳气，而阳气是生命的根本。《生气通天论》说："阳气者若天与日，失其所，则折寿而不彰。故天运当以日光明，阳因而上，卫外者也。"人是恒温动物，气血的运行与周围环境的温度密切相关。温度偏低，气血运行缓慢，人体代谢的废物容易储留，对健康产生不利影响。很多病的发生都与寒气有关。一般感冒、咳嗽等都以寒邪为主因。因此，在养生方面应该注意防寒保暖。

视而可见

帝曰：所谓言而可知者也，视而可见奈何？岐伯曰：五脏六腑固尽有部①，视其五色，黄赤为热，白为寒，青黑为痛，此所谓视而可见者也。

【注释】

　①固尽有部：面部各有五脏六腑所属的部位。

【细读】

黄帝说：以上病情，是从问诊中可以了解的。那么通过望诊可以了解病情又如何？岐伯说：五脏六腑，在面部各有自己所属的部位，观察面部的五色，黄色和赤色为热，白色为寒，青色和黑色为痛，这就是所谓的视而可见的。中医学认为五脏六腑在面部都有自己的所属部位，面部色泽的变化是诊察疾病的重要参考。关于这个问题《灵枢·五色》篇有详细的论述，有兴趣的读者可以参看。

扪而可得

帝曰：扪而可得，奈何？岐伯曰：视其主病之脉，坚而血及陷下者，皆可扪而得也。

【细读】

黄帝说：通过触诊了解病情是怎样的？岐伯说：要看他主病的脉象。坚实的、有瘀血以及经脉陷下，都可用手触切而得知。"扪而可得"即触诊，是医生通过对病人身体的触摸获得疾病的有关信息的诊察方法。广义地说，脉诊（切诊）也属于触诊，不过由于脉诊在中医学具有极其重要的地位，而被独立出来。一般人只知道中医有脉诊，而不知道中医也有触诊。可以说，古人使用了一切可能的方法来诊察疾病，以确保对疾病的正确认识。

九气之病

帝曰：善。余知百病生于气也。怒则气上①，喜则气缓②，悲则气消③，恐则气下④，寒则气收⑤，炅则气泄⑥，惊则气乱⑦，劳则气耗⑧，思则气结⑨。九气不同，何病之生？岐伯曰：怒则气逆，甚则呕血及飧泄，故气上矣。喜则气和志达，荣卫通利，故气缓矣。悲则心系急，肺布叶举⑩而上焦不通，荣卫不散，热气在中，故气消矣。恐则精却⑪，却则上焦闭，闭则气还，还则下焦胀，故气不行矣。寒则腠理闭，气不行，故气收矣。炅则腠理开，荣卫通，汗大泄，故气泄。惊则心无所倚，神无所归，虑无所定，故气乱矣。劳则喘息汗出，外内皆越⑫，故气耗矣。思则心有所存，神有所归，正气留而不行，故气结矣。

【注释】

①气上：气上逆。②气缓：气涣散不收。③气消：气消沉。④气下：气下陷。⑤气收：气收聚。⑥气泄：气外泄。⑦气乱：气混乱。⑧气耗：气耗散。⑨气结：气郁结。⑩肺布叶举：张志聪："肺主气而位居上焦，主行营卫阴阳，肺脏布大而肺叶上举，则上焦之气不通，而营卫不能行散矣。"古人认为肺脏结构的外形有如树叶。如果肺脏扩大，则肺叶上举。⑪精却：精气衰退。⑫越：散发。

【细读】

黄帝道：说得好！我听说各种疾病是由于气的逆乱而发生的。如暴怒则气上逆，大喜则气涣散，悲哀则气消散，恐惧则气下陷，遇寒则气收聚，受热则气外泄，过惊则气混乱，过劳则气耗损，思虑则气郁结，这九种气的变化各不相同，都能导致什么病呢？岐伯说：大怒则气上逆，严重的，可以引起呕血和飧泄，所以说是"气上逆"。高兴气就和顺，情志畅达，营卫之气通利，所以说是"气缓"。悲哀过甚则心系绷急，肺叶胀起，上焦不通，营卫之气不得布散，热气在内不散，所以说是"气消"。恐惧就会使精气衰退，精气下衰就要使上焦闭塞，上焦不通，还于下焦，气郁下焦，就会胀满，所以说是"气下"。寒冷之气，能使腠理密闭，营卫之气不得流行，所以说是"气收"。热则腠理开泄，营卫之气大通，汗大出，所以说是"气泄"。过惊则心无依靠，神气不能归心，心中疑虑不定，所以说是"气乱"。过劳则喘息汗出，里外都发越消耗，所以说是"气耗"。忧思过多那么心气凝滞，精神偏滞，不能畅行周身，气就会留滞而不能运行，所以说是"气结"。

中国哲学和中医学都认为"气"是生成万物的本源和维系万物生存的动力。从根本上说，所有的疾病都是气的病变。所谓"百病生于气也"。当然，各种病因导致的气的病变其机理是不同的。本节论述了"九气"之病的发病机理。对"九气"略作分梳，可以分为情志、气候和劳倦三类。喜、怒、悲、恐、惊、思为情志，寒、炅为气候，劳为劳倦。九气所导致的气的异常变化包括：或上或下，或缓或消，或收或泄，或乱，或耗，或气结。

腹中论篇第四十

本篇对鼓胀、血枯、伏梁、热中、消中、厥逆等腹中疾患的病因、症状、治法、禁忌等进行了讨论和分析。介绍了鸡矢醴和四乌贼骨一藘茹丸两个方剂。对妊娠与腹中疾患指出了鉴别要点。因本篇讨论疾病都在腹中，故篇名为《腹中论》。本书仅细读消渴病的药食禁忌。

热中、消中之忌

帝曰：夫子数言热中、消中①，不可服高粱②芳草石药，石药发瘨③，芳草发狂。夫热中、消中者，皆富贵人也，今禁高粱，是不合其心，禁芳草石药，是病不愈，愿闻其说。岐伯曰：夫芳草之气美，石药之气悍，二者其气急疾坚劲，故非缓心和人，不可以服此二者。帝曰：不可以服此二者，何以然？岐伯曰：夫热气慓悍④，药气亦然，二者相遇，恐内伤脾。脾者土也而恶木，服此药者，至甲乙日更论⑤。

【注释】

①热中、消中：即后世所谓的三消病（上消、中消、下消），现代的糖尿病。王冰："多饮数溲，谓之热中。多食数溲，谓之消中。"中，是内的意思。热中、消中，即内热、内消。因为糖尿病的病机在中医看来是体内蕴热，过度消耗饮食水谷之气，不能化生精微，濡养机体，而出现多食、多饮、多尿而消瘦的典型症状。②高粱：即膏粱。高，通"膏"，脂膏，指代肥甘厚腻之物。"粱"通"粱"，指精米、细米。③瘨（diān）："癫"的本字。④慓悍：慓悍本指人的性格急暴，这里喻指热邪的轻捷猛峻之性。⑤更论：《甲乙经》卷十一第六作"当愈甚"，更准确。

【细读】

本节论述了热中、消中即现代的糖尿病的药食禁忌。膏粱即肥甘厚味，芳草即芳香类草药，石药即矿石类药物，此三者都是气味醇厚之品，能够生湿生痰化火。消渴病本属阴虚火旺体质，若再用此类药食，无异于火上浇油。所以无论是治病还是养生都应该结合自己的身体素质选择适合于自己的食物，避免使用与自己体质相反的药食。

黄帝说，夫子多次说热中、消中的病人，不能吃肥甘厚味，也不能服用芳香的草药和矿石类药物，因为矿石类药物能使人发癫，芳香类草药会使人发狂。患热中、消中病的，多是富贵之人，现在不准吃肥甘厚味，这不合乎他们的心愿，禁忌芳香和金石药物，这病又不能治愈，希望听听其中的道理。岐伯回答说：芳香草药之性多辛窜，金石药物之性多峻猛，这两类药物之气都急猛、刚劲，所以不是性情和缓的人，不能服用这两类药物。

黄帝问：不可以服用这两类药的原因是什么？岐伯说：内热的性质慓悍，药物的性质也是这样，内热遇药热，恐怕要损伤脾气。脾属土而恶木乘，服用这类药物的病人，到肝木主令的甲日和乙日时，病情就更加严重了。

古人很早就发现，热中、消中多发生于富贵之人。这是因为富贵之人生活条件优越，多喜食肥甘厚味，精米时鲜。这些食物因为合人口味，难免多食，往往成为致病的根源。

《吕氏春秋·本生》说："贵富而不知道，适足以为患，不如贫贱。贫贱之致物也难，虽欲过之奚由？出则以车，入则以辇，务以自佚，命之曰招蹙之机。肥肉厚酒，务以自强，命之曰烂肠之食。靡曼皓齿，郑、卫之音，务以自乐，命之曰伐性之斧。三患者，贵富之所致也。"富贵而不懂得养生的道理，往往会招致祸患，还不如贫贱呢。贫贱之人获得财物困难，就是想过用也没有可能。出门乘车，进门坐轿，务求安逸，这就是招致腿脚萎废的机缘。美酒佳肴，贪食无度，就是败坏肠胃的毒药。皓齿蛾眉，靡靡之音，以此为乐，就是伤害性情的利斧。这三种祸患都是富贵招来的。

人们都希望过富足的生活，但凡事皆有两面性。富有而不善于把握，往往也是忧患的开始。所以，在生活富足的同时更应该加强自身的修养，提升人生的境界，节制自己的欲望，多做有益于他人和社会之事。人最难战胜的就是自己。老子说："胜人者有力，自胜者强。"唯其如此，更是弥足珍贵。人应该战胜自己的口腹之欲，成为身心康健安乐的人。

我国自改革开放以来，人们的生活日趋富裕，但糖尿病的发病率也随之上升。这显然与饮食结构的改变有关，也与人们不知节制饮食的贪欲有关。中华民族自古以来以农业为立身之本，中国人是以谷物为主要营养来源的，我们身体的消化吸收主要适应于谷物。近年来饮食结构骤变，特别是很多人肉类的摄入大大增加，而成为糖尿病增加的诱因。为了健康，还是应该常吃些粗粮杂粮。

本篇论述了风邪的性质、致病特点，以及多种风病的病因、病机、分类、症状和诊察方法。由于专论风之为病，故篇名为《风论》。

风病各异，其名不同

黄帝问曰：风之伤人也，或为寒热，或为热中，或为寒中，或为疠风，或为偏枯，或为风也。其病各异，其名不同。或内至五脏六腑。不知其解，愿闻其说。

【细读】

黄帝问道：风邪伤害人体，有的发为寒热，有的发为内热，有的发为内寒，有的成为疠风，有的成为偏枯，全由风邪引起，但病情不一样，病名也不相同。有的侵入内部，达到五脏六腑之间。我不了解这其中的道理，希望听你谈谈。

中医认为风为六淫之首，百病之长。就是说在疾病的发生过程中一般少不了"风"邪的参与。因此，风邪造成的疾病是多种多样的，有必要对风邪为病做一系统论述，黄帝由此而发问。

寒热

岐伯对曰：风气藏于皮肤之间，内不得通，外不得泄。风者善行而数变。腠理开则洒然[①]寒，闭则热而闷。其寒也则衰食饮，其热也则消肌肉。故使人怢慄[②]而不能食，名曰寒热。

【注释】

　①洒（xiǎn）然：寒冷貌。②怢（tū）慄（lì）：振寒貌。

【细读】

　　中医认为有些寒热病是由于风邪所致。本节论述了风邪所致寒热之证的机理。岐伯回答说：风气侵入了皮肤里面，既不能在内部流通，又不能向外部疏泄。风行动最快，变化多端。腠理开张的时候，会使人觉得寒冷；腠理关闭的时候，会使人觉得发热烦闷。寒冷时就会饮食减退，发热时就会肌肉消瘦，所以使人突然寒冷而不想吃东西，病名叫作寒热。

热中、寒中

　　风气与阳明入胃①，循脉而上至目内眦②。其人肥，则风气不得外泄，则为热中而目黄；人瘦则外泄而寒，则为寒中而泣出。

【注释】

　①风气与阳明入胃：风气从阳明经入胃。②眦（zì）：眼角。

【细读】

　　本节论述了风邪所致的"热中""寒中"的机理。风气从阳明经入胃，循着经脉上行一直到目内眦。如果是胖人，风邪就不易向外发散，稽留体内，成为内热，出现眼珠发黄。如果是瘦人，阳气容易向外发泄而寒冷，就会成为内寒，而不时流泪。

疠风

　　风气与太阳俱入，行诸脉俞，散于分肉之间，与卫气相干。其道不利，故使肌肉愤䐜①而有疡。卫气有所凝而不行，故其肉有不仁也。疠②者，有荣气热胕，其气不清，故使其鼻柱坏而色败，皮肤疡溃。风寒客于脉而不去，名曰疠风，或名曰寒热。

【注释】

① 愤䐃：高起肿胀。② 疠（lì）：繁体字作"癞"，旧读 lài。麻风病。萬的本意是虫子，古人可能认为癞病（麻风病）是有虫子引起，所以造"癞"字。"萬"用作数量词千百万的"万"是假借。

【细读】

风气从太阳经脉侵入人体，流行于各经腧穴，散布在肉分之间，和卫气纠缠在一起。这样，气道不通畅，肌肉就会肿起而成为疮疡。如因卫气有所凝滞，运行不畅，那么肌肉就会麻木不仁。疠风，是营气有热，血气不清，所以致使鼻柱损伤，面色变坏，皮肤溃烂。因为风寒久留在经脉里而不能去，所以叫作疠风。有的又称寒热。

本节论述了"疠风"的发病机理。根据"疠风"的临床症状，学者们认为就是麻风病。麻风是由麻风杆菌引起的一种慢性传染病，主要病变在皮肤和周围神经。临床表现为麻木性皮肤损害，神经粗大，严重者甚至肢端残废。本病在世界上流行甚广，我国则流行于广东、广西、四川、云南以及青海等省、自治区。新中国成立后由于积极防治，本病已得到有效的控制，发病率显著下降。

五脏风

以春甲乙伤于风者为肝风，以夏丙丁伤于风者为心风，以季夏戊己伤于邪者为脾风，以秋庚辛中于邪者为肺风，以冬壬癸中于邪者为肾风。

【细读】

在春季甲乙日伤风的，是肝风；在夏季丙丁日伤风的，是心风；在季夏戊己日伤风的，是脾风；在秋季庚辛日中风的，是肺风；在冬季壬癸日中风的，是肾风。本节所论述的观点，今天的人可能不太容易理解。古人讲天人相应，五脏六腑的机能活动与天相应。因此，在某脏主时的日子感受的风邪就侵入该脏。五行与甲子相配，甲乙日属木，肝属木，所以，甲乙日受风为肝风。同样，丙丁日属火，心属火，丙丁日为心风；戊己属土，脾属土，戊己日受风为脾风；庚辛日属金，肺属金，庚辛日为肺风；壬癸属水，肾属水，壬癸日受风为肾风。

偏风、脑风、目风、漏风、内风、首风、肠风、泄风

风中五脏六腑之俞，亦为藏腑之风，各入其门户^①，所中则为偏风^②。风气循风府而上，则为脑风^③；风入系头，则为目风^④；眠寒，饮酒中风，则为漏风^⑤；入房汗出中风，则为内风^⑥；新沐^⑦中风，则为首风；久风入中，则为肠风、飧泄；外在腠理，则为泄风。故风者，百病之长也。至其变化，乃为他病也，无常方，然致有风气也。

【注释】

① 门户：指五脏六腑之腧穴，为风邪入络、入经、入腑、入脏的通道。② 偏风：偏枯，即半身不遂。③ 脑风：风邪由风府上入于脑而成脑风。表现为剧烈头痛，甚至有发热及神昏抽搐等症状。④ 目风：风邪侵入目系，成为目风。表现目痛而有冷的感觉，畏风羞明。⑤ 漏风：又称酒风。不论冬夏，额上常有汗出。甚至全身大汗、喘息、口渴，不能操劳。⑥ 内风：房事后汗出，为风邪所伤，嗽而面赤。⑦ 新沐：刚刚洗过头。

【细读】

风邪侵入到五脏六腑的腧穴，就变成了五脏六腑的风。无论是络、经、脏、腑，只要风邪从其门户入侵，就成为偏风。风邪侵入后，从风府沿经脉上行至脑，就成为脑风；风入头中的目系，就成为目风；睡觉着凉，并且醉后感受风邪，就成为漏风；入房时汗出，感受风邪，就成为内风；刚洗完头，感受风邪，就成为首风；风邪久留肌腠，伤及脾胃，就成为肠风飧泄；外在腠理之间的，就成为泄风。所以风是引起各种疾病的主要因素，它的变化极多，而且变生其他疾病时，没有一定的规律。但是致病的原因，归根结底来自风气的侵入。

本节论述了偏风、脑风、目风、漏风、内风、首风、肠风、泄风的发生机理。最后提出了著名的"风者，百病之长"的论断，认为风邪为病变化多端，没有固定的规律，但致病因素总是风邪侵入。

五脏风之状

帝曰：五脏风之形状不同者何？愿闻其诊及其病能^①。

　　岐伯曰：肺风之状，多汗恶风，色䴡然^②白，时咳短气。昼日则差^③，暮则甚。诊在眉上，其色白。

　　心风之状，多汗恶风，焦绝，善怒嚇，赤色。病甚则言不可快。诊在口，其色赤。

　　肝风之状，多汗恶风，善悲。色微苍，嗌干善怒，时憎女子^④。诊在目下，其色青。

　　脾风之状，多汗恶风，身体怠惰，四肢不欲动。色薄微黄，不嗜食。诊在鼻上，其色黄。

　　肾风之状，多汗恶风，面痝然^⑤浮肿，脊痛不能正立。其色炲^⑥，隐曲不利^⑦，诊在肌上，其色黑。

　　胃风之状，颈多汗，恶风，食饮不下，鬲塞不通，腹善满。失衣^⑧则䐜胀，食寒则泄。诊形瘦而腹大。

【注释】

　　① 病能：即病态。能，通"态"。"态"的繁体作"態"。② 䴡（pěng）然：白貌。③ 差（chài）：通"瘥"，病减轻或痊愈。④ 憎女子：厌恶女人。⑤ 痝（máng）然：浮肿貌。⑥ 炲：（tái）煤烟灰。⑦ 隐曲不利：小便不利。隐曲，隐秘委曲之事，是小便的避讳语。⑧ 失衣：少穿衣服。

【细读】

　　本节论述了五脏风及胃风的临床症状以及诊察注意的要点。黄帝说：五脏风的症状，都有哪些不同？希望听听诊察的要点和病态表现。岐伯说：肺风的症状是多汗怕风，面色白，时而咳嗽气短。白天较轻，傍晚较重。诊察时要注意眉上部位，色白即是。心风的症状是多汗怕风，形体干瘦，经常发怒，面色红。病重时，说话不爽快。诊察要注意口舌，当见赤色。肝风的症状是多汗怕风，易悲伤。面色微青，咽喉干燥，容易发怒，不时厌恶女人。诊察时要注意目下，当见青色。脾风的症状是多汗怕风，身体疲倦，四肢不愿意活动。面色微黄，不想吃东西。诊察时要注意鼻上，当见黄色。肾风的症状是多汗怕风，面部浮肿，腰脊疼痛，不能长时间站立。面色黑得像烟煤，小便不通畅。诊察时要注意面颊，当见黑色。胃风的症状是颈部多汗怕风，食饮不下，膈部痞塞不通，腹满闷。衣服穿少了，腹部就容易胀满。吃了凉东西，就要泄泻。诊察时要注意病人形瘦腹大的特点。

首风、漏风、泄风之状

首风之状，头面多汗恶风，当先风一日①则病甚，头痛不可以出内，至其风日，则病少愈。

漏风之状，或多汗，常不可单衣②。食则汗出，甚则身汗，喘息恶风。衣常濡③，口干善渴，不能④劳事。

泄风⑤之状，多汗，汗出泄衣上。口中干，不能劳事，身体尽痛则寒。

帝曰：善！

【注释】

①当先风一日：即发风病的前一天。②常不可单衣：穿单衣也感到有汗出。③濡：湿。④不能：不耐。能，耐。⑤泄风：指内风。

【细读】

头风的症状是头面部多汗怕风。在风气将发的前一天，就感到很痛苦，头痛得厉害，不愿到外面去。到了风胜那天，头痛的情况，反而会减轻。漏风的症状是有的汗出得多，不能穿单薄的衣服。一吃饭就出汗，甚至全身汗出喘息、怕风。衣裳总是湿漉漉的，口干易渴，受不了劳累。内风的症状是多汗，汗出多了，沾湿衣裳。口中干燥，禁受不了劳累，周身疼痛并且怕冷。黄帝说：说得好。

本节承接前文论述了首风、漏风、泄风的临床表现。前文中的偏风、脑风、目风、内风、肠风、泄风没有论及，应该是古书有脱简。这里的"泄风"，实际上应该是"内风"。

痹，闭也，闭阻不通之义。痹病为邪风侵袭于肌肉骨节经络之间，导致气血运行不畅或闭阻不通，引起肢节疼痛、麻木、屈伸不利的病证；还包括邪气所引起的全身性的多种疾病在内。由于本篇系统论述了痹病的病因、病机、症状、分类、治法和预后等，所以篇名为《痹论》。本篇名言：「饮食自倍，肠胃乃伤。」

痹之生成

黄帝问曰：痹①之安生？岐伯对曰：风寒湿三气杂至合而为痹也。其风气胜者，为行痹②，寒气胜者为痛痹③，湿气胜者为著痹④也。

【注释】

①痹：闭阻不通。②行痹：又称"风痹"。表现为肢节疼痛，游走不定。③痛痹：又称"寒痹"。表现为肢体疼痛较重，得热则缓，遇冷加剧。④著痹：又称"湿痹"。表现为肢体疼痛重著，固定不移，或肌肉麻本不仁。

【细读】

黄帝问道：痹病是怎样发生的？岐伯回答说：风，寒，湿三气混杂在一起入侵人体而形成痹证。风偏重的，叫行痹；寒偏重的，叫痛痹；湿偏重的，叫著痹。

痹症是以肢节疼痛、麻木、屈伸不利为主要表现的病证，是由于风寒湿邪痹阻经络，气血运行不畅而致。此病无论是古代还是现代都是常见病、多发病，对此有所认识和了解十分必要。中医学认为痹症的发生是内外结合的产物，外因是风寒湿三邪，内因是自身气血虚弱。因此，在内强健气血，在外防范风寒湿侵袭，是预防痹症的重要方法。

五痹

帝曰：其有五者，何也？岐伯曰：以冬遇此者，为骨痹；以春遇此者，为筋痹；以夏遇此者，为脉痹；以至阴遇此者，为肌痹；以秋遇此者，为皮痹。

【细读】

黄帝道：痹病分为五种，都是什么？岐伯说：在冬天得病的叫骨痹；表现为骨痛，身重，四肢沉重难举。在春天得病的叫筋痹；表现为筋脉拘急，关节疼痛，难以屈伸。在夏天得病的叫脉痹；表现为不规则的发热，肌肤有灼热感，疼痛，皮肤或见红斑。在季夏得病的叫肌痹；表现为肌肉麻木，或酸痛无力、困倦、汗出等。在秋天得病的叫皮痹；表现为皮肤枯槁麻木，微觉痛痒。本节论述了骨、筋、脉、肌、皮，五痹。五痹的发生与季节有关。骨、筋、脉、肌、皮五体，分属于肾、肝、心、脾、肺。肾、肝、心、脾、肺分别主时于冬、春、夏、至阴（季夏、长夏）、秋。所以，五痹发生在五脏主时的季节。

五痹内舍五脏

帝曰：内舍五脏六腑，何气使然？岐伯曰：五脏皆有合，病久而不去者，内舍^①其合也。故骨痹不已，复感于邪，内舍于肾；筋痹不已，复感于邪，内舍于肝；脉痹不已，复感于邪，内舍于心；肌痹不已，复感于邪，内舍于脾；皮痹不已，复感于邪，内舍于肺。所谓痹者，各以其时^②重感于风寒湿之气也。

【注释】

① 内舍：指病邪居留潜藏体内。合：五脏与五体内外相应。② 各以其时：指五脏所主的季节，如肝主春，心主夏，脾主长夏，肺主秋，肾主冬。

【细读】

黄帝道：痹病的病邪有内藏于五脏六腑的，这是什么气使它这样的呢？岐伯说：五脏都有外合的筋、脉、肉、皮、骨，病邪久留在体表不去，就会侵入它所相应的内脏。所以骨痹不愈，又感受了邪气，就内藏于肾；筋痹不愈，又感受了邪气，就内藏于肝；脉痹不愈，又感受了邪气，就内藏于心；肌痹不愈，又感受了邪气，就内藏于脾；皮痹不愈，又感受了邪气，就内藏于肺。所谓的痹病，是在五脏所主季节里感受风、寒、湿三气所形成的。

本节论述了五痹不愈，就会进一步向内发展侵入五脏。其规律是五体之痹分别侵入其所合的五脏。骨痹侵入肾，筋痹侵入肝，脉痹侵入心，肌痹侵入脾，皮痹侵入肺。痹症是由外感而内传的疾病。现代医学中的风湿性关节炎不愈，侵入心脏，而发生风湿性心脏病。这一认识与中医是一致的。

五脏痹之证

凡痹之客五脏者，肺痹者，烦满喘而呕。心痹者，脉不通，烦则心下鼓 ①，暴上气而喘 ②，嗌干善噫，厥气上则恐。肝痹者，夜卧则惊，多饮数小便，上为引如怀。肾痹者，善胀 ③，尻以代踵 ④，脊以代头 ⑤。脾痹者，四支解堕 ⑥，发咳呕汁，上为大塞 ⑦。肠痹者，数饮而出不得，中气喘争 ⑧，时发飧泄。胞痹者，少腹膀胱按之内痛，若沃以汤 ⑨，涩于小便，上为清涕。

【注释】

①心下鼓：心下如鼓击，即心悸。②暴上气而喘：气逆上冲而致喘。③善胀：肿胀，胀满。④尻（kāo）以代踵（zhǒng）：能坐不能行。尻，臀。踵，足。⑤脊以代头：背曲头俯不能仰，脊骨高耸反过于头。⑥四肢解（xiè）堕：四肢困倦无力。⑦大塞：即痞塞。⑧中气喘争：肠胃之气上迫于肺以致喘息气急。肠胃在人体中部，肠胃之气称"中气"。⑨若沃以汤：好像浇了热水的样子。汤，热水。

【细读】

本节论述了五脏痹的临床表现。其症状依然是除了肢体疼痛外，伴有各经的特异症状。

凡痹病侵入到五脏：肺痹的症状，是烦闷，喘息而呕。心痹的症状，是血脉不通，心烦而且心跳，暴气上冲而喘，咽喉干燥，经常嗳气。疼痛循肝经由上而下牵引小腹，如怀孕之状。逆气上乘于心，就令人惊恐。肝痹的症状，是夜间睡眠多惊，好饮水，小便次数多，上引少腹，膨满的情况像怀孕时一样。肾痹的症状，是浑身肿胀，胀得能坐而不能行，能低头而不能仰头，好像用尾骨着地，又好像颈骨下倾，脊骨上耸一样。脾痹的症状，是四肢倦怠无力，咳嗽，呕吐清汁，胸部痞塞。肠痹的症状，是常常喝水而小便困难，中气上逆，喘而急迫，有时要发生飧泄。胞痹的症状，是手按小腹、膀胱，内有痛感，且腹中觉热，好像浇了热水一样，小便涩滞，上部鼻流清涕。

痹聚五脏

阴气①者，静则神藏，躁则消亡。饮食自倍，肠胃乃伤②。淫气喘息，痹聚在肺；淫气忧思，痹聚在心；淫气遗溺，痹聚在肾；淫气乏竭③，痹聚在肝；淫气肌绝，痹聚在脾。诸痹不已，亦益内也。其风气胜者，其人易已也。

【注释】

①阴气：此处指五脏精气。②饮食自倍，肠胃乃伤：如果饮食过多了，肠胃就要受到损伤。"自"，若，如果。③乏竭：疲乏口渴。

【细读】

五脏的阴气，安静时就精神内藏，躁动时就易于耗散。假如饮食过多了，肠胃就要受伤。气失其平和而喘息迫促，那么风寒湿的痹气就容易凝聚在肺；气失其平和而忧愁思虑，那么风寒湿的痹气就容易凝聚在心；气失其平和而遗尿，那么风寒湿的痹气就容易凝聚在肾；气失其平和而疲乏口渴，那么风寒湿的痹气就容易凝聚在肝；气失其平和而过饥伤胃，那么风寒湿的痹气就容易凝聚在脾。各种痹病日久不愈，会越来越往人体的内部发展。如属于风气较胜的，那么病人就比较容易痊愈。

前面我们说过，痹症的发生主要是由于气血虚弱，风寒湿三邪乘虚侵入人体，并且不断深入所致。此外，由于饮食失节，损伤肠胃，气失和平也是促进痹症发展的重要因素。本文提出了著名的"饮食自倍，肠胃乃伤"的观点。明代医家张介宾注释说："六腑者，所以受水谷则化物者也。若过用不节，致伤肠胃，则六腑之痹，因而生矣。""饮食自倍"不仅是六腑痹的病因也是诸多疾病的病因，当引以为戒。

金元四大家的集大成者朱丹溪就非常重视饮食与养生的关系，提倡饮食清淡，并身体力行。《元史》："朱震亨……其清修苦节，绝类古笃行之士。"宋濂《故丹溪先生石表辞》：先生"居室垣墉，敦尚简朴，服御唯大布宽衣，仅取蔽体；藜羹糗饭，安之如八珍。或在豪家大姓，当其肆筵设席，水陆之羞，交错于前，先生正襟危坐，未尝下箸。其清修苦节，能为人之所不为；而于世上所悦者淡然无所嗜"。

朱丹溪写了《茹淡论》，阐明清淡之食养生的道理：

"或问，《内经》谓精不足者，补之以味。又曰：地食人以五味。古者年五十食肉，子今年迈七十矣！尽却盐醢，岂中道乎？何子之神茂而色泽也？曰：味有出于天赋者，有成于人为者。天之所赋者，若谷、菽、菜、果自然冲和之味，有食人补阴之功，此《内经》所谓味也。人之所为者，皆烹饪调和偏厚之味，有致疾伐命之毒。此吾子所疑之味也。今盐醢之却，非真茹淡者。大麦与粟之咸，粳米、山药之甘，葱、薤之辛之类，皆味也。子以为淡乎？安于冲和之味者，心之收，火之降也；以偏厚之味为安者，欲之纵，火之胜也，何疑之有？"（《格致余论》）

丹溪在生活中长期"茹淡"收到了"年迈七十"却"神茂而色泽"的养生效果，其内在机理是"心之收，火之降"。饮食养生学是一门大学问，这里把《吕氏春秋·尽数》的一段文字和朱丹溪的《饮食箴》献给读者，以供参考。

《吕氏春秋·尽数》（节选）

食能以时，身必无灾。

凡食之道，无饥无饱。

是之谓五藏之葆。

口必甘味，和精端容，将之以神气。

百节虞欢，咸进受气。

饮必小咽，端直无戾。

《饮食箴》

人身之贵，父母遗体。为口伤身，滔滔皆是。

人有此身，饥渴洊兴，乃作饮食，以遂其生。

睠彼昧者，因纵口味，五味之过，疾病蜂起。

病之生也，其机甚微，馋涎所牵，忽而不思。

病之成也，饮食俱废，忧贻父母，医祷百计。

山野贫贱，淡薄是谙，动作不衰，此身亦安。

均气同体，我独多病，悔悟一萌，尘开镜净。

曰节饮食，《易》之象辞，养小失大，孟子所讥。

口能致病，亦败尔德，守口如瓶，服之无斁。

痹之死、疼久、易已之故

帝曰：痹，其时有死者，或疼久者，或易已者，其故何也？岐伯曰：其入脏者死，其留连^①筋骨者疼久，其留皮肤间者易已。

【注释】

① 留连：即流连。

【细读】

黄帝问：痹病常常有死的，有疼痛很久不好的，有很快就好的，这是什么缘故？岐伯说：痹病侵入五脏，就会死亡；缠绵在筋骨里的，疼痛就会长久不好；如邪气只留在皮肤里的，那就容易好。痹症的发展结局不过三种：死亡、久疼不愈和很快痊愈。其根源是病气的深浅，在五脏最深则死，在筋骨则缠绵，在皮肤最浅易愈。

痹入六腑之故

帝曰：其客于六腑者，何也？岐伯曰：此亦其食饮居处^①，为其病本也。六腑亦各有俞^②，风寒湿气中其俞，而食饮应之，循俞而入，各舍其府也。

【注释】

① 此亦其食饮居处：饮食不节，居处失宜，是腑痹致病的根本原因。② 六腑亦各有俞：六腑各有腧穴。"亦"语助词。

【细读】

黄帝道：痹病有的侵入到六腑，是什么情况？岐伯说：这是由于饮食不节，居处失宜，成为腑痹的根本原因。六腑各有腧穴，风、寒、湿三气从外侵袭了一定的腧穴，而又内伤饮食，外内相应，病邪就循着腧穴而入，各自潜留在本腑。本节承前，继续讨论六腑痹的病因。认为根本病因是饮食起居失节。饮食是内因，起居是外因，内外相合，病气循着腧穴潜入六腑而为痹。

针治脏腑痹

帝曰：以针治之奈何？岐伯曰：五脏有俞，六腑有合，循脉之分，各有所发，各随其过，则病瘳^①也。

【注释】

① 瘳（chōu）：病愈。

【细读】

黄帝道：用针刺治疗痹证应怎样？岐伯说：五脏有腧穴，如肝腧太冲，心腧大陵，脾腧太白，肺腧太渊，肾腧太溪。六腑有合穴，如胃之合三里，胆之合阳陵泉，大肠之合曲池，小肠之合小海，三焦之合委阳，膀胱之合委中。循着经脉所属的部分，各有发生疾病的部位，只要在各发生疾病的地方进行治疗，病就会痊愈的。本节论述了五脏六腑痹的针刺治疗方法。除了痹疼局部的穴位外，还可以选用井、荥、输、经、原、合等五腧穴。

荣卫之气与痹

帝曰：荣卫之气，亦令人痹乎？岐伯曰：荣^①者，水谷之精气也。和调于五脏，洒陈^②于六腑，乃能入于脉也，故循脉上下，贯五脏络六腑也。卫者，水谷之悍气^③也，其气慓疾滑利，不能入于脉也，故循皮肤之中，分肉之间，熏于肓膜^④，散于胸腹。逆其气则病，从其气则愈。不与风寒湿气合，故不为痹。

【注释】

① 荣：指荣气，也称营气。② 洒陈：散布。③ 悍气：强悍之气。④ 肓（huāng）膜：肓，从亡，从肉。意思是人体内没有肉的地方。张介宾："凡腔腹肉理之间，上下空隙处，皆谓之肓。"膜：心下膈上之膜。

【细读】

黄帝道：营气、卫气也与风寒湿三气相合而成痹病吗？岐伯说：营气是水谷所化成的精气，它调和于五脏，散布在六腑，然后进入脉中，循着经脉的道路上下，贯通五脏、联络六腑。卫气是水谷所化生的悍气，悍气急滑，不能进入脉中，所以只循行皮肤之中，分肉之间，上熏蒸于肓膜，下散布于胸腹。如果卫气不顺着脉外循行，就会生病，但只要其气顺行，病就会好的。总之，卫气是不与风寒湿之气相合的，所以不能发生痹病。

本节提出了一个在一般人看来颇为怪异的问题，营卫之气是否会令人痹。在此，岐伯对营卫之气的循行和功用做了简要的论述，指出违逆营卫之气就会发病，顺从营卫之气痹症就可以痊愈。营卫之气不与风寒湿三气结合不会发病。所谓与风寒湿三气结合实质就是养生失当，营卫之气虚弱，而致风寒湿三气乘虚而入。告诫人们在养生中应该养护好营卫之气。

痹之痛、不仁、寒、热、燥、湿之故

帝曰：善。痹，或痛，或不仁，或寒，或热，或燥，或湿，其故何也？岐伯曰：痛者，寒气多也，有寒故痛也。其不痛不仁者，病久入深，荣卫之行涩，经络时疏①，故不痛；皮肤不营，故为不仁。其寒者，阳气少，阴气多，与病相益，故寒也。其热者，阳气多，阴气少，病气胜，阳遭阴，故为痹热。其多汗而濡者，此其逢湿甚也。阳气少，阴气盛，两气②相感，故汗出而濡也。

【注释】
①疏：通。②两气：指湿气与阴气。

【细读】
本节论述了痹证，或痛，或不仁，或寒，或热，或燥，或湿，这些不同兼证的形成机理。黄帝道：说得好！痹病有痛的，有不痛的、有麻木的，并有寒、热、燥、湿等不同情况，是什么原因？岐伯说：痛的是寒气偏多，有寒气就疼痛。如不痛而麻木不仁的，那是病程日久，病邪深入，营卫运行迟滞。但经络有时还能疏通，所以不痛；皮肤得不到营养，所以麻木不仁。寒多的，是阳气少、阴气多，阴气加剧了风寒湿的痹气，所以寒多；热多的，是阳气多，阴气少，病气过强，阳为阴迫，所以是痹热。多汗出而沾湿的，是感受湿气太甚，阳气不足，阴气有余，阴气和湿气相感，所以多汗出而沾湿。

痹不痛之故

帝曰：夫痹之为病，不痛何也？岐伯曰：痹在于骨则重，在于脉则血凝而不流，在于筋则屈不伸，在于肉则不仁，在于皮则寒。故具此五者，则不痛也。凡痹之类，逢寒则急，逢热则纵 ①。帝曰：善。

【注释】

① 纵：弛缓。

【细读】

痹症以疼痛为其最根本的症状，但也有不痛的痹症。本节论述了痹症不痛的道理。

黄帝道：痹病有不痛的，这是什么缘故？岐伯说：痹在骨的则身重；痹在脉的则血凝滞而不流畅；痹在筋的则屈而不伸；痹在肌肉的则麻木不仁；痹在皮肤的则寒凉。所以有这五种症状的，就不会有疼痛。大凡痹病之类，遇到寒气就挛急，遇到热气就弛缓。黄帝说：说得好！

痿是指肢体软弱无力，不能随意活动，日久肌肉萎缩的病证。本篇以五脏与五体相合的理论为根据，分别论述了痿躄、脉痿、筋痿、肉痿、骨痿等五种痿证的病因、病机、证候、鉴别要点及治疗原则，所以篇名叫作《痿论》。本篇名言："治痿者，独取阳明。"

五脏气热致痿

黄帝问曰：五脏使人痿[1]，何也？岐伯对曰：肺主身之皮毛，心主身之血脉，肝主身之筋膜[2]，脾主身之肌肉，肾主身之骨髓。故肺热叶焦，则皮毛虚弱急薄[3]，著则生痿躄[4]也。心气热，则下脉厥而上，上则下脉虚，虚则生脉痿，枢折挈[5]，胫纵而不任地也。肝气热，则胆泄，口苦，筋膜干，筋膜干则筋急而挛，发为筋痿。脾气热，则胃干而渴，肌肉不仁，发为肉痿。肾气热，则腰脊不举，骨枯而髓减，发为骨痿。

【注释】

①痿：病名。肢体筋脉弛缓，软弱无力以致肌肉萎缩而不能随意运动的一种病症。痿与萎是同源字。痿是肌肉萎缩，萎是草木枯萎。所以，痿证是以肌肉萎缩为主要见证命名的。②筋膜：包裹于肌肉之肌腱外的叫筋膜。③薄：干枯萎缩。④著：甚，严重。痿躄（bì）：不能行走。躄，足牵缩不能行走。躄，从辟，从足。辟的意思是"开"。引申有分开之意。古代砍头称为"大辟"，也就是大开，把人砍成两半。自然人就废了，没有命了。所以，"辟"有废的意思。与足合成躄，即足萎废不用。⑤枢折挈（qiè）：形容关节活动失灵，不能提举，犹如枢轴折断一般。枢，门户的转轴，这里指关节。折，断。挈，提举。这里的"挈"有不挈之意。可以认为省略了"不"字。

【细读】

黄帝问道：五脏都能使人发生痿弱的病，是什么原因？岐伯说：肺主管全身的皮毛，心主管全身的血脉，肝主管全身的筋膜，脾主管全身的肌肉，肾主管全身的骨髓。所以肺脏有热，肺叶就会枯萎，皮毛也呈现虚弱急薄的状态，严重的，就发生痿躄的病。心脏有热，下行之脉就会逆而上行，以致上盛下虚，就形成脉痿，关节像折断了一样，不能互相联系，足胫弛缓不能走路。肝脏有热，可使胆汁上泛而见口苦，筋膜失去营养而干枯，筋膜一干枯，就会挛急，发生筋痿。脾脏有热，可使胃内津液干燥，口渴，肌肉麻痹不仁，发为肉痿。肾脏有热，则精液耗竭，腰脊不能活动，骨枯髓减，发为骨痿。

痿证是肢体萎废不用的疾病。根据中医肺主皮毛的理论，萎废之疾表现在皮肤，属于肺病。所以，岐伯首先说"肺主身之皮毛"，并且说"肺热叶焦，则皮毛虚弱急薄，著则生痿躄也"。虽然，痿证主要表现在肺，但与咳嗽、痹症一样，痿证的发生与五脏都有关系。所以，岐伯又详细论述了五脏气热而生的"脉痿""筋痿""肉痿""骨痿"四痿之证。

五脏痿之机理

帝曰：何以得之？岐伯曰：肺者，脏之长也，为心之盖也。有所失亡①，所求不得，则发为肺鸣，鸣则肺热叶焦。故曰：五脏因肺热叶焦，发为痿躄，此之谓也。悲哀太甚，则胞络绝，胞络绝则阳气内动，发则心下崩，数溲血也。故《本病》曰：大经空虚，发为肌痹，传为脉痿。思想无穷，所愿不得，意淫于外，入房太甚，宗筋②弛纵，发为筋痿，及为白淫③。故《下经》曰：筋痿者，生于肝，使内④也。有渐于湿⑤，以水为事⑥，若有所留，居处相湿，肌肉濡渍⑦，痹而不仁，发为肉痿。故《下经》曰：肉痿者，得之湿地也。有所远行劳倦，逢大热而渴，渴则阳气内伐⑧，内伐则热舍于肾。肾者水脏也，今水不胜火，则骨枯而髓虚，故足不任身，发为骨痿。故《下经》曰：骨痿者，生于大热也。

【注释】

①失亡：指不如意的事。②宗筋：许多筋的总称。③白淫：指男子滑精，女子带下之类的疾病。④使内：指房事。⑤渐于湿：感受湿邪。⑥以水为事：在水中工作。⑦濡渍：肌肉为湿所困。

⑧ 内伐：即内乏。

【细读】

黄帝问：痿证是怎样发生的呢？岐伯说：肺是五脏之长，又是心脏的华盖。遇到不如意的事，或欲望不能满足，心火烁肺，肺伤后喘喝有声，因此肺热液涸，肺叶焦枯。所以说五脏是由于肺热叶焦，得不到充养，发为痿躄病，说的就是这个道理。悲哀太过，就会损伤心包络，包络受阻，致使心下崩损，而阳气乘机在内里扰动，致使常常尿血。所以《本病篇》说：大的经脉空虚，发为脉痹，最后变为脉痿。思虑无穷，愿望又不能实现，意志总驰游在外，或房劳过伤，致使众筋弛缓，就发为筋痿，导致遗精、白带等病。所以《下经》说：筋痿病生于肝，是由于入房过度引起的。感受湿邪、在水中劳作，内有湿热留连，外居潮湿之地，肌肉为湿所困，以致麻木不仁，就成为肉痿。所以《下经》说：肉痿病是久居湿地引起的。有的因为远行劳累，又遇到大热天气，感到口渴，渴就是内部的阳气亏乏，于是虚热就侵入到肾脏。肾属水脏，现在水不能胜火热，就会骨枯髓空，以致两足不能支持身体，发为骨痿。所以《下经》说：骨痿病，是由于大热所引起的。

痿证与痹证虽然都有肢体的症状，但两者的病因不同。痹证的主因是外界的风寒湿三气侵袭和气血虚弱所致。气血虚弱也就是正气不足是一切疾病发生的内在根源，所以，从这个意义上来说，痹证是外因为主的疾病。而痿证的原因则比较复杂，既有内因，也有外因，但以内因为主。从内因方面说主要有情志方面的愿望不能满足，过度悲哀等以及房事过度；外因方面有感受湿气，远行劳倦等。以上各种原因都可以导致五脏气热而发生痿证。

本节认为"入房太甚，宗筋弛纵，发为筋痿"，其实，不仅是痿证，房事过度也可以成为多种疾病的病因和诱因。《内经》记载的房事不节所致的特殊病症有如下几种。

1. 瘖俳。《脉解》："内夺而厥，则为瘖俳，此肾虚也。"色欲过度，阴精耗伤，而出现喑哑不能说话，四肢瘫痪之症。因为肾的经脉"循喉咙，挟舌本"，故见喑哑不言；肾主骨，故四肢不用。

2. 血枯。《腹中论》："帝曰：有病胸胁支满者，妨于食，病至则先闻腥臊，鼻出清液，唾血，四支清，目眩，时时前后血，病名为何？何以得之？岐伯曰：病名血枯，此得之年少时，有大脱血；若醉入房中，气竭肝伤，故月事衰少不来也。"血枯是女子房事过度之病。不要以为只有男子才有色欲伤身之患。我们已经知道，中医说的精不仅是精液而是广义的生命之本，所以女子也有伤精之病。

3. 内风。《风论》："入房汗出中风，则为内风。"

4. 热厥。《厥论》："帝曰：热厥何如而热也？岐伯曰：酒入于胃，则络脉满而经脉虚。脾主为胃行其津液者也。阴气虚则阳气入，阳气入则胃不和，胃不和则精气竭，精气竭则不营其四支也。此人必数醉，若饱以入房，气聚于脾中不得散，酒气与谷气相薄，热盛于中，故热遍于身，内热而溺赤也。夫酒气盛而慓悍，肾气有衰，阳气独胜，故手足为之热也。"这是醉酒行房常见的病症。一般人时常会有房事后一过性的轻微的手足发热现象。这是因为泄精使得阴精虚衰，阴虚则热。当然这是轻微一过性的，不会对身体有太大影响。

5. 房事过度所致最严重的是"煎厥"。《生气通天论》："阳气者，烦劳则张，精绝，辟积于夏，使人煎厥。目盲不可以视，耳闭不可以听，溃溃乎若坏都，汨汨乎不可止。"所谓"煎厥"就是阴精长期被煎熬而大亏，阴阳失调而致阳气暴张，出现目不能视色，耳不能闻声的严重症状，重者就会死亡。例外，除了色欲过度，会损伤肾精之外。严重而长期的恐惧也会伤精。《本神》："恐惧而不解则伤精，精伤则骨酸痿厥，精时自下。是故五脏主藏精者也，不可伤，伤则失守而阴虚，阴虚则无气，无气则死矣。"当然，这与房事不节无关，附列于此，供大家参考。

西汉名医淳于意，在他的诊籍中共记录了25个病案，有6例的病因是"得之内"或"酒且内"即房事过度。而且我们仔细研究发现，25个病例中，有8例是妇女，其中包括一名儿童。男子17例，其中一例是外科龋齿病。实际在16名男子中有6人的病因是房事过度，占37.5%。可见，房事过度的严重性。当然，这个数据可能没有权威性。因为淳于意治疗的这些人多是贵族，而且是严重的死亡病例。但无论怎么说房事过度对生命和健康的严重危害性是没有疑问的。病例附于下：

齐侍御史成自言病头痛，臣意诊其脉，告曰："君之病，恶，不可言也。"即出，独告成弟昌曰："此病疽也，内发于肠胃之间，后五日当痈肿，后八日呕脓，死。"成之病得之饮酒且内，成即如期死。

齐章武里曹山跗病，臣意诊其脉，曰："肺消瘅也，加以寒热。"即告其人曰："死，不治。适其共养，此不当医治。"法曰"后三日而当狂，妄起行，欲走；后五日死"。即如期死。山跗病得之盛怒而以接内。

齐中尉潘满如病小腹痛，臣意诊其脉，曰："遗积瘕也。"臣意即谓齐太仆臣饶、内史臣繇曰："中尉不复自止于内，则三十日死。"后二十余日，溲血死。病得之酒且内。

齐王故为阳虚侯时，病甚，众医皆以为蹶。臣意诊脉，以为痹，根在右胁下，大如覆杯，令人喘，逆气不能食。臣意即以火齐粥且饮，六日气下；即令更服丸药，出入六日，病已。病得之内。

安陵阪里公乘项处病，臣意诊脉，曰："牡疝。"牡疝在鬲下，上连肺。病得之内。

以上我们用了较多篇幅，以《内经》和淳于意的诊籍为根据，说明了房事过度的严重危害，目的无非是警醒世人提高对纵欲伤身的认识，形成合理的性观念，指导自己的房事活动。实际上很多人之所以放纵情欲，不惜以身体健康和生命为代价，无非是追求房事活动中的感官快感，以此为人生的享受和乐事。我们认为，这种观念是错误的。房事活动之所以有超过一般感觉的快感，从生物学来看，无非是一种维持种族存续的机制。试想如果在性交中不要说使人感到不快或痛苦，就是没有太大的快感，很多人可能就会放弃性交，那样一来，可想而知，种族的存续就成问题了，所以自然安排了这种在性交中使人特别是男子感受到特别的快感的机制。所以从根本上说现代人把享受性快感从生殖中分离出来，并大肆地宣扬、追求，从观念上说是错误的，从实践上看是有害的。在古人看来，这就是邪淫。

古代思想家除了道教、佛教主张禁欲外，儒家因其世俗性是不主张禁欲，而是主张节欲的。儒家主张"发乎情，止乎礼"。就是说性欲是自然的欲求，但是性事要以礼来节制。有人可能认为"礼"是人为制定的。其实，在古人看来，礼虽然是由人具体制定的，但其来源是天。所谓"夫礼，天之经也，地之义也"。在古人的眼中夫妻的房事活动根本不是以性快感为目的，而是自然天道的欲求和体现，所以房事活动具有神圣性。古人认为天地通过阴阳的交合实现了使万物生生不息的伟大品德，人类夫妻交合，生育子女是自然天道的体现。所以人的房事活动应该取法天道，所以，古人才有依据四时和年龄等规定的性事要求。所谓"春一秋二夏三冬无"完全是天地阴阳之道的体现。当然，我们说古人也不可能都做到，否则就不会有纵欲伤身的记载了。但是古代大多数的人特别是人生修养境界高的人是能够或者基本上做到了。我们知道，古代帝王凭借其独尊的政治地位，置三宫六院，纵欲淫乐，很多人短命而亡。但也有一些帝王对性事持有正确观念，懂得淫欲伤身殒命而节欲保身，得享高寿。如汉武帝七十多岁，梁武帝、宋高宗、乾隆帝八十多岁。梁武帝笃信佛教绝房事三十多年。另外，像明孝宗仅有一后无妃，道光帝也非好色之徒。这些帝王的作为显然与古人的性观念有关。

有人可能要问，既然你说房事以生殖为目的，古人把房事看得很神圣，似乎在有了子女之后就应该断绝房事。实际上不是这样，古人没有计划生育的观念，而是认为多子多孙多富贵。而且在具有生殖能力的时期内夫妻交合是阴阳和合之道的体现。

沉迷酒色不仅会损伤身体，还会损害精神，影响事业。我们知道精气神之间存在着精化气、气化神的化生关系。从脏腑来说肾藏精，心藏神，心神有赖于肾精的充养。如果沉迷色欲，耗伤肾精，肾精不足，不能充养心神，心神不足，则出现心智混乱，智力下降，心智难以集中，思维迟钝，甚至神志恍惚等精神症状。人只有精神饱满，神清气爽才能思维敏捷，富于创造，工作高效，而建立崇高的事业，实现人生的价值。反之，沉迷酒色，心智昏沉，效率低下，既有的事业也会毁于一旦，伤身败德，徒留笑柄。为人在世，应该追求崇高，不应志趣低下。须知人之为人在于人的精神，人能够建立真善美的意义世界，这是人生追求的终极价值，而物欲和物质的方面只是实现终极价值的手段而已。所以食色虽为人之大欲，但只是人生的基础，不是人生的目的，人应该求上，不应该求下。在房事问题上我们应该遵循古人的教诲，遵天而行，不能放纵情欲，悖逆天道。

有人可能说性欲是自然现象，不是自己能控制的。此话虽然有一定道理，但不全对。性欲是可以控制的。这表现为两个方向。一个是色欲之徒，在一定时期表现为性欲越来越亢盛，还扬扬自得，以为自己是超人，当然最后会连整个的人一起垮掉。这是因为色欲伤阴，阴虚火旺，亢盛的虚火更易引动色欲，导致恶性循环，不能自拔而自毁。医和诊晋侯之蛊惑不可为之疾即是。孙思邈曾记载一七十老翁，忽然阳事大兴，询于孙，不知善恶？孙思邈告之曰这是不祥之兆。并以膏火为喻，膏火快要熄灭时一定是先暗而后突然地特别光亮，然后就灭了。四十天后果然病死。

相反，对房事有正确观念的人性欲会越来越少，甚至消失。虽然我们在影视节目中经常看到花和尚、歪老道，似乎和尚道士都是伪君子，实际上这是对佛道的误解。当然，我们承认佛道清静之地中也有败类，但大多数出家人是能够遵守道规的。实际上，修道达到一定境界，性欲就不用强忍而自然消失。正如嵇康所说"非欲而强禁也"。《男女绅言》："精气内固，自不思欲，若欲念未除，是精尚不全，更当固之。《丹经》云：'精全者不思欲。'真名言也。"古人认为性欲由阴火引动，如果肾精充足，水能够涵养火，火就不会妄动，欲念就会逐渐减弱，以致消失。这种情况下，生成的精液就会转化自己的营养又为自身吸收，这是今天的观点。古人认为精化为气。所以断绝性欲的人精神特别饱满。《男女绅言》刘云诚云："安世（刘云诚的字）自绝欲来三十年，气血意思只如当时，终日接士友剧谈，虽夜不寐，翼朝精神如故。"刘四十七绝欲，说这话时已近八十了。所以人不思淫欲，则精液就化为精神，成为崇高事业的力量源泉。我们作为世俗之人，并不倡导佛道的绝欲，而提倡儒家的节欲。

五痿之别

帝曰：何以别之？岐伯曰：肺热者，色白而毛败；心热者，色赤而络脉溢；肝热者，色苍而爪枯；脾热者，色黄而肉蠕动；肾热者，色黑而齿槁。

【细读】

黄帝问怎样分别五痿证呢？岐伯答道：肺脏有热的，面色白而毛发败坏；心脏有热的，面色红而孙络浮见；肝脏有热的，面色青而爪甲干燥；脾脏有热的，面色黄而肌肉痿软；肾脏有热的，面色黑而牙齿枯槁。本节论述了五痿之证的鉴别。五脏痿证的病机是五脏气热，由于五脏的五行属性不同会出现不同的颜色，这是判断五脏痿证的根据。

治痿独取阳明

帝曰：如夫子言可矣。论言①治痿者，独取阳明，何也？岐伯曰：阳明者，五脏六腑之海，主润宗筋，宗筋主束骨而利机关②也。冲脉者，经脉之海也，主渗灌③谿谷，与阳明合于宗筋。阴阳揔④宗筋之会，会于气街⑤，而阳明为之长，皆属于带脉，而络于督脉。故阳明虚，则宗筋纵，带脉不引⑥，故足痿不用也。帝曰：治之奈何？岐伯曰：各补其荥而通其俞⑦，调其虚实，和其逆顺。筋脉骨肉，各以其时受月⑧，则病已矣。帝曰：善。

【注释】

①论言：指古代论述治病的书籍。②机关：指全身关节。③渗灌：渗透灌溉。④揔（zǒng）：总，聚合。⑤气街：穴名，又名气冲，在横骨两端，鼠蹊穴上一寸。⑥引：收引，约束。⑦各补其荥（yíng）而通其俞："荥""俞"都是十二经所主的腧穴，每经各有一个荥穴和腧穴，所溜为荥，所注为俞。⑧各以其时受月：根据各脏所主季节进行治疗。

【细读】

黄帝问：你以上所说是可取的。但医书上说：治疗痿证，应该独取阳明，是什么道理？岐伯说：阳明是五脏六腑的源泉，能够润养众筋，众筋的功能，是约束骨肉，使关节滑利。冲脉是经脉的源泉，它能渗透灌溉分肉肌腠，与阳明合于众筋。阴经阳经都在众筋处相聚，再复合于气街。阳明是它们的首领，都连属于带脉，而系络于督脉。所以阳明经脉不足，那么众筋就要弛缓，带脉不能收引，所以足部痿弱不堪运用了。黄帝问：那么怎样治疗呢？岐伯答道：用补荣气和通腧气的办法，调和虚实逆顺。无论筋、脉、骨、肉，各在其当旺的月份，进行治疗，病就会好的。黄帝说：说得好！

本节提出了治疗痿证的根本原则——治痿独取阳明。痿证是肌肉萎缩、筋脉无力之证，虽然本篇认为五脏气热皆可致痿而以肺为主。但另一方面，脾胃属土，为气血生化之源，脾胃主肌肉，肌肉萎缩正需要脾胃生化气血的充养，所以，在痿证的治疗中，取阳明具有基础性的意义。

调经即调治经络。本篇内容，说明了经络是气血运行和沟通脏腑内外的道路，邪气可以由经络传入脏腑或传出体表，所以治疗上要调治经络；并且讨论了运用针刺治疗脏腑经络寒热虚实病变的原理、症状和补泻手法，所以篇名为《调经论》。本篇名言：「五脏之道，皆出于经隧，以行血气，血气不和，百病乃变化而生，是故守经隧焉。」

神、气、血、形、志之有余有不足

黄帝问曰：余闻刺法言，有余泻之，不足补之，何谓有余？何谓不足？岐伯对曰：有余有五，不足亦有五，帝欲何问？帝曰：愿尽闻之。岐伯曰：神有余有不足，气有余有不足，血有余有不足，形有余有不足，志有余有不足。凡此十者，其气不等也。

【细读】

黄帝问道：我听刺法上说：病属有余的用泻法，病属不足的用补法。什么是有余，什么是不足呢？岐伯回答说：有余有五种，不足也有五种，你要问哪一种呢？黄帝道：希望都听听！岐伯说：神有有余和不足，气有有余和不足，血有有余和不足，形有有余和不足，志有有余和不足。这十种情况，随气流变，变化无穷。

本节提出了认识疾病的"有余""不足"的范畴。"有余"即"实"或"盛"，"不足"即"虚"。"有余""不足"是两种相对的状态，但与"中和"相对又属于异常的病态。在这里，中医学采用了中国哲学的三分法的认识事物的逻辑原则。关于这个问题，请参阅《玉机真脏论》的"春脉弦之象及太过与不及"一节的细读部分。岐伯运用中国古代哲学的"有余""不足"范畴对人的神、气、血、形、志五个方面进行研究，提出了五有余、五不足。由于"心藏神，肺藏气，肝藏血，脾藏肉，肾藏志"，神、气、血、形、志有余、不足的根本仍然是五脏，所以下文才说：有余、不足"皆生于五脏也"。

有余、不足，皆生于五脏

帝曰：人有精气津液，四支九窍，五脏十六部^①，三百六十五节^②，乃生百病，百病之生，皆有虚实。今夫子乃言有余有五，不足亦有五，何以生之乎？岐伯曰：皆生于五脏也。夫心藏神，肺藏气，肝藏血，脾藏肉，肾藏志，而此成形。志意通，内连骨髓，而成身形五脏。五脏之道，皆出于经隧，以行血气。血气不和，百病乃变化而生。是故守经隧^③焉。

【注释】

①十六部：指手足十二经脉，二跻脉，一督脉，一任脉。②三百六十五节：指人的全身关节。③经隧：经脉流行之道。

【细读】

黄帝问道：人有精气津液，四肢、九窍，五脏、十六部，三百六十五节，能够发生各种疾病，而各种疾病发生各有虚实的不同。现在，先生只说有余的有五种，不足的也有五种，究竟是怎样发生的呢？岐伯说：都是从五脏发生的。心藏神，肺藏气，肝藏血，脾藏肉，肾藏志，因而生成人的形体。而志意通达，与内部骨髓互相连系，而形成了人的身体五脏，五脏之间相互联系的通道，都是出自经脉之间，从而运行血气。如果血气不调和，就会变化发生各种疾病。所以诊断治疗，要以经脉作为根据。

老子说过："吾所以有大患者，为吾有身，及吾无身，吾有何患。"人的一切祸患包括疾病都是因为人有身体的存在，没有了身体，也就没有什么祸患了。中医学认为人之所以有"百病"也是因为有"精气津液，四支九窍，五脏十六部，三百六十五节"，这一生命机体的存在。从五有余、五不足说，疾病都是发生于五脏。五脏是人体生命活动的中心，五脏能够使志意通达，内连骨髓，成就身体。而五脏都与经脉相连属，运行血气。如果血气不和，就会变生百病，因此，治病的根本就是调治经络，即"守经隧"。

神有余不足，补泻刺微

帝曰：神有余不足何如？岐伯曰：神有余则笑不休，神不足则悲。血气未并^①，五脏安定，邪客于形，洒淅^②起于毫毛，未入于经络也，故命曰神之微^③。帝曰：补泻奈何？岐伯曰：神有余，则泻其小络之血，出血勿之深斥^④，无中其大经，神气乃平。神不足者，视其虚络^⑤，按而致之，刺而利之，无出其血，无泄其气，以通其经，神气乃平。帝曰：刺微奈何？岐伯曰：按摩勿释，著针^⑥勿斥，移气于不足，神气乃得复。

【注释】

①血气未并：血气未有偏聚。②洒（xiǎn）淅（xī）：寒冷不安之状。③神之微：心经的微邪。因心藏神，故有此说。④深斥：推针深刺。斥，推。⑤虚络：指虚而陷下的络脉。⑥著针：张志聪："著针者，如以布憿（jiǎo）著之，乃从单布上刺，谓当刺之极浅，而勿推内其针，移其邪气于不足，而神气乃自复矣。"憿，通"缴"，缠绕。著针是说针刺时用布把针缠绕起来，不敢深刺。这是治疗轻微之病要掌握的刺法原则。

【细读】

黄帝问：神有余和不足的情况如何？岐伯说：神有余就大笑不止，神不足就悲忧。如果病邪还未与血气混杂，那么，五脏还是安定的。这时病邪只是滞留在身体表面，只是肌肤毫毛恶寒，尚未进入经络，这叫作心经的微邪。黄帝又问：治疗时怎样使用补泻之法呢？岐伯说：神有余的就刺它的小络之脉，使之出血，但不要推针深刺，更不要刺伤大的经脉。这样，神气就自然平调了。神不足的要用补法，看准那虚络，按摩以达病所，再配合针刺通利经气，不令出血，也不使其气外泄，只是疏通它的经脉，神气就平调了。黄帝又问：针刺微邪应该怎样？岐伯说：按摩病处，不要停止，针刺时不向深推针，只是引导转移病人之气，使之充足，神气就能恢复。

本节论述了"神"有余不足的表现，提出了"神之微"的概念，也就是心经的轻微之病。在这个阶段，血气平和，五脏安定，外邪仅仅客于体表，未入经络。因此，治疗以按摩针刺为主，而且针刺也不能深刺。其他气、血、形、志之微的治疗原则也是如此。

气有余不足，补泻刺微

帝曰：善。气有余不足奈何？岐伯曰：气有余则喘咳、上气，不足则息不利、少气。血气未并，五脏安定，皮肤微病，命曰白气微泄。帝曰：补泻奈何？岐伯曰：气有余，则泻其经隧，无伤其经，无出其血，无泄其气。不足，则补其经隧，无出其气。帝曰：刺微奈何？岐伯曰：按摩勿释，出针视之，曰故将深之。适入必革，精气自伏，邪气散乱①，无所休息，气泄腠理，真气乃相得。

【注释】

① 精气自伏，邪气散乱：精气贯注于内，邪气散乱于浅表。

【细读】

黄帝道：很好！气有余和不足的情况是怎样的？岐伯说：气有余就喘咳、上逆，气不足就呼吸不利、气短。如果邪气尚未与气血混杂，那么五脏还是安定的。这时皮肤只是微病，病势尚轻，这叫作肺气微虚。黄帝又问道：补泻的方法怎样？岐伯说气有余就泻经隧，但不要伤了经脉，不能出血，不能气泄。如气不足的，就要补经隧，不能出气。黄帝又问道：针刺微病时应怎样？岐伯说：应按摩病处，不要停止，同时拿出针让人看，并佯说：准备深刺。但是当进针时还是比较浅的，这样病人的精气自然贯注于内，而邪气就散乱于浅表，无处留止，邪气从腠理发泄了，真气自然就能恢复正常。

本节论述了"气"有余不足的表现，提出了"白气微泄"的概念，也就是肺经的轻微之病。其病情与治法与"神之微"基本相同。不过，在行针时采用了现代意义上的心理暗示疗法。说要深刺而实际浅刺，这样就会使病人精气贯注于内，而邪气散乱于外而发泄掉，真气恢复正常。

血有余不足，补泻刺微

帝曰：善。血有余不足奈何？岐伯曰：血有余则怒，不足则恐。血气未并，五脏安定，孙络外溢，则络有留血①。帝曰：补泻奈何？岐伯曰：血有余，则泻其盛经出其血；不足，则视其虚经，内②针其脉中。久留而视，脉大，疾出其针，无令血泄。帝曰：刺留血奈何？岐伯曰：视其血络，刺出其血，无令恶血^③得入于经，以成其疾。

【注释】

① 络有留血：络内血行不畅，有留滞现象。② 内（nà）：通"纳"。进针。③ 恶血：瘀血、坏血。

【细读】

黄帝说：很好！血不足和有余的情况是怎样的？岐伯说：血有余就易发怒，血不足就易悲忧。如果邪气尚未与血气混杂，五脏还安定。只是孙络邪盛外溢，络内就会有瘀血现象。黄帝又问道：补泻的方法怎样？岐伯说：血有余，刺之出血；血不足，补其虚弱的经脉。在进针后，如病人脉象正常，留针时间就要稍长；如脉见洪大，就要立刻拔针，不使出血。黄帝又问道：刺留血的方法怎样？岐伯说：看准那有留血的络脉，刺出其血，但注意不要让恶血回流入经脉，而引起其他疾病。

本节论述了"血"有余不足的表现。虽然没有提出"血之微"的概念，但从论述看依然属于轻微之疾。对于血有余之疾，除了一般的针刺外，还需要用"刺出其血"即排除瘀血的方法。中医的针刺工具有九种，称为"九针"。其中有的相当于今天的手术刀。如"铍（pī）针"长四寸、宽二分半。像剑峰一样锐利，是用来刺痈排脓的。"铍"就是两刃小刀，因"铍针"针形似"铍"而得名。

形有余不足，补泻刺微

帝曰：善。形有余不足奈何？岐伯曰：形有余则腹胀，泾溲不利^①；不足则四支^②不用。血气未并，五脏安定，肌肉蠕动，命曰微风。帝曰：补泻奈何？岐伯曰：形有余则泻其阳经^③，不足则补其阳络^④。帝曰：刺微奈何？岐伯曰：取分肉间，无中其经，无伤其络，卫气得复，邪气乃索^⑤。

【注释】

① 泾（jīng）溲不利：大小便不利。② 四支：四肢。支，"肢"的古字。③ 阳经：足阳明经脉。④ 阳络：足阳明络脉。⑤ 索：消散。

【细读】

黄帝道：很好！形有余和不足的情况是怎样的？岐伯说：形有余就腹胀，小便不利；形不足则手足不灵活。如果邪气尚未与血气混杂，五脏还安定，只是肌肉有些微微蠕动的感觉，这叫"微风"。黄帝又问道：补泻的方法怎样？岐伯说：形有余就泻足阳明胃经之气，形不足就补足阳明胃经的络脉之气。黄帝又问道：针刺微风之病应怎样？岐伯说：刺其分肉间以散其邪，不要刺中经脉，也不要伤及络脉，卫气能够恢复，邪气就消散了。本节论述了"形"有余不足的临床表现，提出了"微风"的概念。其治法是"泻阳经，补阳络"。但由于病在"形"即"肉"，因此针刺取分肉间，而不能中伤其经络。

志有余不足，补泻刺微

帝曰：善。志有余不足奈何？岐伯曰：志有余则腹胀飧泄，不足则厥。血气未并，五脏安定，骨节有动①。帝曰：补泻奈何？岐伯曰：志有余则泻然筋血者②，不足则补其复溜③。帝曰：刺未并奈何？岐伯曰：即取之，无中其经，邪所乃能立虚。

【注释】

①骨节有动：骨节之间有微动感。②然筋血者：杨上善说："然筋当是然谷下筋。再详诸处引然谷者，多云然谷之前血者，疑少骨之二字，前字误作筋字。"③复溜：穴名。在足内踝上二寸处，属足少阴肾经。

【细读】

黄帝道：很好！志有余和不足的情形是怎样的呢？岐伯说：志有余就要腹胀飧泄，志不足就手足厥冷。如果邪气尚未与气血混杂，那么五脏还是安定的，只是骨节间有微动感。黄帝又道：补泻的方法是怎样的？岐伯说：志有余就刺泻然谷出血，志不足就在复溜穴采取补法。黄帝又问道：在邪气与血气尚未相混的时候，怎样刺治呢！岐伯说：就刺骨节微动的地方，不要伤及经脉，只刺邪所留止处，病邪马上就能除去。本节论述了"志"有余不足的临床表现以及治法。"志"病的特点是"骨节有动"，所以，就刺骨节有动之处，但不能伤及血脉。

气血以并，阴阳相倾

帝曰：善。余已闻虚实之形，不知其何以生。岐伯曰：气血以并，阴阳相倾①。气乱于卫，血逆于经，血气离居②，一实一虚。血并于阴，气并于阳，故为惊狂。血并于阳，气并于阴，乃为炅中③。血并于上，气并于下，心烦惋④善怒。血并于下，气并于上，乱而喜忘。帝曰：血并于阴，气并于阳，如是血气离居，何者为实？何者为虚？岐伯曰：血气者，喜温而恶寒。寒则泣不能流，温则消而去之⑤，是故气之所并⑥为血虚，血之所并为气虚。

帝曰：人之所有者，血与气耳。今夫子乃言血并为虚，气并为虚，是无实乎？岐伯曰：有者为实，无者为虚，故气并则无血，血并则无气，今血与气相失⑦，故为虚焉。络之与孙脉俱输于经，血与气并，则为实焉。血之与气并走于上，则为大厥⑧，厥则暴死，气复反则生，不反则死。

【注释】

①阴阳相倾：阴阳失去平衡。②血气离居：血气失去正常状态。③炅（jiǒng）中：热中、内热。④惋（wǎn）：闷。⑤温则消而去之：温暖则气血散开而流走。⑥并：偏胜。⑦血与气相失：血和气失去了相互联系。⑧大厥：突然昏倒，中风之类疾病。

【细读】

黄帝道：很好！我已经听到关于虚实的各种情况，但还不知道是怎样产生的？岐伯说：虚实的发生，是由于邪气与血气混杂，阴阳混乱，失去平衡。这样，气窜乱于卫分，血逆行于经络，血气都离了本位，就形成了一虚一实的情况。如果血与阴邪相混，气与阳邪相混，就会发生惊狂的病证。如果血与阳邪相混，气与阴邪相混，就会发生内热的病证。如果血与邪气在人体上部相混杂，气与邪气在人体下部相混杂，就会心中烦闷、多怒。如果血与邪气在下部相混杂，气与邪气在人体上部相混杂，就会使人气乱、健忘。黄帝道：血与阴邪相混，气与阳邪相混，像这样血气离了本位，怎样才算实，怎样才算虚呢？岐伯说：血和气都喜欢温暖而厌恶寒冷，寒冷会使血气涩滞不能畅通，温暖就能使血气消散而易于运行，所以气若偏胜，就有血虚的现象；而血若偏胜了，就有气虚的现象。

黄帝说：人体最宝贵的，就是血和气了，现在您说血偏胜，气偏胜都是虚，那么就没有实了吗？岐伯说：多余的就叫作实，不足的就叫作虚。因为，气偏胜，血就显得不足；血偏胜，气就显得不足。加之血和气失去了正常联系，所以就成为虚了。大络和孙络里的血气都流注到经脉，如果血与气混杂，那就成为实了。如血和气混杂后，循着经络上逆，就会发生大厥证，得了大厥证，就会突然昏死过去，如果气能恢复就能活，否则就会死去。

本节在前面讨论"神""气""血""形""志"虚实病变的基础上，进一步论述了气血混杂（并）形成的病症。气血是维系生命活动的重要物质能量基础。气血各居其位又相互协作是生命活动正常进行的前提条件。中医认为"气为血之帅，血为气之母"。气是推动血循行的动力，血是气生成的源泉。这是气血自身的关系。"气主煦之，血主濡之。"气是温煦人体的，血是濡养人体的。这是气血对人体的不同作用。从分布看，血在经络之中，而气布满全身；在脏腑中，血主要藏于肝，气主要藏于肺。从"气为血之帅"来说，血中也含气。但毕竟气血各有其不同的功能和所居之位，如果气血混杂，就会发生各种疾病。本节对"气血以并"的机理和导致的疾病做了详细论述。

虚实之来去

帝曰：实者何道从来？虚者何道从去？虚实之要，愿闻其故。岐伯曰，夫阴与阳[①]皆有俞会。阳注于阴，阴满之外，阴阳匀平，以充其形，九候若一，命曰平人。夫邪之生也，或生于阴，或生于阳。其生于阳者，得之风雨寒暑；其生于阴者，得之饮食居处，阴阳[②]喜怒。

【注释】

①阴与阳：阴经和阳经。俞会：俞，通"输"。会，会合。②阴阳：指男女。

【细读】

黄帝道：实是从什么渠道来的？虚又是从什么渠道去的？虚实的关键，我希望听听其中的缘故。岐伯说：阴经和阳经，都有输入和会合的腧穴。阳经的气血，灌注到阴经，阴经气血充满了，就流走到其他地方，这样阴阳平衡，来充实人的形体，九候的脉象一致，就是正常人。凡邪气的发生，有生于阴分，有生于阳分。生于阳分，是感受了风雨寒暑；生于阴分，是由于饮食不节，起居失常，房事过度，喜怒无常。

本节在论述中提及了"平人"即健康人的概念。中医认为健康的"平人"不仅仅是表面上没有病痛，其内在的标准是"阴阳匀平""九候若一"，也就是周身上下内外，气血阴阳平衡统一。关于疾病的形成因素，本节高度概括为阴阳两方面。阳的方面就是自然界的风雨寒暑，阴的方面就是饮食居处，阴阳喜怒。

风雨、寒湿之伤人

帝曰：风雨之伤人奈何？岐伯曰；风雨之伤人也，先客于皮肤，传入于孙脉，孙脉满则传入于络脉，络脉满则输于大经脉，血气与邪并客于分腠之间，其脉坚大，故曰实。实者外坚充满，不可按之，按之则痛。

帝曰：寒湿之伤人奈何？岐伯曰：寒湿之中人也，皮肤收①，肌肉坚紧，荣血泣，卫气去，故曰虚。虚者，聂辟②气不足，按之则气足以温之，故快然而不痛。

【注释】

①收：急而聚，拘急。②聂（zhé）辟（bì）：聂，通"摺"。辟，通"襞"，指衣服上的皱褶。聂辟，即折皱的意思；此处指皮肤上的皱纹。

【细读】

黄帝道：风雨伤人的情况如何？岐伯说：风雨伤人是先侵入皮肤，然后传入孙脉，孙脉充满再传到络脉，络脉充满就注入大经脉，血气和邪气混杂于分肉腠理之间，其脉象坚大，所以说是实证。实证外表坚实充满，肌肤不能够按触，按触就会疼痛。黄帝又问：寒湿伤害人的情况如何？岐伯说：寒湿伤人，会使皮肤拘急，肌肉坚紧，营血凝涩，卫气耗散，所以说是虚证。病虚的人，多是皮肤松弛而有皱纹，卫气不足。按摩就会血脉流畅，则气足而温暖了，所以感觉舒服不痛了。本节承上一节论述了阳即风雨寒暑伤人的发病机理和临床特点。风雨与寒暑伤人的根本不同在于前者按之疼痛，而后者按之不痛。

阴之生虚实

帝曰：善！阴之生实奈何？岐伯曰：喜怒①不节则阴气上逆，上逆则下虚，下虚则阳气走之②，故曰实矣。帝曰：阴之生虚奈何？岐伯曰：喜则气下，悲则气消。消则脉虚空。因寒饮食，寒气熏满，则血泣气去，故曰虚矣。

【注释】

① 喜怒：此偏指怒。② 下虚则阳气走之：下部阴气不足，阳气就来凑合。

【细读】

本节论述了阴即"喜怒"所致"虚实"的病机。从前面的论述看，阴的方面还包括饮食起居、阴阳。这里仅仅谈及"喜怒"，可能有脱简。黄帝道：很好！阴分发生的实证是怎样的？岐伯说：多怒不节制，就会使阴气上逆。如果阴气上逆，下部的阴气就要不足，阳气就来凑合，所以说是实证。黄帝又道：阴分发生的虚证是怎样的？岐伯说：恐惧太过，其气下陷；悲哀太过，其气消散。气消耗，血脉就虚了。若再吃了寒冷的饮食，寒气乘虚而充满于经脉，就会使血涩滞而气耗散，所以说是虚证。

阳虚则外寒，阴虚则内热，阳盛则外热，阴盛则内寒

帝曰：经言阳虚则外寒，阴虚则内热，阳盛则外热，阴盛则内寒。余已闻之矣，不知其所由然也。岐伯曰：阳受气于上焦，以温皮肤分肉之间。今寒气在外，则上焦不通，上焦不通，则寒气独留于外，故寒慄。帝曰：阴虚生内热奈何？岐伯曰：有所劳倦，形气衰少，谷气不盛，上焦不行，下脘不通。胃气热，热气熏胸中，故内热。

帝曰：阳盛生外热奈何？岐伯曰：上焦不通利，皮肤致密，腠理闭塞，玄府不通，卫气不得泄越，故外热。帝曰：阴盛生内寒奈何？岐伯曰：厥气上逆，寒气积于胸中而不泻，不泻则温气① 去，寒独留，则血凝泣，凝则脉不通，其脉盛大以涩，故中寒。

【注释】

① 温气：阳气。

【细读】

本节论述了阳虚则外寒，阴虚则内热，阳盛则外热，阴盛则内寒的形成机理。黄帝道：古经上所说的阳虚产生外寒，阴虚产生内热，阳盛产生外热，阴盛产生内寒。

我已听到了这种说法，但不知其所以然。岐伯说：诸阳都是受气于上焦的，来温养腠理之间。现在寒气侵袭于外，就会使上焦之气不能达于肤腠之间，以致寒气独留在外表，所以恶寒战栗。黄帝又问：阴虚产生内热是怎么回事？岐伯说：劳倦过度，形体气力衰疲，谷气不足，上焦不能宣发五谷之味，下脘不能布化五谷之精，胃气郁遏生热，上熏胸中，所以阴虚生内热。

黄帝又问：阳盛产生外热是怎样？岐伯说：皮肤紧密，腠理闭塞不通，卫气不能发泄外越、所以就发生外热。黄帝又问道：阴盛产生内寒是怎样的？岐伯说：由于厥逆之气上冲，寒气积在胸中而不得下泄，使阳气消散，而寒气独留，因而血液凝涩，血液凝涩则脉不通畅，其脉虽盛大却兼涩象，所以成为寒中。

阴阳血气以并，病成之刺

帝曰：阴与阳并，血气以并，病形以成，刺之奈何？岐伯曰：刺此者取之经隧，取血于营，取气于卫，用形哉，因四时多少高下。帝曰：血气以并，病形以成，阴阳相倾，补泻奈何？岐伯曰：泻实者气盛乃内针①，针与气俱内，以开其门，如②利其户。针与气俱出，精气不伤，邪气乃下③。外门④不闭，以出其疾，摇大其道，如利其路，是谓大泻。必切而出，大气乃屈。帝曰：补虚奈何？岐伯曰：持针勿置⑤，以定其意。候呼内针，气出针入⑥。针空四塞，精无从去。方实而疾出针，气入针出，热不得还。闭塞其门，邪气布散，精气乃得存。动气候时，近气不失，远气乃来，是谓追之⑦。

【注释】

①气盛乃内针：邪气盛才进针。②如：而。③邪气乃下：邪气才退。④外门：针孔。⑤持针勿置：拿针不立即刺入。⑥气出针入：在呼气时将针刺入。⑦追之：针刺中的补法。

【细读】

黄帝道：阴与阳相混杂，同时又与血气相混杂，病已经形成，刺治的方法应怎样？岐伯说：刺治这样的病证，取其经隧刺之，并刺脉中营血和脉外卫气，同时还要观察病人形体的长短肥瘦和四时气候的不同，而采取或多或少或高或下的刺法。黄帝又道：邪气已经和血气混杂，病形已成，阴阳失去平衡，这时补法和泻法怎样运用呢？岐伯说：泻实的方法是在邪气盛时进针，使针与气一起入内，从而开放邪气外泄的门户。拔针时，要使气和针一同出来，精气不受伤，邪气就会消退。不闭塞针孔，让邪气出尽，这就要摇大针孔，从而通利邪气外出的道路，这就叫大泻。拔针时一定要急出其针，邪气才会退。黄帝又问：补虚的方法又是怎样的？岐伯说：拿着针先不要忙着针刺，必须定神定志，等待病人呼气时下针，呼气出而针入。这样，针孔四围紧密，使精气没有地方外泄。待气正实的时候迅速把针拔出，气入而针出。这样，针下的热气不能随针而出，堵住其散失之路，而邪气就会散去，人的精气就能保存了。总而言之，在针刺时，不论入针还是出针都要不失时机，使已得之气不致从针孔外泄散失，使未至之气能够引导而来，这就叫作补法。

　　本节论述了阴阳气血相并所生虚实之病的具体刺法。在论述具体刺法之前首先论述了刺法的一般原则："刺此者，取之经隧，取血于营，取气于卫。用形哉，因四时多少高下。""取之经隧"与前文"守经隧"相呼应。经隧，即经脉。经脉潜行体内，深而不见，故称"经隧"。经脉运行气血，外邪侵袭，血气不正，而变生百病。因此，无论是诊断还是治疗都以经脉为依据，故称"守经隧"。调整经脉是中医治疗疾病的重要方法。

　　张志聪说："取之经隧，调其神也。取之营卫，调其气也。"此外，还要调其形。这就是"用形"。"形"即"肉"。取经隧、取营卫，最后还要落实到形体上。因为神气血的存在和发用要依托于形体。根据四时气之升降浮沉，取治而有多少高下之异。如随着月亮的圆缺而有针刺次数的变更。这是多少之异。春天腧穴在颈项，夏天腧穴在胸胁，秋天在肩背，冬天在腰股。这是高下之异。

经络支节，各生虚实

　　帝曰：夫子言虚实者有十①，生于五脏，五脏五脉耳。夫十二经脉皆生其病，今夫子独言五脏。夫十二经脉者，皆络三百六十五节，节有病必被②经脉，经脉之病皆有虚实，何以合之？岐伯曰：五脏者，故③得六腑与为表里，经络支节，各生虚实。其病所居，随而调之。病在脉，调之血；病在血，调之络；病在气，调之卫；病在肉，调之分肉；病在筋，调之筋；病在骨，调之骨。燔针劫刺④其下及与急者。病在骨，焠针⑤药熨；病不知所痛，两跷⑥为上；身形有痛，九候莫病，则缪刺之；痛在于左而右脉病者，巨刺之。必谨察其九候，针道备矣。

【注释】

　　①虚实者有十：神、气、血、肉、志各有虚实，计有十种情况。②被：波及、影响到。③故：通"固"，本来。④燔（fán）针劫刺：针刺入后，用微火烧其针。⑤焠针：火针。火针是将针烧红后行针刺，而燔针是针刺入后，用微火烧其针。⑥两跷：即阴阳跷脉。

【细读】

　　黄帝道：你说虚实有十种，都产生于五脏的五脉。可是人身有十二经脉，能够产生各种病变，你只是谈了五脏，那十二经脉，联络人体的三百六十五个气穴，每个气穴有病，必定波及经脉，经脉的病，又都有虚实，它们与五脏的虚实关系如何呢？岐伯说：五脏本来和六腑有表里的关系，其经络和支节，各有虚实的病证，根据病变的所在，随时调治。病在脉，可以调治其血；病在血，可以调治其络；病在气，可以调治其卫气；病在肌肉，可以调治其分肉间；病在筋，调治其筋。用燔针劫刺病处和拘急的地方。如病在骨，可用火针深刺，并用药温熨病处；如病人不知疼痛，最好针刺阳跷阴跷二脉；如有疼痛，而九候的脉象没有变化，就用缪刺法治疗；如疼痛在左侧，而右脉出现病象，用巨刺方法治疗。必须谨慎审察病人九候的脉象，然后进行针治，这样，针刺的道理就算完备了。

　　本篇讨论的核心话题是神、气、血、肉、志的虚实病变及其治法。实际上，"经络支节，各生虚实"，也就是说人体的任何部位都可能生病。对此需根据病患部位而调治。在治疗手段时有燔针、火针、药熨，在刺治方法上有普通刺法、缪刺法和巨刺法。

本篇内容是论述疾病的标本关系及其治法，以及疾病的传变和预后等，所以叫『标本病传论』。本书仅细读其『标本』部分。标本是中医学的重要范畴，相当于哲学上的本末范畴。标本的含义较多，本指病因、病机，则标指症状表现；本指久病，则标指新病；另外，在其他篇中，本指病人，标指医生。治疗的原则是先治本后治标，甚至治本而无须治标，而标病自除。但在标病危急的特殊情况下则先治其标后治其本。

病有标本，刺有逆从

黄帝问曰：病有标本，刺有逆从①，奈何？岐伯对曰：凡刺之方，必别阴阳，前后相应，逆从得施②，标本相移③。故曰：有其在标而求之于标，有其在本而求之于本，有其在本而求之于标，有其在标而求之于本。故治有取标而得者，有取本而得者，有逆取得者，有从取而得者。故知逆与从，正行无问，知标本者，万举万当；不知标本，是谓妄行。夫阴阳、逆从、标本之为道也，小而大，言一而知百病之害；少而多，浅而博，可以言一而知百也。以浅而知深，察近而知远，言标与本，易而勿及④。

【注释】

①病有标本，刺有逆从：疾病有标病、本病，治法有逆治、从治。②逆从得施：施行逆治、从治。③标本相移：标病与本病的治疗，可根据具体情况相互转移。④言标与本，易而勿及：讲标与本的道理容易理解，而掌握应用就不容易做到了。

【细读】

黄帝问道：病有标病本病，刺法有逆治从治，是怎么回事？岐伯回答说：大凡针刺的原则，必定要先辨别疾病的阴阳属性，把病情的前期和后期联系起来研究。然后确定是用逆治还是从治，治标还是治本。所以说有的病在标而治标，有的病在本而治本，有的病在本而治标，有的病在标而治本。所以在治疗上，有治标而取效的，有治本而取效的，有反治而取效的，有正治而取效的。所以懂得了治疗的逆从法则，那么就可以放手治疗而无所疑虑；懂得了治标治本的法则，就能屡试不爽，万无一失。如果不懂得标本，这叫胡乱施治。阴与阳、逆与从、标与本，作为一种原则，可以使人由小到大地认识疾病，从某一点，就能知道各种疾病的害处。还能由少到多，由浅到博，从一种疾病而推知各种疾病。从浅就能知深，察近就能知远。谈论标与本的道理，这两个字容易理解，但真正掌握与熟练运用却不容易做到。

标本即本末是中医学和古代哲学的重要范畴。标本不仅具有认识论的意义，而且具有方法论的价值。在医学上，新病为标，旧病为本；病象为标，病因为本；医家为标，病人为本；等等。此外，在更一般的意义上，标本还有主次、先后等多种意义。《礼记·大学》说："物有本末，事有终始，知所先后，则近道矣。"识别标本是认知事物的前提。

在认知之后，标本更有方法论意义。根据情况不同，或者先解决"本"的问题，或者先解决"标"的问题；或者解决了"本"，标就自然解决了；或者通过"标"解决"本"的问题。正如本文所言："有其在标而求之于标，有其在本而求之于本，有其在本而求之于标，有其在标而求之于本。"

明白"标本"无论怎么做都行，而不懂得"标本"就是妄行，必然失败。明白"标本"可以由小而大，由浅而博，由少而多；可以由浅而知深，察近而知远；可以言一而知百。但是"标本"问题，道理好讲，真正能够领会，得心应手地运用却是十分困难的。对于我们的生活、工作具有如此重要意义的"标本"应该认真揣摩研究。

先病后病，治以标本

治反为逆，治得为从①。先病而后逆者治其本，先逆②而后病者治其本，先寒而后生病者治其本，先病而后生寒者治其本，先热而后生病者治其本，先热而后生中满者治其标，先病而后泄者治其本，先泄而后生他病者治其本。必且调之，乃治其他病。先病而后生中满者治其标，先中满而后烦心者治其本。人有客气③，有同气④。小大不利治其标，小大利治其本。病发而有余⑤，本而标之，先治其本，后治其标。

病发而不足，标而本之，先治其标，后治其本。谨察间甚^⑥，以意调之，间者并行^⑦，甚者独行^⑧。先小大不利而后生病者治其本。

【注释】

①治反为逆，治得为从：逆其病情而治为逆治，顺其病情而治为从治。②逆：指气血不和。③客气：即所受的邪气。④同气：与客气相对，指正气。⑤有余：指邪气有余。⑥间：病轻浅。甚：病深重。⑦并行：标本兼治。⑧独行：单独用治标或治本的一种方法。

【细读】

背逆病情而治的为逆治，顺从病情而治的为从治。先患某病，然后发生气血逆乱的，治疗它的本病；若先气血不和，然后才患病的，也应先治其本病。先感受寒邪而后发生其他病变的，应当先治其本；先患病而后生寒变的，也当先治其本病。先患热病而后发生其他病变的，应当治其本病；先患热病而后生胸腹胀满的，就应治它的标病。先患病而后发生泄泻的，应先治其本病；先患泄泻而后又生其他病的，当先治疗泄泻。一定得先把泄泻治好，才可治疗其他病证。先患病而后发生中满的，应当先治它的标病；先患胸腹胀满证，而后又增加了心烦不舒的，应当治其本病。人体有邪气，也有真气。大小便不利的，应当先治其标病；大小便通利的应当先治其本病。如发病表现为有余的实证，应当用本而标之的治法，即先治其本，后治其标；如发病表现为不足的虚证，应当用标而本之的治法，即先治其标，后治其本。要谨慎地观察病情的轻重，根据具体病情而进行治疗。病轻的可以标本兼治，病重的就要根据病情，或治本或治标。先大小便不通利，而后并发其他疾病的，应当先治其本病。

本节具体论述了标本范畴在不同疾病的使用原则。总的原则是一般情况下先治本病，后治标病；但在紧急情况下，要先治标，后治本。如"中满"和"小大不利"的标证是非常危急的，不治将危及生命，必须先治。后世概括为："急则治其标，缓则治其本。"

本篇论述了六气司天、在泉，有正化、胜复等变化，以及其所致疾病的症状、诊断和诊法等内容。由于这些内容精深切要，故篇名为《至真要大论》。又马时说："此篇总括前八篇未尽之义，至真至要，故名篇。"

方治缓急大小

帝曰：气①有多少，病有盛衰，治有缓急，方有大小，愿闻其约奈何？岐伯曰：气有高下，病有远近，证有中外，治有轻重，适其至所②为故也。《大要》曰：君一臣二，奇③之制也；君二臣四，偶④之制也；君二臣三，奇之制也；君二臣六，偶之制也。故曰，近者奇之，远者偶之；汗者不以奇，下者不以偶；补上治上制以缓，补下治下制以急；急则气味厚，缓则气味薄。适其至所，此之谓也。病所远，而中道气味乏者，食而过之，无越其制度也。是故平气之道，近而奇偶，制小其服也；远而奇偶，制大其服也。大则数少，小则数多。多则九之，少则二之。奇之不去则偶之，是谓重方⑤。偶之不去，则反佐⑥以取之，所谓寒热温凉，反从其病也。

【注释】

①气：指阴阳之气。②适其至所：指药力达到病所。适，达到。③奇：指奇方，即单方。④偶：指偶方，即复方。⑤重方：即复方。⑥反佐：即从治。

【细读】

黄帝问：阴阳之气有多有少，疾病有盛有衰，治法有缓有急，处方有大有小，希望听听划分标准是什么？岐伯说：邪气在人体有在上在下之别，疾病的病程有远近之分，症状有表里之异，治疗的方法有轻重之别。总以药力达到病所为准则。古代医经《大要》说：君药一味，臣药二味，是奇方之制；君药二味，臣药四味，是偶方之制；君药二味，臣药三味，是奇方之制；君药三味，臣药六味，是偶方之制。病在近处用奇方，病在远处用偶方；发汗不用奇方，攻下不用偶方；补上部、治上部的方制宜缓，补下部、治下部的方制宜急；气味迅急的药物其味多厚，性缓的药物其味多薄。方制用药要恰到病处，说的就是这种情况。如果病所远，而在中途药力就已不足，就当考虑饭前或饭后服药，以使药力达到病所，不要违反这个规定。所以平调病气的方法是：病所近，不论用奇方或偶方，其制方服量要小；病所远，不论用奇方或偶方，其制方服量要大。方制大的，是药的味数少而量重；方制小的，是药的味数多而量轻。味数最多可至九味，味数最少仅用二味。用奇方而病不去，就用偶方，这叫作重方。用偶方而病仍不去，就用反佐之药来治疗，这就属于反用寒、热、温、凉的药来治疗了。

本节论述了根据病情差异的不同组方原则。复合方剂是中医药物治疗疾病的主要方式。中医认为方剂不是药物机械、杂乱的组合，而是依据一定原则组成的统一整体。中医认为治病如治国，治国的主体是由君臣组成的行政系统。所以，方剂组成也犹如治国的行政系统，其主干就是君臣。根据君臣的多少又有奇偶之制。君一臣二，君二臣三，属于奇之制；君二臣四，君二臣六，属于偶之制。根据远近汗下的不同而选择奇偶之制。根据病位的上下，方制又有缓急的不同。气味厚的性急，气味薄的性缓。在服用方法上根据病位的远近又有饭前或饭后服的不同。不论奇偶方制，病位近用量小，病位远用量大。病情复杂的可以奇偶方配合使用，这就是"重方"，还可以用"反佐"的方法。可见，中医的方制理论与用药方法是非常复杂，也是非常讲究的。

病机十九条

帝曰：善。夫百病之生也，皆生于风寒暑湿燥火，以之化之变①也。经言盛者泻之，虚则补之。余锡②以方士，而方士用之，尚未能十全，余欲令要道必行，桴鼓相应，犹拔刺雪污③，工巧神圣。可得闻乎？岐伯曰：审察病机，无失气宜，此之谓也。

帝曰：愿闻病机如何？岐伯曰：诸风掉眩，皆属于肝。诸寒收引，皆属于肾。诸气臌郁④，皆属于肺。诸湿肿满⑤，皆属于脾。诸热瞀瘈⑥，皆属于火。诸痛痒疮⑦，皆属于心。诸厥固泄⑧，皆属于下⑨。诸痿喘呕，皆属于上⑩。诸禁鼓慄⑪，如丧神守⑫，皆属于火。诸痉⑬项强，皆属于湿。诸逆冲上，皆属于火。诸腹胀大，皆属于热。诸躁狂越⑭，皆属于火。诸暴强直，皆属于风。诸病有声，鼓之如鼓，皆属于热。诸病胕肿，疼酸惊骇，皆属于火。诸转反戾⑮，水液⑯浑浊，皆属于热。诸病水液，澄澈清冷，皆属于寒。诸呕吐酸，暴注下迫⑰，皆属于热。故《大要》曰：谨守病机，各司其属，有者求之，无者求之，盛者责之，虚者责之，必先五胜⑱，疏其血气，令其调达，而致和平。此之谓也。

【注释】

①以之化之变：气之正者为化，邪者为变。气之邪正，皆由于风寒暑湿燥火。②锡：同"赐"。③雪污：洗除污秽。④臌（fèn）郁：烦满郁闷。臌，通"愤"。⑤肿满：浮肿胀满。⑥瞀（mào）瘈（chì）：视物昏花，手足筋脉拘急抽搐。⑦疮：此为痈、疽、疡、疖的通称。⑧固：通"痼"。指二便不通。泄：指二便泻利不禁。⑨下：指下焦肝肾。⑩上：指上焦。⑪禁：同"噤"，牙关紧，口不开。鼓慄（lì）：寒战发抖，上下牙齿叩击。⑫如丧神守：心神烦乱不安。⑬痉：身体强直，筋脉拘急。⑭躁：躁动不安。狂：神志狂乱。越：举动失常。⑮诸转反戾（lì）：指筋脉急的三种不同现象。转，转筋。反，角弓反张。戾，身曲不直。⑯水液：指人体排出的液体，如尿、汗、痰、涕、涎等。⑰暴注：突然急泄。下迫：里急后重。⑱五胜：五气中何气所胜，五脏中何脏受病。

【细读】

黄帝说：讲得好！大凡各种疾病，都由风、寒、暑、湿、燥、火六气的化与变而产生。医经中说：实证用泻法，虚证用补法。我把这些方法，教给医生，而医生使用后还不能达到十全的效果。我想使这些重要的理论得到普遍的运用，达到像桴鼓相应的效果，好像拔除芒刺、洗雪污浊一样，使医生能够达到工、巧、神、圣的程度，可以讲给我听吗？岐伯说：仔细观察疾病的机理，不违背六气平和的原则，说的就是这种情况。黄帝说：希望听听病机是什么？

岐伯说：凡是风病而发生的颤动眩晕，都属于肝。凡是寒病而发生的筋脉拘急，都属于肾。凡是气病而发生的烦满郁闷，都属于肺。凡是湿病而发生的浮肿胀满，都属于脾。凡是热病而发生的视物昏花、肢体抽搐，都属于火。凡是疼痛、瘙痒、疮疡，都属于心。凡是厥逆、二便不通或失禁，都属于下焦。凡是患喘逆呕吐，都属于上焦。凡是口噤不开、寒战、口齿叩击，都属于火。凡是痉病颈项强急，都属于湿。凡是气逆上冲，都属于火。凡是胀满腹大，都属于热。凡是躁动不安，发狂而举动失常的，都属于火。凡是突然发生强直的症状，都是属于风邪。凡是病而有声，在触诊时，发现如鼓音的，都属于热。凡是浮肿，疼痛、酸楚、惊骇不安，都属于火。凡是转筋挛急、排出的尿液混浊，都属于热。凡是排出的尿液感觉清亮、寒冷，都属于寒。凡是呕吐酸水或者突然急泻而有窘迫感的，都属于热。所以《大要》说：要谨慎地观察病机，了解各种症状的所属，有邪气要加以推求，没有邪气也要加以推求，如果是实证要看为什么实，如果是虚证要看为什么虚。一定得先分析五气中何气所胜，五脏中何脏受病，疏通其血气，使其调和畅达，而回归平和，说的就是这些道理。

本节论述了为历代医家所重视的著名的病机十九条。其中属于五脏的各一条，属于火的五条，属热的四条，属风、寒、湿的各一条，属上、下的各一条。最后，总结《大要》的观点说，分析病机的核心是研究有无邪气，虚实的所在，五气的胜负，疏通气血，达到平和，才是治疗的最后目标。

五味阴阳之用及其他

帝曰：善。五味阴阳之用，何如？岐伯曰：辛甘发散为阳，酸苦涌泄①为阴，咸味涌泄为阴，淡味渗泄②为阳。六者，或收或散，或缓或急，或燥或润，或软或坚，以所利而行之，调其气，使其平也。

【注释】

① 涌：吐。泄：泻。② 渗泄：利小便及通窍。

【细读】

黄帝说：说得好！药物五味阴阳的作用是怎样的？岐伯说：辛、甘味的药物，其性发散，属于阳。酸、苦味的药物其性涌泄，属于阴。咸味的药物其性也是涌泄的，属阴。淡味的药物其性渗泄，也属阳。这六种性味的药物有的收敛，有的发散，有的缓和，有的迅急，有的干燥，有的濡润，有的柔软，有的坚实。要根据它们的不同作用来使用，从而调和其气，归于平和。

中医认为药性的形成源于天之四气和地之五味。本节论述了药物五味阴阳的药性。四气为阳，五味为阴。但五味又分阴阳，其中，辛、甘、淡味为阳，酸、苦、咸为阴。不同的五味可以发挥不同作用，调和气血，达到平和。

有毒无毒之先后

　　帝曰：非调气而得者，治之奈何？有毒无毒，何先何后？愿闻其道。岐伯曰：有毒无毒，所治为主，适大小为制^①也。帝曰：请言其制。岐伯曰：君一臣二，制之小也；君一臣三佐五，制之中也；君一臣三佐九，制之大也。寒者热之，热者寒之，微者逆之，甚者从之，坚者削之，客者除之，劳者温之，结者散之，留者攻之，燥者濡之，急者缓之，散者收之，损者温之，逸者行之，惊者平之，上之下之，摩之浴之，薄之劫之，开之发之，适事为故^②。

【注释】

　　① 适大小为制：根据病情轻重，确定剂量的大小。② 适事为故：适应病情为原则。

【细读】

　　黄帝说：病有不是调气所能治好的，应该怎样治疗？有毒的药和无毒的药，哪种先用，哪种后用，希望听听这里的规则。岐伯说：用有毒或用无毒的药，以能治病为准则，根据病情来制定剂量的大小。黄帝说：请你讲讲方制。岐伯说：君药一味，臣药一味，这是小剂的组成；君药一味，臣药三味，佐药五味，这是中剂的组成；君药一味，臣药三味，佐药九味，这是大剂的组成。寒证，要用热药；热证，要用寒药。轻症，逆着病情来治疗；重症，顺着病情来治疗。病邪坚实的，就削弱它。病邪停留在体内的，就驱除它。病属劳倦所致的，就温养它。病属气血郁结的，就加以疏散。病邪滞留的，就加以攻逐。病属枯燥的，就加以滋润。病属急剧的，就加以缓解。病属气血耗散的，就加以收敛。病属虚损的，就加以补益。病属安逸停滞的，要使其畅通。病属惊怯的，要使之平静。或升或降，或用按摩，或用洗浴，或迫邪外出，或截邪发作，或用开泄，或用发散，都以适合病情为好。

　　中医认为清浅的疾病通过按摩导引、针灸砭石等调气的方法就可以解决，而深重之病就不是调气可以解决的，这时候就需要用药物治疗了。药物分有毒、无毒，而制方有大有小。前面已经论及中医的方剂并不是杂乱无章的药物堆砌，而是有机的统一整体。其基本的结构是君臣，而复杂的结构则包括君、臣、佐、使四要素。这里还没有提出"使"的概念。在君、臣、佐这一基本结构之下，根据药味数量方制又有小、中、大之制。即"君一臣二，制之小也；君一臣三佐五，制之中也；君一臣三佐九，制之大也"。在具体治疗中，又有"寒者热之，热者寒之"等多种治法，但总以适宜病情为目的。

逆从正反之治

帝曰：何谓逆从？岐伯曰：逆者正治①，从者反治②，从少从多，观其事也。帝曰：反治何谓？岐伯曰：热因热用，寒因寒用，塞因塞用③，通因通用④。必伏其所主，而先其所因。其始则同，其终则异。可使破积，可使溃坚，可使气和，可使必已。帝曰：善。气调而得者，何如？岐伯曰：逆之，从之，逆而从之，从而逆之。疏气令调，则其道也。

【注释】

①逆者正治：逆其病情而治为正治法。②从者反治：顺从病情而治为反治法。③塞因塞用：反治法之一，指用补益收敛的药物治疗有壅塞假象的疾病。④通因通用：反治法之一，指用通利药物治疗有通利假象的疾病。

【细读】

黄帝问：什么叫作逆从？岐伯说：逆就是正治法，从就是反治法，应用从治药，应多应少，要观察病情来确定。黄帝说：反治是什么意思呢？岐伯说：就是热因热用、寒因寒用、塞因塞用，通因通用，要制伏其主病，必先找出致病的原因。反治之法，开始时药性与病情之寒热似乎相同，但是它所得的结果却并不相同，可以用来破除积滞，可以用来消散坚块，可以用来调和气血，可使疾病得到痊愈。黄帝说：说得好！有六气调和而得病的，应怎样治？岐伯说：或用逆治，或用从治，或主药逆治而佐药从治，或主药从治而佐药逆治，疏通气机，使之调和，这是治疗的正法。

本节论述了逆从正反的治法。逆从是正反的另一种说法，或者说是古人的说法，今人多用正反。逆就是正治法，从就是反治法。所谓正治就是逆着病势的治法。如寒病用热药，热病用寒药。这是常规的治疗方法。反治则是顺从病势的治法。如真寒假热之证，在治疗时应该要热药，但病情表现出假热之象，一般顺应病势而凉服。反之，真热假寒之证则热服。

反治法是老子的"无为"和道家的"因"之道在中医学里的具体运用。古人发现在处理问题时，如果直接逆着要解决问题的趋势往往不能成功，而顺应事物的趋势则能达到目的。这就是因顺、无为的大道运行法则。合乎无为之道的反治法虽然在表面上、在开始时是顺应病情，但终究是治疗疾病，逆转了病情。实质上依然是正治。

岐伯坚信，运用反治法"可使破积，可使溃坚，可使气和，可使必已"！运用反治法，可以排除积聚，可以治愈顽疾，可以调和气机。一句话，一定可以治愈疾病。特别是"可使必已"一语，充满了对反治法的坚定自信。

中外先后之治

帝曰：善。病之中外何如？岐伯曰：从内之①外者调其内；从外之内者治其外；从内之外而盛于外者，先调其内而后治其外；从外之内而盛于内者，先治其外而后调其内；中外不相及则治主病。

【注释】

①之：动词，去，往。

【细读】

本节论述了病在表里内外之间发展变化的不同治法。黄帝说：病有内外相互影响的，怎样治疗？岐伯说：病从内生而后发展于外的，应先调治其内；病从外生而后发展于内的，应先调治其外；病从内生，影响到外部而偏重于外部的，先调治它的内部，而后治其外部；病从外生，影响到内部而偏重于内部的，先调治它的外部，然后调治它的内部；既不从内，又不从外，内外没有联系的，就治疗它的主要病证。

治病求其属

帝曰：论言治寒以热，治热以寒，而方士不能废绳墨①而更其道也。有病热者寒之而热，有病寒者热之而寒，二者②皆在，新病复起。奈何治？岐伯曰：诸寒之而热者取之阴，热之而寒者取之阳。所谓求其属也。帝曰：善。服寒而反热，服热而反寒，其故何也？岐伯曰：治其王气③，是以反也。帝曰：不治王而然者何也？岐伯曰：悉乎哉问也！不治五味属也。夫五味入胃，各归所喜，故酸先入肝，苦先入心，甘先入脾，辛先入肺，咸先入肾。久而增气，物化之常也；气增而久，夭之由也。

【注释】

① 绳墨：绳墨是工匠使用的取直的根据，引申为规矩、标准、原则等意。② 二者：指寒与热。③ 王气：即旺气，亢盛之气。

【细读】

黄帝说：前人之经论中曾说：治寒病用热药，治热病用寒药，医生不能废除这个准则而变更治则。但是有些热病服寒药而更热，有些寒病服热药而更寒，原来的寒热二证还在，又发生新病，应该怎样治呢？岐伯说：各种用寒药而反热的，应该滋阴；用热药而反寒的，应该补阳。这就是求其属类的治法。黄帝说：说得好！服寒药而反热，服热药而反寒，道理何在？岐伯说：只治其偏亢之气，所以有相反的结果。黄帝道：有的没有治偏亢之气也出现这种情况，是什么原因？岐伯说问得真详尽啊！这是不治偏嗜五味一类。五味入胃以后，各归其所喜的脏器，所以酸味先入肝，苦味先入心，甘味先入脾，辛味先入肺，咸味先入肾，积累日久，便能增加各脏之气，这是五味入胃后所起气化作用的一般规律。脏气增长日久而形成过胜这是导致病夭的原因。

本节提出了按照"治寒以热，治热以寒"的常规治法，而寒热犹在而且发生了新病的治法是"诸寒之而热者，取之阴；热之而寒者，取之阳"。寒者热之，热者寒之，是中医治疗的基本原则。这一原则适用于实热、实寒之证，而对于虚寒、虚热之证并不适合。这是因为虚寒、虚热之证，在表面上看也出现了寒、热之象，但其形成的机理与实寒、实热不同。虚寒、虚热在本质上是由于人体的阳虚和阴虚所致。因此，只是针对病象的寒热施治，即所谓"治其王气"是不能解决问题的。必须针对阳虚和阴虚的病因施治才行。这种情况与前面讲过的真假寒热用反治法不同。真假寒热反治法，在本质上依然是针对病情的正治法，不过是在使用方式上顺应病势而已。而这里的"服寒而反热，服热而反寒"，是因为病因认识错误造成的。

本节最后论述了五味偏嗜之害。中医认为五味分入五脏，入某脏之味就增长某脏之气，因此，长期偏嗜某味则使某脏之气亢盛，造成五脏之气的平衡失调而发病。所谓"久而增气，物化之常也，气增而久，夭之由也"。饮食是养生之具，但饮食不慎，也能伤生。这是应该谨记的。

方制君臣

帝曰：善。方制君臣何谓也？岐伯曰：主病之谓君，佐君之谓臣，应臣之谓使，非上中下三品之谓也。帝曰：三品何谓？岐伯曰：所以明善恶之殊贯^①也。

【注释】

①善恶之殊贯：王冰："此明药善恶不同性用也。"张志聪："谓药有有毒无毒之分。"

【细读】

黄帝说：说得好！制方有君臣的分别，是什么道理呢？岐伯说：主治疾病的药味就是君，辅佐君药的就是臣，附应臣药的就是使，不是上中下三品的意思。黄帝道：三品是什么意思？岐伯说：所谓三品，是用来说明药性有毒无毒的。

前面一直在谈论方制问题，但并没有给出明确的概念，而本节则具体论述了方制的内涵。治疗疾病的主要药物称为"君"，辅佐"君"治疗的是"臣"，呼应、配合"臣"的是"使"。"使"的本意就是出使外国办理外交的"使节"，方制的"使"是指能够调和诸药，引导诸药达到病所等作用的药物。

这里附带提及了"三品"的概念。前面我们说过，事物普遍具有三种不同的状态或类别。"三品"即三等、三类。比较早的是董仲舒用于人性的划分。董仲舒认为上品是圣人之性，纯善无恶；中品是中民之性，可善可恶；下品是斗筲之性，纯恶无善。中医用"三品"概念指药性。本文之所以说"非上中下三品之谓也"，是因为《神农本草经》把药物分为上中下三品，并且以上品为"君"、中品为"臣"、下品为"佐使"。

中外之治

帝曰：善。病之中外何如？岐伯曰：调气之方^①，必别阴阳，定其中外，各守其乡^②，内者内治，外者外治，微者调之，其次平之，盛者夺之。汗之下之，寒热温凉，衰之以属，随其攸利。谨道如法，万举万全，气血正平，长有天命。

帝曰：善。

【注释】

　　① 调气之方：调治病气的方法。② 乡：处所，病之所在。

【细读】

　　本节论述了治病首先要辨别阴阳中（内）外，依据病所治疗的总原则；其次要根据不同病情施以不同治法。黄帝说：说得好！疾病的内在外在都怎样治疗？岐伯说：调治病气的方法，必须分别阴阳，确定在内在外，各依其病之所在，在内的治其内，在外的治其外，病轻的调理，较重的平治，病势盛的就攻夺。或用汗法，或用下法，要分辨病邪的寒、热、温、凉，根据病气的属性，使之消退，要随其所宜。谨慎地遵守如上的法则，就会万治万全，使气血平和，确保天年。黄帝说：好。

本篇首论五运有平气、太过、不及的变化，四方地势有高下阴阳之气的差异，及其对自然万物和人体的影响；次论治则在临床上的运用。因为篇中主要论述了五运正常的政令，故以《五常政大论》名篇。本篇名言："阴精所奉其人寿，阳精所降其人夭。""必先岁气，无伐天和。""无代化，无违时，必养必和，待其来复。""大毒治病，十去其六；常毒治病，十去其七；小毒治病，十去其八；无毒治病，十去其九。谷肉果菜，食养尽之，无使过之，伤其正也。"

东西南北，其病各异，其治不同

帝曰：天不足西北，左寒而右凉①；地不满东南，右热而左温②。其故何也？岐伯曰：阴阳之气，高下之理，太少之异也。东南方，阳也，阳者其精降于下，故右热而左温；西北方，阴也，阴者其精奉于上，故左寒而右凉。是以地有高下，气有温凉，高者气寒，下者气热。故适③寒凉者胀，之④温热者疮。下之则胀已，汗之则疮已。此腠理开闭之常，太少之异耳。

【注释】

①左寒而右凉："左""右"指方位。西北的右方是西方，属金，气凉。西北的左方是北方，属水，气寒。②右热而左温：东南的左方是东方，属木，气温。东南的右方是南方，属火，气热。③适：动词，往。④之：动词，往。

【细读】

本节论述了东西南北，地势高下的不同决定了气候寒热温凉的不同，而由此引发的疾病也不相同，疾病的治疗也就不同。

黄帝问：天气不足于西北，北方寒，西方凉；地气不满于东南，南方热，东方温。这是什么缘故？岐伯说：天气的阴阳，地理的高下，都随着四方疆域的大小而有不同。东南方属阳，属阳的地区精气自上而下降。因此，南方热而东方温；西北方属阴，属阴的地区精气自下而上承。因此，西方凉而北方寒。所以地势有高低，气候有温凉，地势高的气候就寒冷，地势低的气候就温热，所以往西北寒凉地方去就容易有肿胀之病，往东南温热的地方去就容易有疮疡之疾。胀满，用通利药可治愈；疮疡，用发汗药可治愈。这是气候和地理影响人体腠理开闭的一般情况，在治疗上根据病情大小的不同而变化就可以了。

同病异治

帝曰：其于寿天何如？岐伯曰：阴精所奉其人寿，阳精所降其人天。帝曰：善。其病也，治之奈何？岐伯曰：西北之气，散而寒之；东南之气，收而温之。所谓同病异治①也。故曰：气寒气凉，治以寒凉，行水渍之②；气温气热，治以温热，强其内守③。必同其气，可使平也。假者反之④。

帝曰：善。一州之气，生化寿天不同，其故何也？岐伯曰：高下之理，地势使然也。崇高则阴气治之，洿下⑤则阳气治之。阳胜者先天，阴胜者后天⑥。此地理之常，生化之道也。帝曰：其有寿天乎？岐伯曰：高者其气寿，下者其气天。地之小大异也，小者小异，大者大异。故治病者，必明天道地理，阴阳更胜，气之先后，人之寿天，生化之期，乃可以知人之形气矣。

【注释】

①同病异治：同一病症，但治法不同。②行水渍（zì）之：用热汤浸渍，以散其寒。③内守：阳气不泄，而固守其中。④假者反之：假热假寒，应用反治法。⑤洿下：低下。⑥"阳胜"两句：阳气太过，四时气候先于天时而至；阴气太过，四时气候后于天时而至。

【细读】

黄帝说：它与人的寿命长短有什么关系？岐伯说：阴精上承的高原地区，腠理致密，阳气不会外泄，阳气固密于内，排拒寒气，邪气不易内侵，所以，那里的人多长寿；阳精下降的低洼地区，阳气容易耗散，腠理开张，风湿之邪，容易侵入人体，正气衰竭，所以，那里的人多天折。黄帝说：说得好。如果人们有了病，应该怎样治疗呢？岐伯说：西方北方气候寒冷，人的皮肤腠理多致密，人多热食，治疗应该散外寒清里热；东方南方气候温热，人的皮肤腠理多开张，人多冷食，治疗应该收敛阳气温内寒。这就是同样的病症而治法不同的道理。

同病异治和异病同治是中医治疗学的重要原则之一。中医治疗疾病并不是拘泥于疾病的表面现象，不是头痛医头，脚痛医脚，而是寻根究底，从发病根源上治疗。同样的疾病其形成的病因可能不同，不同的疾病又可能是同样的病因所致。因此，就有了同病异治和异病同治的治法。三国时的名医华佗就曾经用不同的方法治疗过两个患了同样疾病的人。有两个官府中的小吏，一个叫李延、一个叫倪寻。都患了头痛身热的病。华佗说："倪寻应该用泻下的方法，李延应该用发汗的方法。"有人不解为什么一样的疾病治法不同？华佗说："倪寻是表实证，李延是里实证，所以治法不同。"

所以说：气候寒凉的地方，寒气束缚于外，热气郁结于内，故多内热，可以用寒凉药治疗，来散外寒清里热；并可用汤水浸渍，来发汗使其腠理开张，元气通畅。气候温热的地方，腠理容易开张，而阳气外泄，故多内寒，可用温热药治疗，来增强元气，使之固守于内，不使真阳外泄。治法必须适宜当地的气候，这样可使气机平和。如果有真假寒热之病，又该用相反的方法治疗。

黄帝说：说得好。但同是一个地区的气候，而生化寿夭，各有不同，这是什么原因？岐伯说：这是地势的高低不同导致的。地势高的地方多阴寒，属于阴气所主；地势低下的地方多热，属于阳气所主。阳气太过，四时气候就来得早，先于天时而至；阴气太过，四时气候就来得晚后于天时而至。这就是地理高下与生化迟早关系的一般规律。

黄帝又说：那么它与寿夭也有关系吗？岐伯说：地势高的地方，因为寒气内收则元气内守而多寿；地势低的地方，因为热气外散则元气外泄而多夭。地域差异的大小跟这种差别成正比关系，地域差异小，寿夭的差别就小；地域差异大，寿夭的差别就大。所以治病必须懂得天道和地理，阴阳的交胜，气候的后先，人的寿命长短，生化的时期，然后才可以了解人的形体和气机啊。

这两节论述了东南西北四方气候的寒温特点及同一地区由于地势高下也有寒温之异，由此而影响人的寿夭。提出"治病者，必明天道地理，阴阳更胜，气之先后，人之寿夭，生化之期，乃可以知人之形气"和"同病异治"的重要原则。这些原则也是养生实践应该遵循的。

化不可代，时不可违

帝曰：有毒无毒，服有约乎？岐伯曰：病有久新，方有大小，有毒无毒，固宜常制矣。大毒治病，十去其六；常毒治病，十去其七；小毒治病，十去其八；无毒治病，十去其九。谷肉果菜，食养尽之，无使过之，伤其正也。不尽，行复如法，必先岁气，无伐天和。无盛盛^①，无虚虚^②而遗人夭殃；无致邪^③，无失正^④，绝人长命。

帝曰：其久病者，有气从不康^⑤，病去而瘠^⑥，奈何？岐伯曰：昭乎哉圣人之问也！化不可代，时不可违。夫经络以通，血气以从，复其不足，与众齐同，养之和之，静以待时，谨守其气，无使倾移，其形乃彰，生气以长，命曰圣王。故《大要》曰：无代化^⑦，无违时，必养必和，待其来复。此之谓也。帝曰：善。

【注释】

①盛盛：第一个"盛"是动词，是使动用法，使盛者更盛，也就是实证用补法，使邪气更盛。②虚虚：同上，第一个"虚"是动词，使动用法，事虚者更虚，也就是虚证用泻法，使正气更虚。③致邪：实证误补，招致邪气而使邪气更盛。④失正：虚证误泻，使正气丧失。⑤气从不康：气血的运行已经和顺，仍未能恢复健康。⑥瘠：瘦弱。⑦无代化：不要用人力代替天地的气化。

【细读】

黄帝说：有毒的药和无毒的药，服法也有什么规定吗？岐伯说：病有新久，处方有大小，药物有毒无毒，固然有它的常规。凡用大毒之药，病去十分之六，不可再服；用平常的毒药，病去十分之七，不可再服；用小毒之药，病去十分之八，不可再服；用无毒的药，病去十分之九，也不必再服。以后用谷肉果菜，饮食调养，就可使病气都去掉了，但不可吃得过多而损伤了正气。如果邪气未尽，还可再按上法服药。一定得先知道岁气的偏胜，千万不能攻伐天真的冲和之气。不要使实者更实，不要使虚者更虚，而给患者留下后患。总之，一方面要注意不能使邪气更盛，另一方面要注意不能使正气丧失，以免断送人的生命。

黄帝问：那久病的人，有时气顺，而身体并不健康；病虽去了，而身体仍然瘦弱，又怎么办呢？岐伯说：你问得真高明啊！天地万物的生化，人是不能代替的，四时的气序，人是不可违反的。因此只有顺应天地四时的气化，使经络畅通，气血和顺，慢慢来恢复它的不足，使与正常人一样，或补养，或调和，要静待时机，谨慎地守护正气，不要使它耗损，这样，病人的形体才会强壮，生气也会一天一天地增长起来，这才是圣王之道。所以《大要》说：不要以人力来代替天地的气化，不要违反四时的运行，必须静养，必须安和，等待正气的恢复。说的就是这个意思。黄帝说：说得好。

本节进一步申述了药食使用的原则。以前我们说过中医强调"慎药"或"勿药"的原则，这里进而告诫人们应该根据药物"毒性"（即偏性）的大小来决定停用的时机。即便是气味平和的谷肉果菜也不能过量使用。过去的中医常说，"药之害，在医不在药"。就是说药物是否有害不在于药物本身而在于医家如何使用。每个人都知道，不要说药物，就是食物过量，暴饮暴食也会致病甚至致人死亡。现在人们有一个普遍的常识性错误，认为中药没有副作用。这是极其错误的。任何事物，都有两面性，关键是如何使用。药物、食物与疾病和人的关系是一种耦合关系，如果两者符合、恰当就是治病的良药，养生的美食；反之，就是夺命的阎罗，伤生的梃刃。

在这里，对"毒"做一梳释，所谓的"毒"是指在一般情况下，对多数人而言；在特殊情况下，毒性之偏，正可以用来纠正病人气血阴阳之偏，此时的毒药就不再是毒，而是治病的灵丹了。同样，有些食物对个别人却会引发疾病。所以，外物对我们是利还是害取决于我们与它的关系，而不是外物本身。比如一粒花生米，嚼碎了是身体的营养，如果不慎囫囵进入气管就可能要命；锋利的刀刃，当我们顺着刀面无论多快地运动都不会有危险，但如果横对刀刃，只要稍微用力，马上鲜血淋漓。所以，养生在一定的意义上也可以说是调整我们与外物和外界的关系问题。

本节论述的第二个问题是在治病和养生中要明白天道自然的运行规律，不能违逆自然规律，即"无伐天和"。我国传统文化，无论是儒家还是道家都强调要尊重自然规律。《中庸》说："唯天下至诚，为能尽其性；能尽其性，则能尽人之性；能尽人之性，则能尽物之性；能尽物之性，则可以赞天地之化育；可以赞天地之化育，则可以与天地参矣。"儒家的参赞天地之化育就是以天地万物为一大生命体，在顺应天地万物生命本性的前提下，发挥人的能力，使万物本性得以实现。道家倡导无为，"无为之道，因也。因也者，无益无损也"。（《管子》）所谓"因"即因顺事物本性，而不能人为地加以改变。道家主张"因而不为"，因即因顺自然，为即人为造作。所以，无论儒道并非主张人不可以作为，只是这作为一定是在尊重自然万物本性的前提下进行的。反之，就会出现《内经》反复告诫的"盛盛虚虚"之祸，也就是火上浇油或雪上加霜的做法，这样做不但不能治病，反而会要了人命。所谓药石杀人，医生杀人不用刀，深可惧也！

本节最后论述了治病养生不能操之过急，要静心等待。其实，这也是道家的无为和儒家参赞化育思想的具体体现。常人往往急于求成，这样反而把事情搞坏。孔子说过："欲速则不达。"对于治病养生更应该持这样的态度。因为"化不可代，时不可违"。必须"养之和之，静以待时，谨守其气，无使倾移"，这样才能"其形乃彰，生气以长"。所以请千万谨记："无代化，无违时，必养必和，待其来复。"

本篇内容主要讨论诊治上的五种过错，并且指出临证诊治，必须结合饮食、人事、脏象、色脉等进行分析和研究，才能正确地诊断和治疗。疏，分条陈述；五过，五种过错。马莳说：『疏，陈也。内有五过，故名篇。』本篇名言：『治病之道，气内为宝。』虽然从本篇作者的主观意图讨论诊治上的五种过失，以警戒医家认真研究医道，对病情要结合天地、人事全面地诊察，才能正确诊断和治疗，但其中均涉及情志致病问题，故可以作为情志养生的反面教材来理解和学习。

帝问五过之事

黄帝曰：呜乎远哉！闵闵 ① 乎若视深渊，若迎浮云。视深渊尚可测，迎浮云莫知其际。圣人之术，为万民式，论裁志意 ②，必有法则。循经守数，按循医事，为万民副 ③。故事有五过，汝知之乎？雷公避席再拜曰：臣年幼小，蒙愚以惑 ④，不闻五过，比类形名，虚引其经，心无所对。

【注释】

① 闵闵：深远貌。形容医道深奥无穷。② 论裁：讨论决定。③ 为万民副：为众人谋福利。副，辅助，引申为谋福利。④ 蒙愚以惑：愚笨而又不明事理。

【细读】

本节开宗明义，提出了关系到治疗效果的五过问题。五过是对疗效的影响不容小觑，必须重视。

黄帝说：哎呀，真是太深远了！深远得好像探视深渊，又好像面对空中浮云。深渊还可以测量，而浮云就很难知道它的尽头了。圣人的医术，是众人的典范，他讨论决定医学上的认识，必然有一定的法则。遵守常规和法则，依循医学的原则治疗疾病，才能给众人谋福利。所以在医事上面有五过的说法，你知道吗？

雷公离开座位再拜说：我年岁幼小，愚笨而又糊涂，不曾听到五过的说法，只能在疾病的表象和名称上进行比类，空洞地引用经文，而心里却无法对答。

比类、刑名，有人认为是古代医经的名称，当作《比类》《刑名》。其书现在已经失传，具体内容不得而知。但从其名称看，应该是讨论基本道理的书。比类，就是类比推理，取象比类；刑名，即形名，探讨的是名与实的关系问题。比类、形名都属于古代逻辑学的范畴，是人们在思维中必须遵守的逻辑规则，也是医生诊治疾病的前提。雷公的意思是说，自己对医学的基本道理虽然能够记住，但并没有真正地理解，也不能灵活地运用，只是空洞地引用经文。雷公的说法虽然有自谦之意，但人对专业知识的把握和领悟确实有一个由浅入深，逐渐深入的过程。作为一个立志拯救生命的医生不能满足于对医学知识的肤浅理解，而应该不断钻研，提高水平。

治之一过

帝曰：凡诊病者，必问尝贵后贱，虽不中邪，病从内生，名曰脱营[①]。尝富后贫，名曰失精[②]。五气留连[③]，病有所并。医工诊之，不在脏腑，不变躯形，诊之而疑，不知病名。身体日减，气虚无精，病深无气，洒洒然[④]时惊。病深者，以其外耗于卫，内夺于荣。良工所失，不知病情。此亦治之一过也[⑤]。

【注释】

①脱营：病症名。情志郁结所致。②失精：病症名。情志郁结所致。③五气：即五脏之气，实际是指五脏所产生的情志。④洒洒（xiǎn）然：恶寒貌。⑤此亦治之一过也：这在诊治上是第一种过失。亦，句中助词。过，过失。

【细读】

黄帝说：凡是在诊病的时候，必须询问病人是否以前曾经高贵而后来败落卑贱了，那么虽然感受外邪，疾病也会从内里而生，这种病是营气亡脱，叫"脱营"。如果是以前曾经富裕而后来贫困潦倒而发病，这种病是精气亡失，叫"失精"。这两种病都是由于情志不舒，五脏气血郁结，渐渐积累而成的。

医生诊察时，疾病的部位不在脏腑，身躯也没有变化，所以诊断上发生疑惑，不知道是什么病。但病人身体却一天天消瘦，气虚精耗，等到病势加深，就会毫无气力，时时怕冷，时时惊恐。这种病会日渐加深，就是因为情志抑郁，在外耗损了卫气，在内劫夺了营血的关系。医生的失误，是不懂得病情，随便处理。这在诊治上是第一种过失。

治之二过

凡欲诊病者，必问饮食居处。暴乐暴苦，始乐后苦，皆伤精气，精气竭绝，形体毁沮①。暴怒伤阴，暴喜伤阳，厥气上行，满脉去形②。愚医治之，不知补泻，不知病情，精华日脱，邪气乃并③。此治之二过也。

【注释】

①毁沮（jǔ）：毁坏。②满脉：即张脉。经脉胀满。去形：形体消瘦。③邪气乃并：邪气愈加盛实。

【细读】

凡是诊察病人，一定得问他饮食起居的情况。精神上有没有突然的欢乐，突然的痛苦，或者原生活安逸，后来生活艰难，这些都能伤害精气，精气衰竭，形体毁坏。暴怒会损伤阴气，暴喜会损伤阳气。阴阳受伤，厥逆之气就会上行而经脉胀满，形体消瘦。愚笨的医生诊治时，不知道该补还是该泻，也不了解病情，以致病人脏腑的精华一天天损耗，而邪气愈加盛实。这是诊治上的第二种过失。

治之三过

善为脉者，必以比类①、奇恒②、从容知之。为工而不知道，此诊之不足贵，此治之三过也。

【注释】

①比类：用取类相比，以求同中之异或异中之同。②奇：指异常的。恒：指正常的。

【细读】

善于诊脉的医生，必然能够别异比类，分析奇恒，从容细致地掌握疾病的变化规律。作为医生而不懂医道，那他的诊治就没有什么值得称许的了。这是诊治上的第三种过失。这里的"奇恒""从容"与"比类"一样，也有人认为是古代医经名。这里告诫医生掌握脉诊的前提是必须通晓《比类》《奇恒》《从容》等古代医经，真正掌握了医道，才是为人称许的上工。批评了不认真学习，应付病人的不良学风和工作作风。这种认真学习精益求精的精神为历代大医所继承。

张仲景就批评了当时应付病人的医家，他说："观今之医，不念思求经旨，以演其所知；各承家技，终始顺旧。省病问疾，务在口给；相对斯须，便处汤药。按寸不及尺，握手不及足；人迎趺阳，三部不参；动数发息，不满五十。短期未知决诊，九候曾无仿佛；明堂阙庭，尽不见察。所谓窥管而已。夫欲视死别生，实为难矣！"

现在的医生不去研究医经的深奥道理，来推演自己的知识；只是各自秉承家传的技艺，始终沿袭陈旧的方法。询问疾病只是在口头上对付，面对病人片刻，就开方处药。按寻了寸口而不去按寻尺肤，检查了手而不去检查足；人迎、趺阳、寸口的三部脉象没有互相参考；诊察脉动次数不足五十。不能决断死期，三部九候竟然也模模糊糊；面色的变化完全不去观察。如此诊病可以说是以管窥天了。这样还想能够判别生死，实在是太难了。

治之四过

诊有三常①，必问贵贱。封君败伤，及欲侯王。故贵脱势，虽不中邪，精神内伤，身必败亡。始富后贫，虽不伤邪，皮焦筋屈，痿躄②为挛。医不能严，不能动神，外为柔弱，乱至失常③，病不能移④，则医事不行。此治之四过也。

【注释】

①三常：这里指贵贱、贫富、苦乐三种情况。②躄（bì）：足痿弱不能行走。③乱至失常：诊治上失去常法。乱，反训为"治"。④病不能移：病患不能除去。

【细读】

诊病时，对于病人的贵贱、贫富、苦乐三种情况，必须先问清楚。比如原来的封君公侯，丧失原来的封土，以及想封侯称王而未成功。过去高贵后来失势，虽然没有感受外邪，而精神上先已受伤，身体一定要败坏，甚至死亡。如先是富有的人，一旦贫穷，虽没有外邪的伤害，也会发生皮毛枯憔，筋脉拘挛，成为痿躄的病。这种病人，医生如不能认真对待，而仅是一味顺从病人之意，不能严格按医学原则要求病人，敷衍诊治，不能改变病人的精神状态，表现在外部，身体一天天地柔弱，以致在治疗上丢掉法度，那么病患就不能去除，当然也就没有什么疗效了。这是诊治上的第四种过失。

治之五过

凡诊者，必知终始，有知余绪①。切脉问名②，当合男女，离绝菀结③，忧恐喜怒。五脏空虚，血气离守。工不能知，何术之语。尝富大伤，斩筋绝脉，身体复行，令泽不息④，故伤败结，留薄归阳，脓积寒炅⑤。粗工治之，亟刺阴阳，身体解散，四肢转筋，死日有期。医不能明，不问所发⑥，唯言死日，亦为粗工。此治之五过也。

【注释】

①余绪：末端。既察其本，又知其末。②问名：问症状。③离绝：指生离死别。菀（yùn）结：情志郁结。④令泽不息：使津液不能滋生。泽，水泽，这里指人体的津液。息，生息。⑤炅（jiǒng）：热。⑥不问所发：不问发病的原因。

【细读】

凡是诊治疾病，必须了解疾病的全部过程，同时还要察本而能知末。在切脉问证的时候，应注意到男女性别的不同，以及生离死别，情怀郁结，忧愁恐惧喜怒等因素。这些都能使五脏空虚，血气难以持守。如果医生不知道这些，还谈什么治疗技术。

比如有人曾经富有，一旦失去财势，身心备受打击，以致筋脉的营养断绝，虽然身体还能行动，但津液不能滋生，过去形体的旧伤痛被引发，血气内结，滞留经脉，迫于阳分，日久化脓，发生寒热。粗率的医生治疗时，多次刺其阴阳经脉，使病人的身体日见消瘦，如同散架，难于行动，四肢拘挛转筋，距离死期已经不远了。而医生不能明辨，不问发病原因，只能说出哪一天会死，这也是粗率的医生。这是诊治上的第五种过失。

本篇讨论的五过中，除了第三过只讲医家对医经的学习研究不全面深入而外，其他四过都提到了病人的情志变化与疾病的关系问题。

"必问尝贵后贱，虽不中邪，病从内生，名曰脱营。尝富后贫，名曰失精。"（第一过）

"必问贵贱。封君败伤，及欲侯王。故贵脱势，虽不中邪，精神内伤，身必败亡。始富后贫，虽不伤邪，皮焦筋屈，痿躄为挛。"（第四过）

"必问饮食居处。暴乐暴苦，始乐后苦，皆伤精气，精气竭绝，形体毁沮。"（第二过）

"离绝菀结，忧恐喜怒。"（第五过）

《内经》时代的医家经过长期的观察研究，认识到长期精神情志的异常变化与疾病发生存在必然的因果关系，十分强调精神情志在治病和养生中的重要价值。喜、怒、忧、思、悲、恐、惊七情是人的自然情感，但七情并不是自发产生的，必定是外界刺激的结果。七情可以分为积极和消极两大类。其实，七情中除了"喜"在一定范围内为积极情绪，其他都属于消极情绪。喜是外界发生的事情或者人的行为符合自己的欲望而产生的一种情感；怒则与喜相反，是外界的事情或者人的行为违背了自己的欲望而产生的情感；忧是担心外物或人对自己发生不利的影响而产生的情感；思本来是思维，不属于情感，中医学的思特指伴随忧而来的过度的思虑，也称忧思；悲是外界发生的事情使自己极度哀伤而发生的情感，一般发生于亲人或朋友去世时；恐是感到外界事物对自己的生存及其他对自己有益的东西产生严重威胁时发生的情感；惊则外界突发的可能造成严重威胁的事情，得以幸免后产生的情感。惊、恐比较而言，恐一般自己有预感，而惊则是没有任何预感和心理准备的情况下突然发生的。这些情感在刺激其产生的条件具备时任何人都会产生，所以七情是人人都有不可去除的自然的人性。七情在一般情况下不会致病，但是如果长期或者剧烈的七情则可能致病。七情虽然是自然人性，其发生不以人的意志为转移，但是人生修养境界不同的人，其七情的产生或造成的影响及持续的时间是不同的，因而其对健康产生的影响也是完全不同的。在这方面，完全可以充分发挥自己的主观能动性。

我们来分析《疏五过论》中出现的情志变化情况。第一过和第四过都提到了贵贱贫富问题。贵贱指的是社会地位的高下，高者为贵，下者为贱；贫富指的是经济地位的高下，高者为富，下者为贫。往往富与贵相连，贫与贱相连，故常常富贵、贫贱连用。但须知其内涵是不同的，也有富而不贵，如过去的商人；贫而不贱，如过去的清苦读书人或者广大的农民；也有贵而不富的，如破落贵族等情况。就人的自然欲望来说人人欲富贵而恶贫贱。孔子说过："富与贵是人之所欲也……贫与贱是人之所恶也。"所以贫贱的人努力地追求富贵，富贵的人努力保住富贵。但世事又常常不以人意为转移，很多人就是由富贵跌入了贫贱。伴随地位的改变，情绪也发生了巨大变化，由喜乐变得愤怒、忧郁、恐惧和悲伤，各种情感交织在一起，长期不能排解，而致发生重病、大病。其发病机理是由于贵贱贫富的地位改变产生消极情绪，而且长期不能排解，耗伤人体的精气神，精气神损伤，进而累及形体，出现形体的病变，甚至是严重的病变，如"皮焦筋屈，痿躄为挛"。这一机制用古人的话说即"暴乐暴苦，始乐后苦，皆伤精气，精气竭绝，形体毁沮"。

这种由心理的改变而引发了身体病变的身心疾患并不是简单地用药物就能够解决的。俗话说，心病还得心药医。身心疾病必须辅以心理疗法。但从实际疗效看有的也并不是很理想。这促使我们做更进一步的思考，能否在未病之前，就提高人们的应变能力，防止疾病的发生？中医学治未病的伟大思想告诉我们，这是可能的。为身心疾患缠绕的人之所以发病在我们看来，就是缺乏正确世界观、价值观的引导，应变能力差导致的。我给它起个名字叫"精神免疫力不足"或"精神免疫力低下"。我们可以通过一定的方法提高人的精神免疫力，不要等到发病后再去治疗，往往徒劳无功。这种方法就是儒、道倡导的修养功夫。需要说明的是其他宗教如佛教、基督教、伊斯兰教的宗教信仰也具有这种功能。作为中国文化或者说国学的弘扬者我们首倡儒道修养。

前面说过，情绪情感的发生取决于外界事物或人的行为是顺遂还是悖逆了自己的内心。这种顺遂或者悖逆不一定是客观的，往往与个人的主观判断，与个人的认识有关。同样的事情，不同的人会产生不同甚至是完全相反的反应，这取决于个人的认识和修养。所以避免不良情绪、情感的发生或者避免其长期的存续，进而避免身心疾患的发生的关键在于提高认识和修养。这就和一定的世界观和价值观联系在一起了。也就是说相对正确的世界观、价值观使人产生相对正确的认识。

再回到富贵贫贱问题上来，富贵贫贱是每个人都不能摆脱的社会现实，对人生有着重大的影响。问题是我们如何看待和认识这个问题。如果认为富贵是人生追求的唯一的和绝对的终极目标，那么一旦得不到富贵，或者得而复失，也就会认为人生失去了意义和价值，这样可能连生存下去的意义都没有了，更何谈身体健康。当然，这种极端的人可能是少数，但是处于这种状态，不能正确认识，而导致身心疾患的却大有人在。

对于富贵贫贱问题孔子给出了正确答案。"富与贵是人之所欲也；不以其道得之，不处也。贫与贱是人之所恶也；不以其道得之，不去也。君子去仁，恶乎成名？君子无终食之间违仁，造次必于是，颠沛必于是。"孔子认为追求富贵，厌恶贫贱是人的自然欲望，也是合理的。问题是人们应该如何看待富贵贫贱。首先在实现富贵摆脱贫贱问题上，儒家主张要"以其道得之"和"以其道去之"，否则，则"不处""不去"。

孔子有句名言："饭疏食、饮水，曲肱而枕之，乐亦在其中矣！不义而富且贵，于我如浮云。"更重要的是在儒家和孔子看来，富贵不是人生追求的终极价值。儒家不反对富贵，但只认为具有相对价值。孔子说："富而可求也，虽执鞭之士，吾亦为之。如不可求，从吾所好。"富贵作为一种稀有的社会资源永远不能为所有社会成员所拥有，但这样一来是不是大多数人就不能实现自己的人生价值了呢？儒家认为人生的终极价值不在于可见的富贵，而在于更高的精神价值的实现。也就是"仁"的实现。所以孔子盛赞颜回："贤哉！回也。一箪食，一瓢饮，在陋巷。人不堪其忧，回也不改其乐。贤哉！回也。"孔子赞赏的难道是颜回困苦不堪的物质生活吗？显然不是，颜回为了追求自己精神境界的提高，而不在意物质生活的清苦，所以孔子两赞贤哉！

一个摆脱了物欲之累，追求精神境界提升的人，在世人看来是了不得的重大利益问题，也就不成为问题了，也就达到了自由的境界，哪里还会有身心疾患呢？这是儒家提高精神免疫力的精神修养方法。此外，还有道家的精神修养方法。由于儒、道两家世界观、价值观的差异，其追求的精神价值的目标有所不同，但在把富贵等物质欲求看成并非终极价值目标上是完全一致的，而道家更主张摆脱物欲之累。如我们前面提到的"恬淡""虚无"和"无为"的境界。

圣人之治，诊必副矣

凡此五者，皆受术不通，人事不明也。故曰：圣人之治病也，必知天地阴阳，四时经纪，五脏六腑，雌雄表里①，刺灸砭石，毒药所主。从容人事，以明经道，贵贱贫富，各异品理②，问年少长，勇怯之理，审于分部，知病本始，八正九候，诊必副矣。

【注释】

①雌雄表里：这里指经脉的阴阳。如六阴为雌，六阳为雄，阳脉行表，阴脉行里。②贵贱贫富，各异品理：指由于贵贱贫富的不同，其体质亦异。

【细读】

本节通过对"五过"的批评，揭示出"圣人之治"是结合天时地理、脏腑经脉、刺灸毒药及从容人事的全面之治。

以上所说的五种过失，都是由于学习的医术不精深，又不懂得贵贱，贫富、苦乐人事的缘故啊！所以说：高明的医生治病，必须知道天地阴阳，四时经络，五脏六腑的相互关系，经脉的阴阳表里，刺灸、砭石、毒药所治疗的主要病证，联系人事的变迁，掌握诊治的常规。贵贱贫富及各自不同的体质，询问年龄的少长，分析个性的勇怯，再审查疾病的所属部分，就可以知道疾病的根本原因；然后参考八正的时节，九候的脉象，那么诊治就一定精确了。

这段经文全面揭示了中医治疗疾病所需要具备的知识结构和具体的诊疗过程。中医学认为，人是从天地之气而生，人的生命活动依赖于天地之气，人的生命活动规律决定于天地之气的运行规律。因此，对"天地阴阳，四时经纪"的认识是中医治疗疾病的必要前提，而不是可有可无的花边知识。这一点与现代医学完全不同，是中医学的独特之处，也是中医学的本质所在。人以天地之气生，四时之法成，天人相应，人一刻也离不开天。在"知天"之后还要"知人"，即对人体脏腑经络的生理认识。在"知人"之后，就要"知治"，即"刺灸砭石"与"毒药"的治疗作用。从现代医学说，知道了人体的生理病理知识和药物等的治疗知识，就完全可以从事医学实践了。但就中医而言，仅此还不够。还要"从容人事"，即对人情世故的了解。人们常说，西医治病，中医治人；西医是治"病"的人，中医是治"人"的病。因此，对病人个性差异的了解是中医治疗的必要前提，所谓"因人制宜"。在西医的眼中，患者基本上是同质的病人；在中医的眼中，患者是各不相同的鲜活生命。人事的差异包括：贵贱贫富、年龄少长、性情勇怯等方面。唯有从"知天""知人""知治""知人事"四个方面来展开养生与治疗实践，才是真正的中医。

治病之道，气内为宝

治病之道，气内为宝[1]，循求其理。求之不得，过在表里。守数据治，无失俞理。能行此术，终身不殆。不知俞理，五脏菀热[2]，痈发六腑。诊病不审，是谓失常。谨守此治，与经相明。《上经》《下经》，揆度阴阳，奇恒五中[3]，决以明堂[4]，审于终始[5]，可以横行[6]。

【注释】

①气内为宝：张介宾："气内，气之在内者，即元气也。"指察病人元气的强弱是治病的关键。②菀热：郁热。③五中：即五脏，因脏腑在体内故也称五中。中，即内。这里指五脏的气色。④明

堂：明堂为古时朝廷议政之大堂，一般位居皇宫中央。因鼻位居面部中央，故以明堂喻鼻。这里泛指面部颜色。⑤终始：始为初病、宿疾，原来的老病。终是现病、今病，刚得的新病。⑥横行：遍行，自由行走。

【细读】

治病的关键，在于深察病人元气的强弱，来寻求邪正变化的机理。如果寻找不到，那么过失就在于对表里关系的认识了。治疗时，应该坚守腧穴的尺寸之数并据此决定治疗方法，不要违背取穴的规则。能这样进行治疗，可以一生不发生医疗过错。若不知取穴的规则，乱用刺灸，就会使五脏郁热，六腑发生痈疡。诊病不能审慎，叫作失去常规。谨守常规来治疗，自然就与医经之旨相合了。《上经》《下经》二书，都是研究揆度、阴阳、奇恒的道理的。五脏之病，表现于气色，取决于颜色，能从望诊上了解病的终始，可以无往而不胜。

本节论述了治病应该避免五过，仔细全面地诊察才能成为高明的医生。提出"治病之道，气内为宝"的重要原则，这也是养生之道应该遵循的。"元气"是生命的原动力，养生就是要养护"元气"这一原动力，治疗就是要恢复"元气"这一原动力。所以，治病之首在于审查"元气"的强弱。"元气"无病，然后再去审查表里之过，治疗疾病就不会有大的闪失了。古代医家都是十分重视"元气"。

清代的徐大椿写了《元气存亡论》，讨论"元气"对于疾病和健康的意义。徐大椿认为"元气"决定人的生死存亡，"元气"存则人生，"元气"亡则人死。患病之人，如果"元气"未伤，即便疾病很重也不会死亡；相反，如果"元气"受伤，即便病情轻微也会死亡。其中有几种情况：有先伤了元气而生病的，这种情况不可治。也有因为疾病而损伤元气的，这种情况不可不防。也有因误治而伤了元气的，也有元气虽然受伤，但不严重的。情况不一。在徐大椿看来，诊察疾病，决断生死，不在于病情的轻重，而在于"元气"的存亡。邪气侵入人体，精气不能接续，元气无所附着，就会受伤。所以，人身处处时时都应该谨慎养护，不能轻易地用药。预防的关键是在疾病发生之前就考虑，不要使疾病发展到不可救药的地步，使"元气"保全，自然能够驱邪于外。如果邪气亢盛，则乘元气尚未受伤之前，与之背水一战，不致事后后悔。这就是神而明之的医术。

微，通「惩」。「徴四失」是「惩戒四种过失」的意思。本篇是讨论医生临证中易犯的四种过失，所以提出来做惩戒，故篇名叫作《徴四失论》。

雷公问过失之故

黄帝在明堂，雷公侍坐 ①。黄帝曰：夫子所通书受事，众多矣，试言得失之意，所以得之，所以失之。雷公对曰：循经受业，皆言十全，其时有过失者，请闻其事解也。

【注释】

① 侍坐：弟子或子女陪坐师傅或父母。

【细读】

黄帝坐在明堂里，雷公在一旁侍坐。黄帝说：你研读医书，接受医业已经很多了，试谈谈对治病成功失败的看法，还有治愈和没有治愈的原因。雷公回答说：我在研习医经、接受医业当中，听说可以得到十全的疗效，但在实际的医疗实践中，常常还是有没治好的，希望听听其中的说法。

中国古代医家从"天地之大德曰生"的生命伦理观出发，珍爱生命和健康，希望人们都能达到长寿的境界，希望天下人的疾病都能治愈。这就是《周礼》中的"十全为上"，也就是十个病人全部治愈是最上等的医生。古代医家都以此为自己从医的目标。但在实际的医学实践中，由于主客观的原因往往很难达到"十全"之效。正如孙思邈所说："世有愚者，读方三年，便谓天下无病可治；及治病三年，乃知天下无方可用。"古代医家发现，影响医疗效果的因素除了客观原因之外，还有医家主观方面的原因，找到这些原因，并加以对治是提高疗效，乃至达到"十全"之效的关键。本文提出了应该加以惩戒的影响疗效的四种过失。

治之一失

帝曰：子年少智未及邪？将言以杂合耶？夫经脉十二，络脉三百六十五，此皆人之所明知，工之所循用也。所以不十全者，精神不专，志意不理，外内相失，故时疑殆。诊不知阴阳逆从之理。此治之一失也。

【细读】

黄帝道：你是因为年轻智力不够呢，还是由于杂合各家学说，缺乏一以贯之的独立见解呢？十二经脉，三百六十五络脉，这是人人都了解的，也是医工们所遵循使用的。之所以不能得到十全的疗效，是由于精神不能集中，思想上不加分析，又不能把外在的症状和内在的病机结合起来，因此时常产生疑问和困难。在诊治上，不懂得阴阳逆从的道理，这是治疗工作中的第一个失败原因。

《内经》认为"神"，包括病人和医家的"神"是疗效的关键，强调"治神"在医学实践中的首要性和基础性的作用。《素问·宝命全形论》说："众脉不见，众凶弗闻。外内相得，无以形先，可玩往来，乃施于人。"在针刺的时候，必须精神贯注，即使有人旁观，也像看不见一样，有人喧嚣，也像听不到一样。同时还要面色与脉象相互参考，不能仅仅满足于察看外形的变化，必须将病情变化往来的发病机理揣摩清楚，才能给人治病。《灵枢·终始》："深居静处，占神往来；闭户塞牖，魂魄不散。专意一神，精气之分，毋闻人声，以收其精，必一其神，令志在针。"

在《内经》看来，医家只有完全排除一切杂念集中精神于病人，才能与病人当下的生命活动状态相契合，而明了病人阴阳气血的变化，透过病象把握病机，做到外内相得。这是诊治疾病的第一步。由于不能精神专一而洞悉阴阳逆从之理，是治疗中的第一失误。

治之二失

受师不卒 ①，妄作杂术 ②，谬言为道，更名自功，妄用砭石，后遗身咎。此治之二失也。

【注释】

① 卒：结束，终结。这里指结束学业、毕业。所以，毕业也称卒业。② 杂术：没有一以贯之的思想理论指导的杂乱无章的技术。

【细读】

从师学习尚未毕业，就胡乱地搞起庞杂的疗法，还荒谬地说是真理，或窃取别人成果而冠以己名，乱用砭石，结果给自己造成了罪过，这是治疗工作中第二个失败原因。

《内经》一直强调的医学授教原则是"非其真勿授，非其人勿教"。因为不是"真经"而授人就会害人，不得其人而教也会害人。汉代名医淳于意和金元四大家之一的朱丹溪在得遇公乘阳庆和罗知悌之前都曾经学习过医道，而他们老师的第一句话都是"尽去而旧学，非是也！"在老师看来，他们以前所习都是不得其正的"杂术"。

学习医道除了要访名医，得真道之外，还要持之以恒，善始善终，不能半途而废。也就是说只有掌握了医学的理论知识和基本实践技能之后，才可以独立行医。学习任何一门学问都有必须掌握的经典和技能，都需要一定的时间。只有符合以上的要求才算毕业。所以，过去有毕业和肄业之分。肄业的本意是修习课业。古人书所学之文字于方版谓之业，师授生曰授业，生受之于师曰受业，习之曰肄业。今指学生没有达到毕业年限或程度而离开学校。过去，没有毕业的学生发肄业证。证明学习过，但没有毕业。可见，过去人们是很重视毕业和肄业的区别的。

近代名医蒲辅周先生十八岁行医，不久感觉自己理论功底还不足，于是又停诊苦修，再次行医疗效大增。过去，培养中医也是在完成理论学习之后随师出诊，如果在老师指导下还不能做出基本的诊断、处方，则需要重新学习。可见，系统完整地学习理论知识有多么重要。这就是为什么本文惩戒"受师不卒"的道理了。"受师不卒"必然就要用一些杂乱无章、似是而非的方法来蒙骗病人，而且吹嘘为真理神功，虽然能够一时欺蒙世人，但终究会被钉在医学史的耻辱柱上。《内经》对医学生全面系统地掌握医学理论知识和实践技能的要求，对其他专业的学习，对我们当下知识的传承依然具有积极的现实意义。

治之三失

不适贫富贵贱之居，坐之薄厚①，形之寒温，不适饮食之宜，不别人之勇怯，不知比类，足以自乱，不足以自明。此治之三失也。

【注释】

①坐之薄厚：居处环境的好坏。坐，古人席地而坐，这里指居处。

【细读】

不理解贫富贵贱的状况，居处环境的好坏，形体的寒温，不理解适宜的饮食，不能区别性格的勇怯，不知道取象比类的分析方法。像这样，足以搞乱自己的头脑，而不能有清楚的认识。这是治疗工作中第三个失败原因。

中医与西医的医学观不同，西医从生物医学观出发，把疾病看成均质的生物体的病理学改变。西医一般是依据病人的主诉，进行物理或化学检验以获得疾病的客观证据，以此作为诊断和治疗的根据。在西医看来，同样的疾病其病理的改变是一样的，因而治疗的方法也是一样的。基本不考虑人的个体差异，最多根据体重增减药量。作为现实的鲜活的个体的人不在西医的思考范围内，西医视域中的人是均质的没有什么差异的生物体。中医则与此完全不同，中医并没有生物学的概念，中医的病人就是现实的活生生的每个个人。中医认为疾病的发生与人的生活条件、饮食起居、性格特点等都有密切关系。不懂得这些就不能做出正确的诊断和治疗，只能搞乱自己。所以说，中医非常重视"人事"，讲究"不失人情"。这不是可有可无的锦上添花，而是医家必须掌握的功课，不明此，则不足以为医。在此意义上，中医是个体化的医学。

治之四失

诊病不问其始，忧患饮食之失节，起居之过度，或伤于毒？不先言此，卒①持寸口，何病能中②？妄言作名，为粗所穷。此治之四失也。

【注释】

①卒（cù）：通"猝"，突然，贸然。②中（zhòng）：言中，说中。这里指做出正确诊断。

【细读】

诊断疾病，不问发病的原因，是由于精神刺激，饮食不节制，生活起居违背常规，还是由于中毒？不先把这些问题搞清楚，就贸然诊察病人的脉息，怎能诊断出什么病呢？信口胡说，编造病名，就会因技术低劣，而陷于困境，这是治疗工作中的第四个失败原因。

人们都知道，中医以脉诊著称。在一般人的眼中，脉诊具有某种神秘性。也常常有病人以脉试医，高明的医生也确实有凭脉断病的本领。但中医是主张四诊合参的。因为人命至贵，病情又是变态多端的。本着对生命负责、对病人负责的精神，医家诊病治疗必须周到全面，尽可能做到万无一失。因此，详细的问诊是特别重要的。

望、闻、问、切四诊中，望、闻、切三诊都是医家直接接触病人，感知病情，只有问诊是病人主诉病情以及相关情况。医家通过三诊所直接感知的只是病人当下的状态，而病长在病人身上，有些情况是医家所无法感受的；再者与疾病相关的诸如忧患、饮食、起居、伤毒等都是医家所不能直接感知的，这些都要依赖于问诊。因此，《内经》特别对轻视问诊以炫耀本领，草率行事的医家进行了严厉批评。

不知道谕，受明为晦

是以世人之语者，驰千里之外，不明尺寸之论，诊无人事。治数之道，从容之葆①，坐持寸口，诊不中五脉，百病所起，始以自怨，遗师其咎。是故治不能循理，弃术于市②，妄治时愈，愚心自得。呜呼！窈窈冥冥，孰知其道？道之大者，拟于天地，配于四海，汝不知道之谕③，受以明为晦。

【注释】

①葆（bǎo）：通"宝"。②弃术于市：因医疗技术低下而被人们抛弃不顾。市即市场，古代医家有在集市上为人诊病的。③谕（yù）：通"喻"，明白。

【细读】

有些医生说起话来，夸大到千里之外，却不明白尺寸诊法，论治疾病，也不考虑人事。诊病技术的原则，医生的从容和缓是最宝贵的，仅知诊察寸口，不能精确地诊察五脏之脉，就不知道百病发生的原因。医疗上出了问题，开始自怨所学不精，继则归罪于老师教得不好。所以治病如果不能遵循医学道理，就不会为人所信任，任意乱治，偶尔有治好的，就夸耀己功。唉！医学的道理是微妙高深的，有谁能够了解其中的道理！医学理论的远大，能和天地相比，能和四海相配，你不了解明白医理，即使名师传授明白的道理，也依然糊涂。

"从容"一词现在常用的是从容不迫，自由舒适的意思。不是个特别深奥难懂的词，但在《素问》论述医学传承的运气后七篇中出现了十二次，是一个非常重要的概念。古代注家认为《从容》是古医经名，从《素问》的有关表述可以确定这样说法的正确性。既然是一部医经，就不能仅仅是要医家在诊病时保持从容不迫的内心和行动了。虽然医家诊病时从容不迫的心态和行动是非常重要的，但仅此是不够的。本篇特别强调"治数之道，从容之葆"，是说从容是治疗疾病的宝贵准则。

《礼记·缁衣》说："长民者衣服不贰，从容有常。"孔颖达疏："从容有常者，从容，谓举动有其常度。"从，是顺从、符合，容，是模型、法式。从容就是符合某种法式或标准。引申而言，从容是一种思想方法。即按照既定的标准、法式来认识和处理事物。没有这样的思想方法作为基础，只是习得医技的皮毛，以此诊脉是不能正确辨别脉象，洞悉疾病发生的道理的。这样就会自我抱怨甚至抱怨老师教得不好，而不能做到"治病循理"。"循理"也就是"从容"。《礼记·中庸》说："诚者不勉而中，不思而得，从容中道，圣人也。"从容即符合中道，即中道。中道即合理、循理。

本文又批评了"妄治时愈，愚心自得"。由于人体存在正气，疾病存在自然痊愈的情况。另外，医家没有根据地施以治疗有时候也会与病情巧合而治愈。但这些都不是医家的功劳，可是无知的人却自鸣得意。本文认为医道广大无边，与天地四海相配，可是有的医家不明医道，把光明的医道搞得晦暗不彰了。这是医家应该深以为戒的。

本节是对"四失"的总结，其现实意义在于告诫人们，学习任何专业技术知识都必须坚持以正确的思想方法为指导，系统、全面、深刻地掌握理论知识，并将理论与实践结合起来。对于理论不能浅尝辄止，以一知半解的皮毛来应对工作，那样必然招致失败。就不仅是"四失"，而是不知道多少失了。

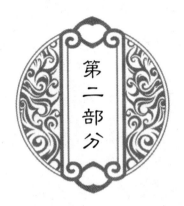

灵 枢

　　《灵枢》也称《针经》。针刺疗法是《内经》时代主要的治病方法，所以，在《素问》和《灵枢》中都有很多关于针刺的内容。但相对而言，《灵枢》论述有关针刺的内容更全面、丰富。《灵枢》的内容主要论述的是针刺方法以及针刺的理论基础——经脉气穴的，所以称为《针经》。枢是门枢、门轴，"灵枢"即灵活转动的门轴，以此形容人体气机升降的自如和身体的健康。而身体生病则破坏了气机的自如升降，而针刺则能够恢复身体健康，故称《灵枢》。

　　《灵枢》虽然号称《针经》，实际上并不仅限于与针刺有关的内容。除了论及自然生理、饮食养生、疾病治疗，与针刺有关的主要包括经络、腧穴、刺法等理论。篇幅所限本书未能比较全面地选录《灵枢》有关针刺理论的篇章。选录的内容包括：论体质，《寿夭刚柔》《五变》；论经脉，《营卫生会》《阴阳清浊》；论针刺理论方法，《本神》《终始》《决气》；论脏腑，《本脏》《天年》；论气味，《五味》《五味论》；论疾病治疗，《邪客》。研读以上篇章只是对《灵枢》有初步的了解，欲全面理解《灵枢》，还要进一步研读有关篇章。

寿天刚柔第六

本篇主要论述人的体质有刚柔的不同，而「刚」和「柔」可以从形体的缓急、正气的盛衰、骨骼的大小、肌肉的坚脆、皮肤的厚薄等方面进行分辨。体质刚柔不但与发病和治疗密切相关，而且与人的寿命长短有着直接联系，因此观察形气是否相称也可以预测寿命的长短。由于文中内容以「寿天刚柔」为主，故以此名篇。

本篇特别详尽地论述了「形」与「气」的关系。形气是中医学及中国哲学的一对重要范畴。中医和中国哲学认为事物包含「形」「气」两方面。「形」为事物的载体，「气」为事物生存的动力，形气应该和谐相称。在两者之中，气是事物的本质，决定事物的性质和状态以及存亡。因此，中医学极为重视形气的相称、和谐。特别看重气对人体生命的意义，强调气对治疗和养生的意义。

本篇的名言是：「形与气相任则寿，不相任则天。皮与肉相裹则寿，不相裹则天。血气经络，胜形则寿，不胜形则天。」

阴阳之中，复有阴阳

黄帝问于少师①曰：余闻人之生也，有刚有柔，有弱有强，有短有长，有阴有阳，愿闻其方。少师答曰：阴中有阴，阳中有阳，审知阴阳，刺之有方，得病所始，刺之有理，谨度病端②，与时相应。内合于五脏六腑，外合于筋骨皮肤，是故内有阴阳，外亦有阴阳。在内者，五脏为阴，六腑为阳；在外者，筋骨为阴，皮肤为阳。故曰病在阴之阴者③，刺阴之荥④输；病在阳之阳者⑤，刺阳之合；病在阳之阴者⑥，刺阴之经；病在阴之阳者⑦，刺络脉。故曰病在阳者命曰风，病在阴者命曰痹，阴阳俱病命曰风痹。病有形而不痛者，阳之类也；无形而痛者，阴之类也。无形而痛者，其阳完而阴伤之也，急治其阴，无攻其阳；有形而不痛者，其阴完而阳伤之也，急治其阳，无攻其阴。阴阳俱动，乍有形，乍无形，加以烦心，命曰阴胜其阳，此谓不表不里，其形不久⑧。

【注释】

①少师：相传为黄帝之臣。以擅长讨论人体体质而闻名于世。少师回答黄帝关于人有阴阳等问题时指出："天地之间，六合之内，不离于五，人亦应之。"少师对五种人的体质、性格、行为特点等进行了比较具体的叙述，少师之论点近世为朝鲜医学家发展为"四象医学"。②谨度（duó）病端：意谓慎重地推测疾病发生的原因。度，推测，衡量。端，有"本""始"的含义。③病在阴之阴者：指

病变部位在脏。内为阴，五脏为阴中之阴。④荥（xíng）：荥穴。⑤病在阳之阳者：病变部位在皮肤。外为阳，皮肤为外之阳，故云阳之阳。⑥病在阳之阴者：病变部位在筋骨。外为阳，筋骨为外之阴。⑦病在阴之阳者：病变部位在腑。内为阴，六腑为阴中之阳。⑧其形不久：即预后不良。

【细读】

本节论述了阴阳在人体及疾病分类和治疗中的运用。黄帝问少师说：我听说人的先天禀赋，有刚柔、强弱、长短、阴阳的区别，希望听一下其中的道理。少师回答说：就人体阴阳来说，阴当中还有阴，阳当中还有阳，只有了解了阴阳的规律，才能很好地运用针刺方法，了解疾病发生的情况，才能在针刺时做出适当的手法，同时要认真地揣度发病的经过与四时变化的相应关系。人体的阴阳，在内合于五脏六腑，在外合于筋骨皮肤，所以人体内有阴阳，体外也有阴阳。在体内的五脏为阴，六腑为阳；在体外的，筋骨为阴，皮肤为阳。因此，病在阴中之阴的，当刺阴经的荥穴与输穴；病在阳中之阳的，当刺阳经的合穴；病在阳中之阴的，当刺阴经的经穴；病在阴中之阳的，当刺阳经的络穴。这是根据阴阳内外与疾病的关系，而选取针刺穴位的基本法则。

阴阳也可以作为疾病的分类准则：病在阳经的叫风，病在阴经的叫痹，阴阳两经都有病的叫风痹。病有形态变化而不疼痛的，属于阳经一类；病无形态变化而疼痛的，属于阴经一类；没有形态变化而感到疼痛的，是阳经未受侵害，只是阴经有病，赶快在阴经取穴治疗，不要攻治阳经；有形态变化而不感觉疼痛的，是阴经未受侵害，只是阳经有病，赶快在阳经取穴治疗，不要攻治阴经。阴阳表里都有病，忽然有形态变化，忽然又没了，更加上心烦，叫阴病重于阳，这是所谓的不表不里，预后不良。

上文出现了"五腧穴"，这里做一介绍。五腧穴，即井、荥、输、经、合穴，是十二经分布在肘、膝关节以下的五个特定腧穴，简称"五输"。古代医家把气血在经脉中的运行比作自然界的水流，经气流注从小到大，由浅到深，分别用井、荥、输、经、合五个名称说明经气运行中每个穴的特殊作用。经气所出，如水之源，称为"井"；经气流过之处，如刚出的泉水细流，故称"荥"；经气所灌之处，如水流由浅入深，故称"输"；经气所行经的部位，如水在畅通的河中流过，故称"经"；经气最后如百川汇合入海，故称"合"。

"井"，繁体字作"丼"，是象形字，是水井的形象。井是井框，中间的"、"是吊桶。水井一般较深，是汲水的源泉，以此比喻经气的发端。荥是小水流。《说文·水部》："荥，绝小水也。"《淮南子·泰族训》："故丘阜不能生云雨，荥水不能生鱼鳖者，小也。"经气由"井"发出的第二站，如水流还小，故以荥喻之。《说文》云："俞，空中木为舟也。从亼，从舟，从刂。刂，水也。"段玉裁改作"从亼，从舟，从巜。巜，水也"。并注云："合三字会意。"人坐在舟中在水中行，当然也可以运输物资。加车表示用车在陆地运输。《内经》把"输"字用于医学，表示人体气血及代谢物质的转输。"经"本意是织布的主干，即经线。经气经过了"输"而至"经"已经很开阔畅通了，故以"经"喻之。"合"就是百川汇合了。

形气外内相应之病及其刺法

黄帝问于伯高 ① 曰：余闻形气，病之先后、外内之应，奈何？伯高答曰：风寒伤形，忧恐忿怒伤气。气伤脏，乃病脏。寒伤形，乃应形。风伤筋脉，筋脉乃应。此形气外内之相应也。黄帝曰：刺之奈何？伯高答曰：病九日者，三刺而已；病一月者，十刺而已。多少远近，以此衰之 ②。久痹不去身者，视其血络，尽出其血。黄帝曰：外内之病，难易之治，奈何？伯高答曰：形先病而未入脏者，刺之半其日；脏先病而形乃应者，刺之倍其日。此外内难易之应也。

【注释】

① 伯高：相传为黄帝之臣。② 以此衰之：意谓按日数递减。马元台："人之感病不同，日数各有多少远近，以此大略，病三日而刺一次者之法，等而杀之。"衰之，在此有"减少"的含义。

【细读】

本节论述了形气与疾病先后内外的关系以及远近内外之病的不同刺法。黄帝问伯高说：我听说形气与发病有先后内外的相应关系，是什么道理？伯高回答说：风寒外袭，先伤形体；忧恐愤怒的精神刺激，先伤内气。气逆伤了五脏之和，就会使五脏有病。寒邪侵袭形体，就会使肌表皮肤发病。风邪伤了筋脉，就会使筋脉发病。这就是形气与疾病外内相应的关系。

黄帝说：怎样针刺治疗呢？伯高回答说：发病已经九天的，刺三次可以好；发病已经一个月的，刺十次可以好。针刺次数的多少和病程时日的远近，都可以根据三日一刺的标准来计算。经久不愈的痹证，根据血络变化，尽力去掉瘀血。

黄帝又说：人体在内在外的疾病，针刺难易的情况怎样呢？伯高回答说：形体先有病还未传入内脏的，针刺的次数，可以根据已病的日数减半计算；内脏先有病而形体也有反应的，针刺的日数就要加倍。这就是疾病有内外、针治有难易的对应关系。

本节论述了不同的病邪会损伤人体的不同部分或伤脏或伤形，或在内或在外，而针刺治疗次数也有多少远近的差异，体现了具体问题具体分析的科学态度。

形气相任则寿

黄帝问于伯高曰：余闻形有缓急，气有盛衰，骨有大小，肉有坚脆，皮有厚薄，其以立寿夭，奈何？伯高答曰：形与气相任①则寿，不相任则夭；皮与肉相裹则寿，不相裹则夭；血气经络胜形②则寿，不胜形则夭。

【注释】

① 相任：相当，相称。② 胜形：血气经络不但与外形相称，而且要更为强盛才能长寿。

【细读】

黄帝问伯高说：我听说人的外形有缓有急，正气有盛有衰，骨骼有大有小，肌肉有坚有脆，皮肤有厚有薄，从这些怎样来确定人的寿夭呢？伯高回答说：外形与正气相称的多长寿，不相称的多夭亡；皮肤与肌肉结合紧密的多长寿，不紧密的多夭亡；血气经络充盛胜过外形的多长寿，血气经络衰弱不能胜过外形的多夭亡。

本节论述了形、气、骨、肉、皮与寿夭的关系。提出了"形与气相任则寿"的观点，提示我们在养生中应该注意协调自己的形气关系。中医学认为形与气是生成人的两大要素。气源于天，形来于地，形气结合，才能生成人及万物。形是生命的载体，气是生命的动力。形气统一，也就是"形与神俱"才有健康的生命活动。在形与气这两个生成生命的要素中，中医和中国传统哲学更重视的是"气"，只有"气"具有健旺之性，"气"能够驾驭"形"才可能有健康的生命活动。因为"气"是生命活动的动力和能量源泉。"形与气相任"即形气相称是长寿的根本，"血气经络"的机能要胜过外形才能长寿。因此，中国传统武术和养生学并不在意肌肉的发达（形胜），而是追求精气神的健旺（气胜）。俗话说，内练一口气，外练筋骨皮；练武不练功，到老一场空。这些都提示人们，精气神的修炼才是养生的根本。

立形定气而视寿夭

黄帝曰：何谓形之缓急？伯高答曰：形充而皮肤缓者则寿，形充而皮肤急者则夭。形充而脉坚大者顺也，形充而脉小以弱者气衰，衰则危矣。若形充而颧不起者骨小，骨小则夭矣。形充而大肉䐃^①坚而有分者肉坚，肉坚则寿矣；形充而大肉无分理不坚者肉脆，肉脆则夭矣。此天之生命，所以立形定气而视寿夭者。必明乎此立形定气，而后以临病人，决死生。

【注释】

① 䐃（jùn）：肌肉突出处。囷（qūn），古代的圆形粮仓。囷与月（肉）组合为"䐃"字，表示肌肉的突出处。因为圆形粮仓顶部的半"圆"看起来就是突出的。菌字也从"囷"。菌类就是蘑菇，是从草中生出的，故从"艹"（cǎo），大多是半圆的伞盖形。

【细读】

本节论述了形与皮、脉、骨、肉的状态和关系及与寿夭的联系。提出了"立形定气而视寿夭"的观点，可供参考。黄帝说：什么叫作形体的缓急？伯高回答说：形体充实而皮肤柔软的人，多长寿；形体充实而皮肤坚紧的人，多短寿。形体充实而脉气坚大的为顺；形体充实而脉气弱小的属于气衰，气衰是危险的。如果形体充实而面部颧骨不突起的人，骨骼必小，骨骼小的多短寿。形体充实而臂腿臀部肌肉突起坚实而有肤纹的，称为肉坚，肉坚的人多长寿。形体充实而臂腿臀部肌肉没有肤纹的，称为肉脆，肉脆的人多短寿。这是自然界赋予人生命所形成的形体与生气的自然状态，可据此来判断人的寿命长短。医者，必须了解形体与生气的状态，然后可以临床治病，判断死生。

这里论述"形充"却寿夭不同的各种情况。一般人会认为"形充"即身体充实，就应该身体健康，实则不然。相对而言，皮肤柔软、脉气坚大、肌肉突起坚实等情况多长寿；而皮肤坚紧、脉气弱小、骨骼短小、肌肉没有肤纹等情况多短寿。前者是内气充足的表现，后者是内气不足的征象，所以才有寿夭之异。对寿夭的判断并不能仅仅看外形是否充实。

寿夭之度

黄帝曰：余闻寿夭，无以度之。伯高答曰：墙基卑，高不及其地①者，不满三十而死；其有因加疾者，不及二十而死也。黄帝曰：形气之相胜，以立寿夭奈何？伯高答曰：平人而气胜形者寿；病而形肉脱，气胜形者死，形胜气者危矣。

【注释】

① 墙基卑，高不及其地：这是以比喻的方法来说明面部形态。墙基，在此指耳边下部。地，指耳前肌肉。大意是说面部肌肉陷下，四周骨骼显露。

【细读】

本节接着上文，论述了预测寿夭的具体方法。黄帝说：我听说人有寿夭，但无法推测。伯高回答说：衡量人的寿夭，凡是面部肌肉陷下，而四周的骨骼显露，不满三十岁就会死的；如再加上疾病影响，不到二十岁，就可能死亡。黄帝说：从形与气的相胜，怎样用它去确定寿命长短呢？伯高回答说：健康人，正气胜过形体的可以长寿；有病的人，形体肌肉很消瘦，即使其气胜过形体，也是要死的；即使形体尚可，但元气已衰，也很危险。

"基"是地基，墙角。《说文》："基，墙始也。从土其声。"王筠句读："今之垒墙者，必埋石地中以为基。""其"篆文似墙，意或指墙下之土为"基"。引申其意指一切事物之基础。

"墙"，繁体作"牆"。《说文》："墙，垣蔽也。从啬爿声。"又《说文》："啬，爱濇也……故田夫谓之啬夫。"朱骏声《通训定声》："此字本训当为收谷，即穑之古文也。"啬由收谷之象而有收敛、收摄、保护之意。"墙"的作用也是收控墙内的人与物，故"墙"从"啬"。"墙"作为建筑的地上部分与地基相对。"基"与"墙"就构成了一对相对的范畴。除了本篇之外，提到"基"与"墙"关系的有：

《灵枢·天年》："使道隧以长，基墙高以方……又卑基墙。"《灵枢·五阅五使》："五官不辨……又埤其墙，墙下无基，垂角去外，如是者，虽平常殆，况加疾哉。"

"基"与"墙"本来是与建筑物有关的名词，古人用来类比人面部的结构。张景岳说："基墙，指面部而已。骨骼为基，蕃蔽为墙。"

"埤其墙"即"卑基墙"，"其"即"基""埤"即"卑"。从各家的注释看，对"基墙"有三种理解：1.杨上善认为基墙是指明堂，鼻之基墙高大方正是长寿的表现。

此说似不确。从基墙的形象与本意似乎很难与鼻的形态联系起来。2.张景岳以"骨骼为基，蕃蔽为墙"，此说可以接受。骨骼在内是蕃蔽在外的面部肌肉的基础，面部肌肉是维护在内的骨骼的墙壁。3.马元台以面之地部为基，蕃蔽为墙。此说也可以接受。

从"基墙高以方""卑基墙""埤其墙，墙下无基""墙基卑，高不及其地"来看，"基"以"高"、"墙"以"方"为佳。"基墙高以方"就是"基高以墙方"。从房屋建筑说，房基高，墙面平是豪华建筑。如古代皇宫，地基极高，以示皇家威严；墙面光亮平滑，以示皇家之富足。中医就是通过对面部骨骼肌肉的高卑方正与否，来判断人的寿命的。

本，这里是动词，探究本原、本质的意思。神，一般指精神活动，是心的主要功能，并主宰着整个人体的生命活动。广义的神，还包括肝、肺、脾、肾等脏所主的魂、魄、意、志，以及思、虑、智、忆等精神思维活动在内。本篇对于精神活动的产生、变化，与五脏的关系，以及发病后的症状表现等，都一一做了阐述，特别提出"凡刺之法，先必本于神"的论点，故以《本神》名篇。

神是中国文化和哲学的重要范畴之一。《周易》认为"阴阳不测之谓神"，神既是天地阴阳之道变化的内在动力，又是其外在的极致表现。中国哲学注重对宇宙变化之神的探求。中医学重视人身之神，在养生上强调"养神"，治疗上强调"治神"；医学上的最高成就者称为"神医"。总之，"神"是把握中国文化和中医学的关键范畴之一。《内经》的很多篇章都有指示，读者宜深切体会玩味。

中国的文学、艺术强调"神韵"，艺术上追求"出神入化"。

德流气薄而生

黄帝问于岐伯曰：凡刺之法，先必本于神[1]。血、脉、营、气、精、神，此五脏之所藏也。至其淫泆[2]离脏则精失，魂魄[3]飞扬，志意恍乱[4]，智虑去身者，何因而然乎？天之罪与？人之过乎？何谓德、气[5]、生、精、神、魂、魄、心、意、志、思、智、虑？请问其故。

岐伯答曰：天之在我者，德也；地之在我者，气也。德流气薄[6]而生者也。故生之来谓之精，两精相搏[7]谓之神，随神往来者谓之魂，并精而出入者谓之魄，所以任[8]物者谓之心，心之所忆谓之意，意之所存谓之志，因志而存变谓之思，因思而远慕谓之虑，因虑而处物谓之智。

【注释】

①神：这是广义的神，概括了人体整个生命活动现象。包括下文所讲"血、脉、营、气、精、神"等生理活动的内容。②淫泆（yì）：指七情过度，任性恣纵。泆，放纵、恣纵。③魂魄：魂，是精神活动之一。魄，是先天的本能，如感觉、运动等。《左传·昭公七年》孔颖达琉："形气既殊，魂魄各异，附形之灵为魄，附气之神为魂也。附形之灵者，谓初生之时，耳目心识，手足运动，啼呼为声，此则魄之灵也；附气之神者，谓精神性识，渐有所知，此则附气之神也。"④志意恍乱：思想混乱，茫然无主。⑤德、气：古代哲人认为万物由天之气、地之形和合化生。《管子·内业》："凡人

之生也，天出其精，地出其形，合此以为人。"有时天气也称为"天德"，包括上文所提到的精、神、魂、魄等。人死后，精神魂魄又回到了天上，所以古人祭祀祖先，是相信祖先的灵魂在天上存在。现在的很多注家把德理解为四时气候以及日光、雨露等自然界的正常变化。这样理解虽然有其合理性，但与古人原意并不符合。⑥德流气薄：在天之气下流与在地之气结合。薄，迫近、附着。⑦两精相搏：张景岳："两精者，阴阳之精也。搏，交结也。"即男女交媾，两精结合。搏，结合。⑧任：负担，主持。

【细读】

本节论述了人的生成在于天德与地气的合和，并给出了精、神、魂、魄、心、意、志、虑的概念。黄帝问岐伯说：针刺的法则，必须首先研究病人的精神状态。因为血、脉、营、气、精、神，这些都是五脏所藏的。至于它们放纵失去了正常，离开所藏之脏，五脏精气走失，魂魄也分散飞扬了，志意也恍惚烦乱了，智慧和思考能力离开了自身，是什么造成了这种情况呢？是上天的惩罚呢，还是人为的过失呢？什么叫德、气、生、精、神、魂、魄、心、意、志、思、智、虑？希望听到其中的道理。

岐伯回答说：天赋予我们人类的是德，地赋予我们人类的是气，由于天德下流与地气上交，阴阳相结合，使万物化生成形，人才能生存。所以，人体生命的原始物质，叫精；阴阳两精相结合产生的生命活动，叫神；随着神的往来活动而出现的知觉机能，叫魂；跟精气一起出入而产生的运动机能，叫魄；可以支配外来事物的，叫心；心里有所忆念而留下的印象，叫意；意念所在，形成了认识，叫志；根据认识而反复研究事物的变化，叫思；因思考而有远的推想，叫虑；因思虑而能定出相应的处理事物方法，叫智。

所谓"本神"就是对"神"溯本求源的研究。本文以"神"为中心，研究了"神"的来源以及分化发展。从人类个体来说，生命源于父母之精，父母之精血相互搏结，产生最初的"神"。"随神往来"的谓之魂，"并精而出入"的谓之魄，魂魄是由神分化而来，神、魂、魄是先天就具备的。

能够认识事物，做出行动决定的是心。心是神在后天的发展。心的记忆能力称为"意"，保存下来的"意"称为"志"。为了实现"志"而用心衡定各种变化称为"思"，由"思"而作更深远之思称为"虑"，在深思熟虑的基础上处置事物称为"智"。该篇是《内经》乃至先秦古籍中对精神意识现象分类最细致的一篇。

本篇首先阐明，"神"是先天就具备的，而不是后天才产生的。"神"虽然是先天的，但并不是不变的，"神"在入舍于心之后，在心中有一个不断发展完善的过程。"意"是人的天赋能力，但能够存意为志，就不是人人都能做到的了。有了"志"而能存变为思，既需要后天的意志也需要先天的禀赋。至于深思熟虑，处物适宜，则更非凡众所能为。该篇较早地把后天的精神意识现象按照能力高低做出了层级划分，值得今人参考研究。

说到"神"特别是"精神"一般认为是后天性的，是属于人类的所特有现象。从《本神》的"德、气、生、精、神、魂、魄、心、意、志、思、智、虑"，这一连贯性的叙述来看，"神"是贯通先后天的。所以，《内经》和中国古代哲学中的"神"是广义之"神"。"神"在入舍于"心"之后，才成为人的自觉精神，而在入舍于"心"之前则是非自觉的"精神"。换言之，非自觉的"精神"不但存在于天地之间，而且也存在于人之中。现在人们常讲的潜意识就是一种非自觉的精神。潜意识既然称为"意识"就必然对人产生影响，只是这种影响不像意识那样是自觉的。唯物论承认事物运动的规律性，但"规律性"是怎么来的？在古人看来就是为看不见的某种东西所主宰，这就是"神"。从人类的经验看，人也具有掌控着某些事物，使之按照自己的意愿和目的发展的主宰力。这两种能力在古人看来是同质的，其差别在于由"心"所主宰的人"神"是自觉的，宇宙万物以及人身中不为"心"所主宰的"神"是非自觉的。自觉的"心神"可以发现人身及宇宙万物中不自觉的"神"，并顺应之，为人服务。应该说，唯物论承认事物运动的规律性是正确的，但仅仅承认事物运动的规律性还是相对肤浅的，还停留在现象层面。承认"神"的存在，并探求"神"的秘密，追求与"神"的合一，则是更为深刻的哲学。

智者之养生

故智者之养生也，必顺四时而适寒暑，和喜怒而安居处，节阴阳而调刚柔，如是则僻邪不至，长生久视①。是故怵惕②思虑者则伤神，神伤则恐惧，流淫而不止③。因悲哀动中者，竭绝而失生④。喜乐者，神惮散而不藏⑤。愁忧者，气闭塞而不行。盛怒者，迷惑而不治⑥。恐惧者，神荡惮而不收⑥。

【注释】

①长生久视：是寿命延长，不易衰老之意。《吕氏春秋》："莫不欲长生久视。"注云："视，活也。"《老子·五十九章》："是谓深根固柢，长生久视之道。"②怵（chù）惕：恐惧的样子。怵，恐惧。惕，敬畏。③流淫而不止：张景岳："流淫谓流泄淫溢。如下文所云恐惧而不解则伤精，精时自

下者是也。"④ 竭绝而失生：张景岳："悲则气消，悲哀太甚则胞络绝，故至失生。竭者绝之渐，绝则尽绝无余矣。"⑤ 神惮（dàn）散而不藏：张景岳："喜发于心，乐散在外，暴喜伤阳，故神气惮散而不藏。惮，惊惕也。"意谓神气耗散而不能归藏于心。⑥ 迷惑而不治：张景岳："怒则气逆，甚者心乱，故至昏迷惶惑而不治。不治，乱也。"⑥ 荡惮而不收：张景岳："恐惧则神志惊散，故荡惮而不收。上文言喜乐者，神惮散而不藏，与此稍同。但彼云不藏者，神不能持而流荡也；此云不收者，神为恐惧而散失也。所当详辨。"

【细读】

　　本节论述了养生的基本原则以及伤神失养的表现。因此，智者养生必定顺着四时来适应寒暑的气候，调和喜怒而安定起居，节制房事，调和刚柔。这样，虚邪贼风就不能侵袭人体，自然可以延长寿命，而不易衰老了。所以过分的恐惧忧思，就会损伤心神。这是因为从五行说，肾属水，心属火，恐惧为肾所主，水克火，故恐惧损伤心神。心神损伤就恐惧，恐惧则肾的藏精功能受伤而使阴精流失不止。悲哀过度会扰动损伤内脏，使气机竭绝，丧失生命。喜乐过度，会致喜极气散不能收藏。心主喜，但过度喜乐则会使心神涣散不藏。《内经》说："喜则气缓。"范进中举，因过喜而心神涣散，精神失常。牛皋活捉了金兀术也是喜极而亡。愁忧过度，就会使气机闭塞，不能流畅。林黛玉寄身大观园，内心凄苦忧伤，肺气不得宣畅，罹患肺痨而亡。大怒，就会使神志昏迷，失去常态。诸葛亮三气周瑜，气大伤身，尽人皆知。恐惧过度，就会由于精神动荡而精气不能收敛。《内经》："恐则气下。"突然受到惊吓而二便失禁，甚至暴亡者也不是没有的。

　　本节论述了情志过极对神的损伤所造成的精神症状以及生理病变，提示人们养神对于养生的重要意义。喜、怒、忧、思、悲、恐、惊七情，本来是人天赋的自然情感，是人生所不可或缺的。但是七情过度或者日久就会成为致病的病因甚至致人死亡。可见，七情为病还是相当严重的。如何避免七情的消极影响，关键在于加强道德修养。这也是道德养生的要义。人之所以长时间为消极情绪所困扰，根本原因是缺乏对人生、社会的正确认识。参透了人生的真谛，一切都可以化解。《周易》说："乐天知命，故不忧。"孔子说："六十而耳顺。"对于突发的惊恐之害的防范也在于平日的修心，使柔弱之心变得刚强。正如苏洵所云："泰山崩于前而色不变，麋鹿兴于左而目不瞬。"自心具有顽强的定力，泰山在我面前崩塌也面不改色，麋鹿在我面前舞蹈也不侧目。内心完全不为外物所动。

五脏神伤之证

心，怵惕思虑则伤神，神伤则恐惧自失，破䐃脱肉，毛悴色夭，死于冬。

脾，愁忧不解则伤意，意伤则悗乱^①，四肢不举，毛悴色夭，死于春。

肝，悲哀动中则伤魂，魂伤则狂忘不精，不精则不正，当人阴缩而挛筋，两胁骨不举，毛悴色夭，死于秋。

肺，喜乐无极则伤魄，魄伤则狂，狂者意不存人，皮革焦，毛悴色夭，死于夏。

肾，盛怒而不止则伤志，志伤则喜忘其前言，腰脊不可以俯仰屈伸，毛悴色夭，死于季夏。

恐惧而不解则伤精，精伤则骨痠痿厥，精时自下。是故五脏主藏精者也，不可伤，伤则失守而阴虚，阴虚则无气，无气则死矣。是故用针者，察观病人之态，以知精神魂魄之存亡，得失之意，五者以伤，针不可以治之也。

【注释】

① 悗（mán）乱：胸膈苦闷。悗，闷也；乱，烦乱。

【细读】

心过度恐惧忧思，就会伤神，神伤，就会时时恐惧不能自控，时间久了，肌肉消瘦，毛发憔悴，面色异常，死在冬季。心属火，盛于夏，衰于冬，故死于冬。脾过度忧愁不能解除，就会伤意，意伤，就会苦闷烦乱，手足乏力，不能抬起来，进而毛发憔悴，面色异常，死在春季。肺属金，盛于秋，衰于春，故死于春。肝过度悲哀影响内脏，就会伤魂，魂伤，会出现精神紊乱症状，导致肝脏失去藏血作用，使人阴器萎缩，筋脉挛急，两胁不能舒张，进而毛发憔悴，面色异常，死在秋季。肝属木，盛于春，衰于秋，故死于秋。肺过度喜乐，就会伤魄，魄伤，会形成狂病，狂者思维混乱，不识旧人，皮肤枯槁，进而毛发憔悴，面色异常，死在夏季。肺属金，盛于秋，衰于夏，故死于夏。肾大怒不能遏止，就会伤志，志伤，就容易忘记自己说过的话，腰脊不能随意俯仰，进而毛发憔悴，面色异常，死在季夏。肾属水，盛于冬，衰于季夏，故死于季夏。过度恐惧而解除不了，就会伤精，精伤，就会发生骨节酸痛和痿厥，并常有遗精。所以五脏是主藏精气的，不可被损伤；伤了，就会使精气失守，形成阴虚，阴虚则阳气的化源断绝，离死就不远了。所以运用针刺的人，必定要观察病人的形态，以了解他的精、神、魂、魄等精神活动的旺盛或衰亡，如果五脏精气已经损伤，就不能用针刺治疗了。以上五节具体论述了情志过极对五脏的损伤所出现的精神症状以及引发的形体病变，并对病情严重的预测了死期。

五脏虚实之证

肝藏血，血舍魂 ①。肝气虚则恐，实则怒。脾藏营，营舍意。脾气虚则四肢不用，五脏不安，实则腹胀，经溲不利 ②。心藏脉，脉舍神。心气虚则悲，实则笑不休。肺藏气，气舍魄。肺气虚则鼻塞不利，少气；实则喘喝，胸盈仰息。肾藏精，精舍志，肾气虚则厥，实则胀，五脏不安。必审五脏之病形，以知其气之虚实，谨而调之也。

【注释】

① 血舍魂：舍，名词，房舍。作动词有住宿、寄居的含义。血舍魂，魂寄居在血中，意即魂的功能凭依于血。② 经溲不利：大小便不利。经，《甲乙经》作"泾"。《素问·调经论》王冰注："经，大便；溲，小便也。"

【细读】

本节论述了五脏所藏及五脏虚实的不同病变。肝脏贮藏血液，魂依附于血液。肝气虚，会恐惧；肝气盛，容易发怒。脾脏贮藏营气，意念依附于营气。脾气虚弱，会使四肢活动不灵，五脏不能调和；脾气壅实，会使腹部胀满，大小便不利。心藏神，神寄附于血脉中。心气虚，会悲伤；心气太盛，会笑而不止。肺藏气，魄依附于肺气中。肺气虚，会感到鼻塞，呼吸不便，气短；肺气壅实，会大喘，胸满，甚至仰面而喘。肾藏精，意志依附于精气。肾气虚，会手足厥冷，肾有实邪，会腹胀，并连及五脏不能安和。因此说：治病必须审察五脏病的症状，以了解元气的虚实，从而谨慎地加以调治。

终始第九

明知《终始》

凡刺之道，毕于《终始》。明知《终始》，五脏为纪[1]，阴阳定矣。阴者主脏，阳者主腑。阳受气于四末，阴受气于五脏[2]。故泻者迎之，补者随之。知迎知随，气可令和。和气之方，必通阴阳。五脏为阴，六腑为阳。传之后世，以血为盟[3]。敬之者昌，慢之者亡。无道行私，必得天殃[4]。

【注释】

①五藏为纪：纪，总要。意谓《终始》的内容，以五脏为纲领。②"阳受气"两句：马元台："阳在外，受气于四肢；阴在内，受气于五脏。"四末，即四肢。末是树梢，相对的本是树根。类比于人体，则躯干为本，四肢为末，故中医称四肢为四末。③以血为盟：是古人盟誓时一种极其郑重的仪式。即宰杀牲畜取血，由参加会盟的人共同吸饮或涂于口旁，以此表示决不背信弃约。④无道行私，必得天殃：张景岳："不明至道，而强不知以为知，即无道行私也。"天殃，夭折死亡的祸害。

【细读】

本节论述了终始与五脏、阴阳的关系。指出明了《终始》之道对于针刺治疗的重要意义。要求医家在以血为盟之后，谨遵奉行。大凡针刺的道理，全在《终始》篇里。明确了解终始的意义，就可以确定阴经、阳经的关系。阴经是与五脏相通，阳经是与六腑相通。阳经承受四肢的脉气，阴经承受五脏的脉气。所以泻法是迎而夺之，补法是随而济之。《灵枢·小针解》说"迎而夺之者，泻也。追而济之者，补也"。迎而夺之是逆着经气运行方向进针，采用比较强烈的手法，以达到泻除邪气的目的；而追而济之是顺着经气运行方向，采用比较柔和的手法，以达到补益经气不足的目的。知道迎随补泻的方法，可以使脉气调和。而调和脉气的关键，必定要明白阴阳的规律。五脏在内为阴，六腑在外为阳。要将刺法流传于后世，必须严肃认真地对待，如同"以血为盟"一样。重视此法会使它发扬光大，忽视此法能使其散失消亡。如果不懂装懂，一定会危害人的生命。

"以血为盟"也就是"割臂歃血"，是古代中医传授重要医方时的神圣仪式。通过这种仪式表明所传医道的神圣性，接受者也必须以诚敬之心来接受并认真钻研，不辜负先师的希望。《灵枢·禁服》篇对此有比较详细的记载。

黄帝曰：善乎哉问也！此先师之所禁，坐私传之也，割臂歃血之盟也，子若欲得之，何不斋乎？雷公再拜而起曰：请闻命。于是也，乃斋宿二日而请曰：敢问今日正阳，细子愿以受盟。黄帝乃与俱入斋室，割臂歃血。黄帝亲祝曰：今日正阳，歃血传方，有敢背此言者，反受其殃。雷公再拜曰：细子受之。黄帝乃左握其手，右授之书，曰：慎之慎之，吾为子言之。

黄帝说：你问得很好！这正是先师再三告诫，不能传给那种不劳而获、专谋私利的人，所以要通过割臂歃血的盟誓，才能秘密地传授。你要想得到它，为什么不斋戒呢？

雷公拜了两拜，说：我愿遵照你说的去做。于是雷公很诚恳地斋戒独宿二天，又来请求说：今天正午时分，我愿受盟传方。黄帝和他一同进入斋室，举行割臂歃血的盟誓。黄帝亲自祝告说：今天正午时分，歃血为盟，传授医方，有敢违背今天誓言的，必遭受祸殃。

雷公再拜说：我愿接受盟戒。黄帝左手握住雷公的手，右手将书授予雷公，并说：慎重啊慎重！我现在给你讲解其中的道理。

平人与少气者

谨奉天道，请言终始！终始者，经脉为纪。持其脉口人迎，以知阴阳，有余不足，平与不平。天道毕矣。所谓平人者不病。不病者，脉口人迎应四时也，上下相应而俱往来也，六经之脉不结动也，本末之寒温之相守司也，形肉血气必相称也。是谓平人。少气者，脉口人迎俱少而不称尺寸也。如是者，则阴阳俱不足。补阳则阴竭，泻阴则阳脱。如是者，可将以甘药①，不可饮以至剂②。如是者，弗灸。不已者，因而泻之，则五脏气坏矣。

【注释】

①将：将养，调养。甘药，甘味药。甘药性情和缓，具有补益作用，甘药指补药。②至剂：药性峻猛的泻药。

【细读】

本节论述了终始范畴用于脉诊以判断健康与疾病的指导意义。慎重地遵循天地阴阳变化规律，让我谈谈针刺的终始意义吧！所谓终始，是以十二经脉作为纲领，从脉口、人迎两部的脉象了解阴经、阳经的脉象是实是虚，上下之脉是相应平衡还是不平衡。这样，阴阳变化就大致掌握了。所谓平人，就是没有病的人，无病人的脉口和人迎的脉象是和四时相应的；脉口、人迎互相呼应，往来不息；六经之脉搏动不止；人体上下内外，在寒温不同的环境里能够保持平衡；形肉和血气也能够协调一致。这就是没有病的人。气虚的人，脉口、人迎的脉象细小，而尺肤和脉象不相称。像这样，就是阴阳都不足的病证。补阳就会使阴气衰竭，泻阴就会使阳气亡脱。这样的病人，只可以用缓剂补养，不能用峻猛的药物攻泻。这种病证也不能用灸法。因为病未愈，而用泻法，那就会败坏五脏真气。

本节讨论了"平人"与"少气者"即健康人与体虚病人的概念。在古代中医学里，还没有"健康"这个概念，健康的人称为"平人"。中医学认为"平人"是没有病的人，但"平人"并不仅仅是没有外在的疾病症状，而且其内在的生命活动过程以及与自然界的关系是平衡和谐的，所以称为"平人"。脉口、人迎的搏动与四时相应，是生命活动顺应自然界运动规律的表现。上下脉象的搏动相应，而能相互往来；六经之脉的搏动没有异常；周身的寒温，相调适；形肉与血气相称。这些是自身生理活动统一平衡的表现。只有如此才能称为平人。而"少气者"的病人则表现为自身生理活动平衡的失调，如脉口、人迎的脉象细小，而尺肤和脉象不相称。"平人"与"少气者"概念的确定为养生和治疗确立了标准。

凡刺之法，必察形气

凡刺之法，必察其形气。形肉未脱，少气而脉又躁，躁疾者，必为缪刺^①之。散气可收，聚气可布^②。深居静处，占神往来；闭户塞牖，魂魄不散。专意一神，精气之分，毋闻人声，以收其精，必一其神，令志在针。浅而留之，微而浮之，以移其神，气至乃休。男内女外，坚拒勿出，谨守勿内，是谓得气。

【注释】

① 缪（jiū）刺：即病在左，取之右，病在右而取之左的针刺方法。缪与谬都从"翏"。谬，是谬误；缪，有交错之意。缪刺即交叉针刺。② 散气可收，聚气可布：杨上善："缪刺之益，正气散而收聚，邪气聚而可散也。"

【细读】

大凡针刺的法则，必须诊察患者的形气。形肉虽然不显消瘦，但是气短，脉又躁动而快，出现了躁而且快的脉象，就应当采用缪刺法。使耗散的真气可以收住，积聚的邪气可以散去。在针刺时，医生就好像深居静处，只与神往来；又像闭户塞窗，意识不乱。念头单纯，心神一贯，精气不分，听不到旁人的声音，从而使精神内守，专一地集中在针刺上。浅刺留针，或微捻提针，以转移病人的精神紧张，直到针下得气为止。针刺之时，男子浅刺候气于外，女子深刺候气于内。使正气坚守于内而不外泄，严防邪气不使之侵入体内，这叫作得气。

本节论述了诊察形气对于刺法的意义，特别是调整好医家之神，对病人之神发生积极影响，从而使针刺获得最佳的效果。精神内守，心平气和的调神方法也是养生的重要方法，本节的具体论述对养神也颇具启迪。"神"是中医学里十分重要的概念，无论是诊察还是治疗，无论是病人还是医家，无论治病还是养生，都离不开"神"，都以"调神""治神""养神"为中心。

营卫生会第十八

营卫来源于水谷，生成于脾胃，分为两条道路：清纯的为营气，行于脉中；慓悍的为卫气，行于脉外。一昼夜之间，两者各行于阳二十五周次，行于阴亦二十五周次，当黎明与日落的时候，交相出入，至半夜大会于手太阴。由于本篇主要论述营卫的生成和会合，故命名为《营卫生会》。本书仅细读论营卫生成及其与睡眠关系的部分内容。

营卫之气的生会

黄帝问于岐伯曰：人焉受气？阴阳焉会？何气为营？何气为卫？营安从生？卫于焉会？老壮不同气，阴阳异位，愿闻其会。岐伯答曰：人受气于谷。谷入于胃，以传于肺，五脏六腑，皆以受气。其清者为营，浊者为卫。营在脉中，卫在脉外。营周不休，五十而复大会。阴阳相贯，如环无端。卫气行于阴二十五度，行于阳二十五度，分为昼夜。故气至阳而起，至阴而止。故曰：日中而阳陇为重阳，夜半而阴陇为重阴。故太阴主内，太阳主外。各行二十五度，分为昼夜。夜半为阴陇①，夜半后而为阴衰，平旦阴尽，而阳受气矣。日中为阳陇，日西而阳衰。日入阳尽，而阴受气矣。夜半而大会，万民皆卧，命曰合阴。平旦阴尽而阳受气。如是无已，与天地同纪。

【注释】

①陇（lǒng）：通"隆"，盛的意思。

【细读】

本节论述了营卫之气的概念、生成及运行规律。黄帝问岐伯说：人从哪里禀受精气？阴和阳在哪里会合？什么叫作营气？什么叫作卫气？营卫之气是从哪里产生的？营卫之气在哪里会合？老年人和壮年人精气的盛衰不同，昼夜气行的位置各异，我希望听听会合的道理。岐伯回答说：人的精气，来源于饮食。当饮食入胃，它的精微就传到肺脏，五脏六腑都因此接受了营养。其中清的称为营气，浊的称为卫气。张景岳说："谷气出于胃，而气有清浊之分。清者，水谷之精气也；浊者，水谷之悍气也。诸家以上下焦言清浊者皆非。清者属阴，其性精专，故化生血脉，而周行于经隧之中，是为营气；浊者属阳，其性慓疾滑利，故不循经络，而直达肌表，充实于皮毛分肉之间，是为卫气。"

这是说，饮食的谷气从胃中出来后分为清与浊两部分。清的是水谷中的精气；浊的是水谷中的悍气。各家从上焦、下焦的不同部位论清与浊都是错误的。清的属阴，其性质精微专一，所以能化生血脉，运行在经脉之中，这就是营气；浊的属阳，其性质滑利运行速度快，所以不能循行经络，而是直接运达肌肤体表，充实在皮毛分肉之间，这就是卫气。

营气运行于脉中，卫气运行于脉外。在周身运行不休，营卫各运行五十周次又会合。阴阳相互贯通，如同玉环的圆周一样没有开头。卫气运行于阴分二十五周次，又运行于阳分二十五周次，昼夜各半。所以卫气的循行，从属阳的头部起始，到手足阴经为止。所以说：卫气运行于阳经，中午阳气最盛，称为重阳；夜半运行于阴经，阴气最盛，称为重阴，太阴主管人体内部，太阳主管人体外部。营气卫气在其中各运行二十五周次，都是以昼夜来划分的。半夜是阴气最盛的时候，夜半以后阴气逐渐衰退，黎明阴气衰退而阳气继起。中午阳气最盛，日落而阳气衰退。当日入黄昏，阳气已尽而阴气继起。到夜半，营卫之气开始会合，这时人们都在睡眠，这叫合阴。到黎明阴气衰尽，而阳气又继起了。如此循行不止，和自然界日月运行的规律一致。

老人之不夜瞑，少壮之人不昼瞑

黄帝曰：老人之不夜瞑者，何气使然？少壮之人不昼瞑者，何气使然？岐伯答曰：壮者之气血盛，其肌肉滑，气道通，营卫之行，不失其常，故昼精①而夜瞑。老者之气血衰，其肌肉枯，气道涩，五脏之气相搏，其营气衰少而卫气内伐②，故昼不精，夜不瞑。

【注释】

①精：此指神清气爽，精神饱满。②伐：衰败。

【细读】

黄帝说：老人往往夜里入睡困难，是什么气使他这样的呢？青壮年白天往往不睡觉，是什么气使他这样的呢？岐伯回答说：壮年人的气血充盛，肌肉滑润，气道通畅，营气卫气的运行不失常规，所以白天神气清爽，夜里睡得香。老人的气血衰退，肌肉消瘦，气道涩滞，五脏之气不相协调，营气衰少，卫气内乏，所以白天神不清爽，夜里也不易入睡。

本节论述了老人"不夜瞑"（失眠）和青壮年"昼精夜瞑"的机理。中医学认为睡眠与清醒和营卫之气的循行有关。卫气昼行于阳，夜行于阴。行于阳则精（清醒），行于阴则瞑（睡眠）。青壮年营卫之气运行正常，所以依照自然规律"昼精夜瞑"，而老人由于生理机能衰退，所谓"气血衰，其肌肉枯，气道涩，五脏之气相搏"，而致营卫运行失常，特别是卫气不能按时出阴入阳，出阳入阴，而致夜晚睡眠困难，同时白天精神也不清醒。这是营卫阴阳错乱导致的。

青壮年营卫之气的循行完全依照阴阳的规律，所以"昼精夜瞑"，阴阳分明；而老人营卫之气的循行已经不能完全依照阴阳的规律，所以"昼不精，夜不瞑"，阴阳混淆。当然，老人的这种情况还有程度的差异，轻微的问题，注意调整，问题不大；严重的，就会危及健康甚至生命了，需要及时治疗。另外，中医认为睡眠还与阴跷、阳跷二脉有关，因为这二脉交会于目锐眦。"阴跷阳跷，阴阳相交，阳入阴，阴出阳，交于目锐眦。阳气盛则瞋目，阴气盛则瞑目。"（《灵枢·寒热病》）

「决」的本意是打开缺口，引导水流，这里是分析、辨别的意思。本篇以「一气」分为精、气、津、液、血、脉六气，并从它们各自的生理功能和病变特征上进行了论述，故以《决气》名篇。最后所说「五谷与胃为大海」是说水谷精微与脾胃消化吸收，乃是六气化生的源泉。

六气之辨

黄帝曰：余闻人有精、气、津、液、血、脉，余意以为一气耳，乃辨为六名，余不知其所以然。岐伯曰：两神相搏①，合而成形，常先身生，是谓精。何谓气？岐伯曰：上焦开发，宣五谷味②，熏肤，充身、泽毛，若雾露之溉，是谓气。何谓津？岐伯曰：腠理发泄，汗出溱溱③，是谓津。何谓液？岐伯曰：谷入气满，淖泽注于骨，骨属屈伸。泄泽④，补益脑髓，皮肤润泽，是谓液。何谓血？岐伯曰：中焦受气取汁，变化而赤，是谓血。何谓脉？岐伯曰：雍遏⑤营气，令无所避，是谓脉。

【注释】

①两神相搏：张景岳："两神，阴阳也。搏，交也。"指男女交媾。②宣五谷味：将五谷所化生的精微布散到周身。宣，布散。③溱溱（zhēn）：汗出貌。溱，有众多之意，人出汗时汗珠滚滚，故以溱溱形容出汗。④泽：渗出而滋润。⑤雍遏：雍，通"壅"，壅堵。遏，遏制，限制。张景岳："雍遏者，堤防之谓，犹道路之有封疆，江河之有涯岸。俾营气无所回避，而必行其中者，是谓脉。"

【细读】

本节阐释了精、气、津、液、血、脉的概念。黄帝说：我听说人身有精、气、津、液、血、脉，我本来以为它是一气，现在却分为六种名称，我不知道为什么要这样分？岐伯说：男女交媾，合和而凝结成新的生命个体，这种产生形体的物质在形体之先，叫作精。什么叫作气呢？岐伯说：从上焦开发，发散五谷精微，温和皮肤，充实形体，润泽毛发，像雾露滋润草木一样，叫作气。什么叫作津呢？岐伯说：腠理发泄，出的汗很多，叫作津。什么叫作液呢？岐伯说：谷物入胃，气充满全身，湿润的汁液渗到骨髓，使骨骼关节屈伸自如。渗出的部分，在内补益脑髓，在外润泽皮肤，叫作液。什么叫作血呢？岐伯说：中焦脾胃纳受食物，吸收汁液的精微，经过变化而成红色的液质，叫作血。什么叫作脉呢？岐伯说：像设堤防一样限制着气血，使它无所回避和妄行，叫作脉。

六气之脱与贵贱

黄帝曰：六气者，有余不足，气之多少，脑髓之虚实，血脉之清浊，何以知之？岐伯曰：精脱者，耳聋①；气脱者，目不明②；津脱者，腠理开，汗大泄③；液脱者，骨属屈伸不利，色夭，脑髓消，胫酸，耳数鸣；血脱者，色白，夭然不泽；脉脱者，其脉空虚。此其候也。黄帝曰：六气者，贵贱何如？岐伯曰：六气者，各有部主④也，其贵贱善恶，可为常主，然五谷与胃为大海也。

【注释】

①精脱者，耳聋：肾藏精，开窍于耳，所以精脱则耳聋。②气脱者，目不明：张志聪："目之精明五色，气之华也，故气脱者目不明。"③津脱者，腠理开，汗大泄：汗为阳津，腠理疏泄而不能固密，则大汗不止。④各有部主：张景岳："部主，谓各部所主也。如肾主精，肺主气，脾主津液，肝主血，心主脉也。"

【细读】

本节论述了精、气、津、液、血、脉六气虚脱的病变，及六气作用的主次。黄帝说：六气在人体的有余不足，如精气的多少，津液的虚实，血脉的清浊，怎样才知道呢？岐伯说：精虚的，会耳聋；气虚的，会目不明；津虚的，会腠理开，大量出汗；液虚的，会骨节屈伸不利，面色无华，脑髓不充，小腿发痠，常耳鸣；血虚的，肤色苍白，晦暗无光；脉虚的，脉象空虚无神。这就是六气有余不足的主要表现。黄帝问道：六气的主次是怎样的呢？岐伯说：六气各有它所主的脏器，肾主精，肺主气，脾主津液，肝主血，心主脉。其主次主要是从它们发挥的作用来划分的。但六气都是以五谷和脾胃作为资生的源泉。

本篇从所受饮食物「质」的区别，分析其所化生的精气有清有浊，并根据经脉的属性，说明阴经中是清气，阳经中是浊气。但进一步分析，清中还有清浊，浊中也有清浊。如果清浊混淆，上下异位，便会形成乱气致病。篇中以阴阳经与清浊气为主题，故名为《阴阳清浊》。

血气如一则无乱

黄帝曰：余闻十二经脉，以应十二经水 ① 者。其五色各异，清浊不同，人之血气若之，应之奈何？岐伯曰：人之血气，苟能若一，则天下为一矣，恶有乱者乎。黄帝曰：余问一人，非问天下之众。岐伯曰：夫一人者，亦有乱气，天下之众，亦有乱人，其合为一耳。

【注释】

① 十二经水：地上的十二大河流，包括清、渭、海、湖、汝、渑、淮、漯、江、河、济、漳等十二水。张景岳说："经水者，受水而行于地也。人之五脏者，所以藏精神魂魄者也。六腑者，所以受水谷，化其精微之气，而布扬于内外者也。经脉犹如江河也，血犹水也，江河受水而经营于天下，经脉受血而运行于周身，合经水之道以施治，则其源流远近，固自不同，而刺之浅深，灸之壮数，亦当有所辨也。"

【细读】

本节论述了血气循行如一是健康的前提。黄帝说：我听说人体的十二经脉，和地上的十二经水相应。那十二经水五色不同，清浊也不同，而人体的血气如一，说它和十二经水相应，是怎么回事呢？岐伯说：人体的血气，如果能够如一，那么，天下的一切，就都可以为一，怎么会发生混乱呢？黄帝说：我问的是一个人的经脉血气，不是问天下众人的事情。岐伯说：在一个人身体内有乱气，天下的众人，也有乱气，道理是一个。

人气之清浊

黄帝曰：愿闻人气之清浊。岐伯曰：受谷者浊，受气者清①。清者注阴，浊者注阳。浊而清者，上出于咽；清而浊者，则下行。清浊相干，命曰乱气。黄帝曰：夫阴清而阳浊，浊者有清，清者有浊，清浊别之奈何？岐伯曰：气之大别，清者上注于肺，浊者下走于胃。胃之清气，上出于口，肺之浊气，下注于经，内积于海。黄帝曰：诸阳皆浊，何阳浊甚乎？岐伯曰：手太阳独受阳之浊，手太阴独受阴之清。其清者上走空窍，其浊者下行诸经。诸阳皆清，足太阴独受其浊。

【注释】

① 受谷者浊，受气者清：接受饮食物所化生的稠厚精气称"浊"，稀薄精气称"清"。另外，张景岳认为浊气指谷气，清气指天气。

【细读】

黄帝说：我希望听听人体内的清气和浊气。岐伯说：人吃的谷物是浊气，吸的空气是清气。清气注入阴，浊气注入阳。由水谷浊气化生的清气，上出于咽喉；在清气内的浊气则下行。若清浊升降失常，互相干扰，就叫乱气。黄帝说：阴清阳浊，浊中有清气，清中有浊气，清气、浊气怎样区别呢？岐伯说：气的大致区别是：清气向上注入肺脏，浊气向下流入胃腑。胃中化生的清气，上出于口；肺中所含的浊气，向下注入经脉，在内积聚在气海中。黄帝说：诸阳经都是浊气所在，哪个阳经浊气最多呢？岐伯说：手太阳小肠接受的浊气最多，手太阴肺接受的清气最多。清气上走于孔窍，浊气下行于各经脉。五脏受纳的都是清气，只有足太阴脾接受胃中之浊气。

本节首先论述了人气有清浊，清浊各走其道，不得相干，相干则清浊升降失常，气乱为病。其次论述了阴阳清浊的大致分别。最后论述了手太阳独受阳之浊，手太阴独受阴之清，及足太阴独受其浊。本节从总体上阐明了清气在阴经在五脏，浊气在阳经在六腑，阴阳清浊各走其道。但另一方面，阴阳清浊之间并非完全隔绝，又是相互关联的。阴阳清浊之气的分别是清气向上注入肺脏，浊气向下流入胃腑，而足太阴脾则接受胃中之浊气。脾将浊气中的清气上输于肺。脾是清浊转化分别的枢纽，是连接阴阳的关键。

清浊之治

黄帝曰：治之奈何？岐伯曰：清者其气滑，浊者其气涩，此气之常也。故刺阴者，深而留之；刺阳者，浅而疾之；清浊相干者，以数调之也。

【细读】

本节论述了清浊之气的调治。黄帝问道：清浊之气，应怎样调治呢？岐伯说：清气滑利，浊气涩滞，这是气的正常情况。因此，针刺阴脏的病，深刺而留针；针刺阳腑的病，浅刺而快出针；如果清浊之气互相干扰，根据情况，进行调治。气的清浊性质之异决定了其功用的滑涩之不同，由此就决定了针刺手法的差异。清气滑利迅疾，所以刺六腑之病，宜浅刺而疾出针；浊气涩滞迟缓，所以刺五脏之病宜，宜深刺而久留针。

本篇主要讨论疾病和体质的关系。

文中列举了风、痹、消瘅、寒热、积聚五种病证患者的不同体质类型及其发病机制，并以刀斧伐木的五种变化情况做比喻，来说明内因、外因之间的关系。

发病的内因在于「骨节皮肤腠理之不坚固」，因而外邪易于侵入，提示人们积极养生，以使骨节坚固、腠理致密，邪不得入。篇末有「五变之纪」作为结束语，实即以「五变」为论述的纲要，故以《五变》名篇。本篇名言：「犯者得之，避者无殆」。

犯者得之，避者无殆

黄帝问于少俞①曰：余闻百疾之始期也，必生于风雨寒暑，循毫毛而入腠理。或复还，或留止，或为风肿汗出，或为消瘅②，或为寒热，或为留痹，或为积聚。奇邪淫溢，不可胜数，愿闻其故。夫同时得病，或病此，或病彼，意者天之为人生风乎，何其异也？少俞曰：夫天之生风者，非以私百姓也。其行公平正直，犯者得之，避者得无殆，非求人而人自犯之。

【注释】

①少俞：上古时代传说中医家，尤其精通针灸之术。据传是俞跗之弟、黄帝之臣。②消瘅（dān）：即今之糖尿病。

【细读】

本节阐明疾病的由来在于养生不慎，触犯外邪。黄帝问少俞说：我听说各种疾病开始时，必定由风雨寒暑外感引起，邪气沿着毫毛而进入腠理。或从体表复出，或留止体内，或形成风肿而出汗，或发为消瘅，或寒热往来，或成为久痹，或形成积聚。不正的邪气散漫于体内，以致病证难以尽数，希望听听其中的缘故。至于同时得病，有的生这种病，有的生那种病，我认为是自然界气候对人的影响不同，否则，为什么发生的病变各不相同呢？少俞说：自然界发生的风，不会偏私某个人，它普遍吹动，公平正直，触犯它、就会得病；避开它，就没有危险。不是风邪找人，是人自己去触犯它，才生病的。

我们知道在哲学上内外因的辩证关系。内因是事物变化的根据，外因是事物变化的条件，外因通过内因而起作用。疾病的发生从根本上说也不外乎内因和外因两个方面。人生活在天地之间，其面对的自然环境（外因）是一样的，为什么有人生病，有人不生病？中医学很早就发现和注意到了这个问题。古人认为发病与否并不在于外部自然环境的变化而是由于自身养生不当造成的。这是非常了不起，甚至可以说是非常伟大的思想。

中医学认为，人在疾病的发生过程中负有重要的责任。所以，与把医学看成纯然科学事业的现代医学不同，中医学认为医学并不是纯粹的自然科学，疾病也不是与人无关的自然事件，人的社会属性是医学研究的应有议题。中医学之所以强调养生学在医学中的首要的和基础的地位，就是因为中医学深深地认识到疾病的发生虽然有内外诸多复杂因素的参与，但除了少数先天性疾病之外，归根结底是人事失养造成的。

每个人既然是疾病发生的根本原因，也就是治愈疾病的关键因素。因为"解铃还须系铃人"。因此，中医学非常重视病人在疾病治疗中的主体作用。提出了"病为本，工为标。标本不得，邪气不服"的思想。这不是中医的无能和推诿，而是事情的本来面目。包括医生在内的人并不是天地万物的创造者，而人本身却是天地的创造物。人虽然有万物不具有的灵性，但人终究不能创造生命，而只能认识天道，顺应天道，辅助自然。这是人力的极限。除此之外，都是虚妄的，都要受到自然的惩罚。因此，人能做的就是认识自然规律，顺应自然规律，运用自然规律，来为人的健康和幸福生活服务。

病异之故

黄帝曰：一时遇风，同时得病，其病各异，愿闻其故。少俞曰：善乎哉问！请论以比匠人。匠人磨斧斤 ①，砺刀削，斫 ② 材木。木之阴阳，尚有坚脆。坚者不入，脆者皮弛。至其交节，而缺斤斧焉 ③。夫一木之中，坚脆不同。坚者则刚，脆者易伤。况其材木之不同，皮之厚薄，汁之多少，而各异耶。夫木之早花先生叶者，遇春霜烈风，则花落而叶萎。久曝大旱，则脆木薄皮者，枝条汁少而叶萎。久阴淫雨，则薄皮多汁者，皮渍而漉 ④。卒风暴起，则刚脆之木，枝折杌 ⑤ 伤。秋霜疾风，则刚脆之木，根摇而叶落。凡此五者，各有所伤，况于人乎。黄帝曰：以人应木奈何？少俞答曰：木之所伤也，皆伤其枝。枝之刚脆而坚，未成伤也。人之有常病也，亦因其骨节皮肤腠理之不坚固者，邪之所舍也，故常为病也。

【注释】

①斧斤：刀斧。斤的古文写法就是斧子的形象。这是"斤"的本意，重量单位的"斤"是假借字。斧，从斤，从父，可能是大斧之意。②斫（zhuó）：砍。③缺：动词，使……缺少。意思是坚硬之结使刀斧崩坏缺少。④漉（lù）：湿。⑤杌（wù）：张景岳："木之无枝者也。"这里与"枝"相对，此指树干。

【细读】

黄帝说：同一时候遇到风邪，又同时得了病，可是病情不一样，希望听一下其中的原因。少俞说：问得很好啊！让我拿匠人来比喻吧。匠人磨斧、磨刀，砍削木材。树木的阴面阳面，有坚硬与脆薄的区别。坚硬之处不易砍入，脆薄之地容易裂开，遇到结节，能够损坏刀斧。就木材来说，坚脆不一样，坚硬的就强，脆薄的易折。何况木材种类不同，外皮的厚薄，内含汁液的多少，也各不相同呢！像那早开花先生叶的，遇到春天的寒霜与烈风，就会花落而叶萎。或久经暴晒，大旱，脆弱皮薄的木材，枝条中含的水分少了，而致树叶枯萎。或久经阴天，阴雨连绵，木材薄皮而多含水分的，就会树皮溃烂渗水。或遭到狂风暴起，就会使刚脆的树木、树枝折断，树干损伤。或遇到秋霜疾风，就会使刚脆的树木、树根摇动，树叶零落。以上这五种木材的情况，分别有不同的伤损，何况人呢？黄帝说：将人和树木相比，是怎样的？少俞回答说：树木所受的损伤，都是树枝受伤。如果树枝刚实坚硬，就未必受到损伤。人经常有病，也是因为它的骨节皮肤腠理不坚固，往往是病邪所留止的地方，所以经常有病。

本节以匠人的刀斧与木材的关系来比喻外邪与发病的关系。刀斧虽然磨砺得非常锋利，但遇到刚硬的木材还是容易崩坏缺损，而遇到脆弱的木材就很容易砍伐。说明外邪侵袭人体，发病与否取决于人体质的强弱。文中又详列了木之坚脆、皮之厚薄、汁之多少对树木抵御恶劣气候能力的影响，说明不同体质的人为邪气所伤会形成不同的疾病。"正气存内，邪不可干"，保养好身体是抗御一切疾病的法宝。不要企图在既病之后，仰赖医药。否则只能如张仲景所云："钦望巫祝，告穷归天，束手受败。"仰望巫师祝卜的祷告，当他们也无能为力时，就只有接受死亡的命运了。

本脏第四十七

本，动词，探求本源之意，「本脏」的字面意思就是探求五脏的本源。本篇首先概要指出了血气、精神、卫气、经脉、五脏、六腑的生理功能。其次，从小大、高下、坚脆、端正偏斜，长短、厚薄、结直、缓急方面详论了五脏六腑的形态特点及其与疾病发生的关系。认为脏腑六腑的大小形态位置结构与人体健康与否存在着直接的关系，而且不同形态结构的脏腑在体表对应有不同的形态结构。由此认为人的素体禀赋的强弱以五脏六腑为本，而在于人的体质的强弱。本文认为人体外在组织的脏腑的强弱，也是渊源于内在的脏腑。这是对于外邪的侵袭，而在于人的体质的强弱。这是对「邪之所凑，其气必虚」与「正气存内，邪不可干」的具体说明。基于对生理功能的这种认识，所以在发病时，可以「视其外应，以知其内脏，则知所病矣」，「有诸内，必形诸外」及「从外以知内」的基本观点的理论来源。可见脏腑是健康与疾病的根本，故以《本脏》名篇。

问血气精神无异而寿病不同之故

黄帝问于岐伯曰：人之血气精神者，所以奉生而周①于性命者也。经脉者，所以行血气而营阴阳，濡筋骨，利关节者也；卫气者，所以温分肉，充皮肤，肥腠理，司开阖②者也；志意者，所以御精神，收魂魄，适寒温，和喜怒者也。是故血和则经脉流行，营复阴阳，筋骨劲强，关节清利矣。卫气和则分肉解利，皮肤调柔，腠理致密矣。志意和则精神专直③，魂魄不散，悔怒不起，五脏不受邪矣。寒温和则六腑化谷，风痹不作，经脉通利，肢节得安矣。此人之常平也。五脏者，所以藏精神血气魂魄者也；六腑者，所以化水谷而行津液者也。此人之所以具受于天也，无愚智贤不肖，无以相倚④也。然有其独尽天寿，而无邪僻之病，百年不衰，虽犯风雨卒寒大暑，犹有弗能害也；有其不离屏蔽⑤室内，无怵惕之恐，然犹不免于病，何也？愿闻其故。

【注释】

①奉生：养生。周：循环，存续。②司开阖：主管皮肤腠理之开合。③精神专直：精神专一而正。《易传·系辞》："其静也专，其动也直。"④倚：异，不同。⑤屏蔽：屏风。

【细读】

黄帝问岐伯说：人体的血气精神，是养生而使性命存续的物质。人的经脉是运行血气，转输清浊之气，濡润筋骨，滑利关节的。人的卫气是温养肌肉，充养皮肤，肥盛腠理，管理皮肤腠理开合的。人的志意是驾驭精神，收聚魂魄，适应寒温变化，调节情绪的。所以血脉调和则经脉流行通畅，营养周身内外，筋骨强劲，关节滑利。卫气调和则分肉感到舒畅滑利，皮肤和柔，腠理致密。志意和顺则精神专一，魂魄不散漫，悔怒不妄起，五脏不受邪气侵袭。适应气候的寒温变化，则六腑能正常运化水谷，不致发生风痹，经脉畅通，四肢关节活动正常。这些都是人体平和协调的常态。五脏是储藏精神血气魂魄的；六腑是运化谷物而布散津液的。这些都是人禀受于自然的，不论愚智贤不肖，没有不同的。但有的人独享天赋之寿，没有发生过什么疾病，直到百岁，身体不衰，虽然遇到了风雨、暴冷、大暑的气候，也不能损害其健康；还有的人从不离开屏风、室内，也没遭到惊恐害怕的事，但仍然免不了生病，这是为什么？希望听一下其中的缘故。

本节论述了五脏六腑、血气精神、经脉卫气及意志的生理功能，并认为这些都是禀受于天然，人人相同的。可见，古代中医学已经认识到无论人的智力与德性等后天获得的品性有何差异，而人禀受于自然的先天生理功能则是完全一致的。但是具有同一生理功能的人，生活在同一天地之间，其寿夭病健却有很大不同，值得认真研究。

脏腑之异，寿病不同

岐伯对曰：窘乎哉问也！五脏者，所以参天地，副①阴阳，而连四时，化五节②者也。五脏者，固有大小、高下、坚脆、端正、偏倾者；六腑亦有小大、长短、厚薄、结直、缓急。凡此二十五者③，各不同，或善或恶，或吉或凶。请言其方。

【注释】

①副：本意为助理，此作配合、符合解。②化五节：张景岳："化五节者，应五行之节序而为之变化也。"也就是五脏各与五季（春、夏、长夏、秋、冬）的五行变化相应。③二十五者：指五脏各有大小、坚脆、高下、端正、偏倾等不同情况，合为二十五种。

【细读】

岐伯回答说：你问的问题很难回答啊！五脏，与天地相参，阴阳相配，与四时五季的变化相应。五脏本来有小大、高下、坚脆、端正、偏倾等不同；六腑也有小大、长短、厚薄、曲直、缓急等差异。这二十五种变化，各不相同，或善或恶，或吉或凶，请让我说说它的道理吧。

　　本节所论人或病或不病概与个人的身体素质密切相关。本文从五脏的大小、坚脆、高下、偏正，二十五种变化方面做了论述。鉴于原文内容复杂，且与养生内容关系不大，本书没有选录。说到身体素质，很多人以为是天生的，身体素质虽然有先天的因素，但更重要的是后天的调养。先天身体素质较好的人如果不注意保养，日久也会变得很差；反之，即使先天禀赋不足，注意后天调养，身体素质也会渐渐好转。这就是养生的意义所在。

天年，天赋之年，人应有的自然寿命。本篇从父精母血的合和开始，论述了人的生成，在于血气和、营卫通、五脏成以及神气舍心，魂魄毕具。并以十年为一个阶段论述了各个时期人的生理特点。随着气血的盛衰，人的生理机能表现出由稚嫩到盛壮再到衰弱的变化规律。详尽地揭示人的形成和生长衰老过程。重点论述了人的寿天，与血气的盛衰、脏器的强弱、皮肤致密、肌肉解利，以及营卫运行的不失其常等因素有关。因本篇论述了从出生到百岁整个生命过程中生理上、体态上、性格上的变化，从而说明防止衰老以及摄生防病的重要意义。故以《天年》名篇。

父母为基楯，得神者生

黄帝问于岐伯曰：愿闻人之始生，何气筑为基？何立而为楯？何失而死？何得而生？岐伯曰：以母为基，以父为楯。失神者死，得神者生也。黄帝曰：何者为神？岐伯曰：血气已和，荣卫已通，五脏已成，神气舍心①，魂魄毕具，乃成为人。

【注释】

① 神气舍心：即神气舍藏于心。舍，止，藏。

【细读】

黄帝问岐伯说：人在生命开始的时候，是以什么为基础，以什么作为外卫。失去什么就会死亡，得到什么才会生存呢？岐伯说：以母为基础，以父为外卫。没了神气就会死亡，有了神气才能生存。黄帝说：什么叫神呢？岐伯说：血气已经和调，荣卫已经通畅，五脏都已形成，神气潜藏于心，魂魄具备了，就成为人。

本节论述人的生成在于父精母血的和合，父精为生命之楯，母血为生命之基。生命的标志在于神，"得神者生"。所谓"以母为基，以父为楯（shǔn）"，是指人体胚胎的形成，全赖父母精气的结合而成。根据阴主内、阳主外的功能特性，古人认为阴血在内为基质，阳气在外为外卫，阴阳互根，从而促成了胚胎的生长发育，故曰以母为基，以父为楯。基，张景岳："基，址也。"就是基础，或基质。楯，就是栏槛。在此比喻捍卫的功能。《说文》段注："栏槛者，今之栏干是也，纵曰槛，横曰楯。"

寿夭不同之道

黄帝曰：人之寿夭各不同，或夭或寿，或卒死，或病久，愿闻其道。岐伯曰：五脏坚固，血脉和调。肌肉解利①，皮肤致密。营卫之行，不失其常。呼吸微徐②，气以度行。六腑化谷，津液布扬。各如其常，故能长久。黄帝曰：人之寿百岁而死，何以致之？岐伯曰：使道隧以长③，基墙高以方④。通调营卫，三部三里起⑤。骨高肉满，百岁乃得终。

【注释】

①肌肉解利：形容肌肉之间，气行滑顺通利而没有涩滞的现象。解，气行之道开放。②呼吸微徐：指气息调匀，不粗不疾。③使道隧以长：使道，一说指鼻孔，杨上善："使道谓是鼻空使气之道"；一说指人中沟，马元台："使道者，水沟也（俗云人中）。"使道隧以长，人中沟深而且长。④基墙高以方：有三说：一指明堂即鼻。基墙高大方正，为长寿的表现。如杨上善："鼻之明堂，墙基高大方正，为寿二也。"二指面之地部为基，即地阁部位，墙是指蕃蔽而言。高以方，是指高厚方正的意思。三是基墙指面部而言，骨骼为基，蕃蔽为墙。关于"基墙"之说，详见本书《寿夭刚柔》篇"寿夭之度"的"细读"部分。⑤三部三里起：一说指面部的上、中、下三停。起，是高起而不平陷的意思。马元台："面之三里，即三部也，皆已耸起。"三部即上中下三停。二说指身之上、中、下三部，三里指手足阳明之脉，皆起发而平等。张志聪："三部者，形身之上中下；三里者，手阳明之脉，皆起发而平等也。"

【细读】

本节论述了健康长寿的关键在于生理机能的协调正常。以及可以享百岁之寿的体表标志。黄帝说：人的年岁有长短各不相同，有的命短，有的寿长，有的突然死亡，有的患病日久，希望听到其中的道理。岐伯说：五脏形质坚固，血脉和顺协调。肌肉滑润，皮肤细密。营卫之气的运行，不背离常规。呼吸徐缓，经气循度而行。六腑消化谷物，津液布散周身。以上各方面，都能正常活动，寿命就能长久。黄帝说：人怎样才能寿活到百岁而死呢？岐伯说：长寿者的鼻孔深而长，鼻的部位，高大方正。营卫循行畅通无阻，面部的三停高起而不平陷，骨骼高起，肌肉丰满，这种健壮的形体，是能活到百岁的象征。

人生百岁，盛衰之变

黄帝曰：其气之盛衰，以至其死，可得闻乎？岐伯曰：人生十岁，五脏始定，血气已通，其气在下，故好走①。二十岁，血气始盛，肌肉方长，故好趋②。三十岁，五脏大定，肌肉坚固，血脉盛满，故好步③。四十岁，五脏六腑十二经脉，皆大盛以平定。腠理始疏，荣华颓落，发颇④斑白，平盛不摇，故好坐。五十岁，肝气始衰，肝叶始薄，胆汁始减，目始不明。六十岁，心气始衰，苦忧悲，血气懈惰，故好卧。七十岁，脾气虚，皮肤枯。八十岁，肺气衰，魄离，故言善误。九十岁，肾气焦，四脏经脉空虚。百岁，五脏皆虚，神气皆去，形骸独居而终矣。

【注释】

①走：跑跳。这是儿童的生理特点。②趋：快走。这是青年的生理特点。③步：步行。这是壮年的生理特点。④颇：当作"鬓"。

【细读】

本节论述了随着气的盛衰，从出生到百岁以十年为一个阶段的生理变化规律。提示人们有关注意根据不同时期的生理特点来养生。黄帝说：人体之气的盛衰变化，从幼年直到死亡，可以听听吗？岐伯说：人长到十岁，五脏才开始健全，血气已经通畅，这时他的经气，还在下肢，所以喜跑跳。到了二十岁，血气开始旺盛，肌肉正在发达，所以喜欢快走。到了三十岁，五脏完全健全，肌肉坚固，血脉盛满，所以喜欢缓行。到了四十岁，五脏六腑和十二经脉已发育很好，并且稳定。腠理开始稀疏，面部华色开始衰落，发鬓斑白，经气平定盛满至极，精力已经不太充足，所以喜好坐着。到了五十，肝气开始衰退，肝叶薄弱，胆汁逐渐减少，眼睛开始有视物不清的感觉。到了六十岁，心气开始衰退，经常有忧虑悲伤之苦，血气运行也缓慢了，所以喜欢躺卧。到了七十岁，脾气虚弱，皮肤干枯。到了八十岁，肺气衰退，魂魄离散，所以说话常常出错。到了九十岁，肾气焦竭，肝、心、脾、肺四脏和经脉都空虚了。到了百岁，五脏就都空了，神气也都没有了，这时就仅留下躯体而死亡了。

不能寿终之故

黄帝曰：其不能终寿而死者，何如？岐伯曰：其五脏皆不坚，使道不长。空外以张，喘息暴疾。又卑基墙，薄脉少血，其肉不石①。数中风寒，血气虚，脉不通。真邪相攻，乱而相引。故中寿而尽也。

【注释】

①石：通"实"，结实。

【细读】

本节论述了不能寿终正寝即"不能终寿而死者"的脏腑及身体特征和身患疾病时的症状表现。黄帝说：有人不能享尽天年就死了，是为什么？岐伯说：那是五脏都不坚实，人中不长。鼻孔向外张开，呼吸急速。鼻梁骨低，脉小血少，肌肉不坚实。屡受风寒，血气虚弱，经脉不通。正邪相攻，体内血气失常，引邪深入。所以中年就会死。

五味第五十六

五味入五脏之分别

黄帝曰：愿闻谷气有五味，其入五脏，分别奈何？伯高曰：胃者，五脏六腑之海也。水谷皆入于胃，五脏六腑皆禀气于胃。五味各走其所喜。谷味酸，先走肝；谷味苦，先走心；谷味甘，先走脾；谷味辛，先走肺；谷味咸，先走肾。谷气津液已行，营卫大通。乃化糟粕，以次传下。

【细读】

本节论述了五味入走五脏的规律。其规律是以五行的配属为根据的。即木肝酸，火心苦，土脾甘，金肺辛，水肾咸。黄帝说：希望听一下，谷气五味进入五脏后，是怎样分散转输的呢？伯高说：胃像是五脏六腑营养汇聚的大海。水谷都要进入胃中，因此，五脏六腑都从胃接受水谷的精微之气。饮食物的五味，分别进入它所喜爱之脏。味酸的先进入肝；味苦的，先进入心；味甘的，先进入脾；味辛的，先进入肺；味咸的，先进入肾。谷气化生的津液，已在体内运行，因而营卫通畅，其中废物就化为糟粕，随着二便由上而下地排出体外。

营卫之行

黄帝曰：营卫之行奈何？伯高曰：谷始入于胃，其精微者，先出于胃之两焦，以溉五脏。别出两行，营卫之道。其大气^①之抟而不行者，积于胸中，命曰气海。出于肺，循喉咽，故呼则出，吸则入。天地之精气^②，其大数常出三入一。故谷不入，半日则气衰，一日则气少矣。

【注释】

① 大气：指宗气。② 天地之精气：即天之阳气和地之精气。地之精气，主要是水谷精微之气。

【细读】

本节论述了营卫之气及宗气的生成、分布及功能。黄帝说：营卫的运行怎样呢？伯高说：水谷入胃后，所化生的精微部分，从胃输出后至中上二焦，经肺灌溉五脏。它在输布于全身时，分别为两条途径，其清纯部分化为营气，浊厚部分化为卫气，分别从脉内外的两条道路运行于周身。同时所产生的大气，则聚于胸中，称为气海。这种气自肺沿咽喉而出，呼则出，吸则入，保证人体正常呼吸运动。天地的精气，它在体内代谢的大概情况，是宗气、营卫和糟粕三方面输出，但另一方面又要从天地间吸入空气与食入饮食物，以补给全身营养的需要。所以半日不吃饭，就会感到气衰，一天不进饮食，就感到气少了。

关于出三入一：历代注家解释不同。马元台、张景岳认为是指谷食之气呼出三分，天地之气吸入一分而言。杨上善则说："气海之中，谷之精气，随呼吸出入也。人之呼也，谷之精气，三分出已；及其吸也，一分还入，即须资食，充其肠胃之虚，以接不还之气。"

意思是气海中的谷食之精气是随着呼吸出入的。在呼气时，谷食之精气出去三分；等到吸气时一分又回还气海，所以人需要不断饮食来补充肠胃之虚，接续呼出不再回还的气。杨上善的说法指出了饮食与呼吸之间气的变化关系。在他看来，人的生命活动依赖于气，也要消耗气，所以需要不断地通过饮食来补充。它们之间的数量关系是"出三入一"。

任谷庵说："五谷入于胃也，其糟粕津液宗气分为三隧，故其大数常出三入一。盖所入者谷，而所出者，乃化糟粕，以次传下；其津液溉五脏而生营卫；其宗气积于胸中，以司呼吸。其所出有三者之隧道，故谷不入半日则气衰，一日则气少矣。"

意思是五谷进入胃中之后，分为糟粕、津液、宗气三类，这就是所谓的"出三入一"的大致规律。因为进入胃中的是五谷，而从胃输出变化成的糟粕按次序传导到小肠、大肠而排出；其中的津液则灌溉五脏，输出营卫之气；其中的宗气积聚在胸中，主司呼吸。胃中五谷之气所输出的有三条途径，所以半日不食气就衰减，一日不食气就缺少了。任谷庵的理解，比较合乎经文的意思。

谷之五味

黄帝曰：谷之五味，可得闻乎？伯高曰：请尽言之。五谷：秔米 ① 甘，麻 ② 酸，大豆咸，麦苦，黄黍 ③ 辛。五果：枣甘，李酸，栗咸，杏苦，桃辛。五畜：牛甘，犬酸，猪咸，羊苦，鸡辛。五菜：葵 ④ 甘，韭酸，藿 ⑤ 咸，薤 ⑥ 苦，葱辛。

【注释】

① 秔（jīng）米：粳米。秔，"粳"的异体字。② 麻：芝麻。③ 黄黍：即黍米。④ 葵：冬葵。⑤ 藿：豆叶。⑥ 薤（xiè）：俗名野蒜，可食。

【细读】

本节论述了五谷、五果、五畜、五菜的五味归属。黄帝说：谷物的五味，可以听听吗？伯高说：我愿意详尽地说一下。在五谷里：秔米味甘，芝麻味酸，大豆味咸，小麦味苦，黄黍味辛。在五果里：枣味甘，李味酸，栗味咸，杏味苦，桃味辛。在五畜里：牛肉味甘，犬肉味酸，猪肉味咸，羊肉味苦，鸡肉味辛。在五菜里：葵菜味甘，韭菜味酸，豆叶味咸，薤白味苦，葱味辛。

五宜五禁

五色：黄色宜甘，青色宜酸，黑色宜咸，赤色宜苦，白色宜辛。凡此五者，各有所宜。

五宜：所言五宜者，脾病者，宜食粳米饭，牛肉枣葵；心病者，宜食麦，羊肉杏薤；肾病者，宜食大豆黄卷，猪肉栗藿；肝病者，宜食麻，犬肉李韭；肺病者，宜食黄黍，鸡肉桃葱。

五禁：肝病禁辛，心病禁咸，脾病禁酸，肾病禁甘，肺病禁苦。

【细读】

五种病色所宜之味：黄色适宜甜味，青色适宜酸味，黑色适宜咸味，红色适宜苦味，白色适宜辣味。大凡这五种病色各有适宜之味。五脏病所宜之食：所说的五宜是指脾病宜食粳米饭、大枣和冬葵；心病宜食麦食、羊肉、杏子和薤白；肾病宜食大豆黄卷、猪肉、栗子和藿叶；肝病宜食芝麻、狗肉、李子、韭菜；肺病宜食黄黍、鸡肉、桃子、葱。五脏病禁忌：肝病禁忌辣味，心病禁忌咸味，脾病禁忌酸味，肾病禁忌甜味，肺病禁忌苦味。

本节论述了根据五色确定适宜的五味，五脏病适宜的五谷、五果、五畜、五菜，以及五脏病的五味禁忌。提示病人在生活中应该注意不吃不利于自己病情的饮食，对于病人的养生有指导意义。

五脏宜食

肝色青，宜食甘，杭米饭、牛肉、枣、葵，皆甘。心色赤，宜食酸，犬肉、麻、李、韭，皆酸。脾色黄，宜食咸，大豆、豕肉、栗、藿，皆咸。肺色白，宜食苦，麦、羊肉、杏、薤，皆苦。肾色黑，宜食辛，黄黍、鸡肉、桃、葱，皆辛。

【细读】

肝主青色，宜食甜味，粳米饭、牛肉、大枣、冬葵都是甜味。心主红色，宜食酸味，狗肉、芝麻、李子、韭菜都是酸味。脾主黄色，宜食咸味，大豆、猪肉、栗子、藿叶都是咸味。肺主白色，宜食苦味，麦子、羊肉、杏子、薤白都是苦味。肾主黑色，宜食辣味，黄黍、鸡肉、桃子、大葱都是辣味。

本节论述了五脏主色以及适宜的五谷、五畜、五果、五菜。提示五脏病患者或者脏腑虚弱的人应该注意选择适宜的饮食来养生。

本篇主要论述五味与人体经络脏腑的关系及五味偏嗜太过所出现病理变化而引起的各种疾病，故名为《五味论》。本篇提示我们，饮食五味虽然是人体营养的源泉，但五味偏嗜，失去平衡也是伤生致病之由。因此，在生活中必须注意保持饮食营养的均衡，正如《素问·生气通天论》所云：「阴之所生，本在五味，阴之五宫，伤在五味。」

帝问五味过食，生病之故

黄帝问于少俞曰：五味入于口也，各有所走，各有所病。酸走筋，多食之，令人癃；咸走血，多食之，令人渴；辛走气，多食之，令人洞心；苦走骨，多食之，令人变呕；甘走肉，多食之，令人悗心。余知其然也，不知其何由，愿闻其故。

【细读】

本节论述了五味各有所走，及过食五味引发的病变。黄帝问少俞说：五味进入口中，各进入所喜的脏器，各有所发生的病变。酸味走筋，多食酸味，会使人小便不通。咸味走血，多食咸味，会使人发渴。辛味走气，多食辛味，会使人心闷。苦味走骨，多食苦味，会使人呕吐。甘味走肉，多食甘味，会使人心闷。我已知道五味食之过度，能发生这些病证，但不理解其中的道理，希望听到其中的缘故。

少俞论过食生病之理

少俞答曰：酸入于胃，其气涩以收，上之两焦①，弗能出入也。不出即留于胃中，胃中和温，则下注膀胱。膀胱之胞②薄以懦，得酸则缩绻，约而不通，水道不行，故癃。阴者，积筋之所终也^③，故酸入而走筋矣。

黄帝曰：咸走血，多食之，令人渴，何也？少俞曰：咸入于胃，其气上走中焦，注于脉，则血气走之。血与咸相得则凝，凝则胃中汁注之。注之则胃中竭，竭则咽路^④焦，故舌本干而善渴。血脉者，中焦之道也，故咸入而走血矣。

黄帝曰：辛走气，多食之，令人洞心，何也？少俞曰：辛入于胃，其气走于上焦，上焦者，受气而营诸阳者也。姜韭之气熏之，营卫之气不时受之，久留心下，故洞心。辛与气俱行，故辛入而与汗俱出。

黄帝曰：苦走骨，多食之，令人变呕，何也？少俞曰：苦入于胃，五谷之气，皆不能胜苦。苦入下脘，三焦之道皆闭而不通，故变呕。齿者，骨之所终也，故苦入而走骨，故入而复出，知其走骨也。

黄帝曰：甘走肉，多食之，令人悗心，何也？少俞曰：甘入于胃，其气弱小，不能上至于上焦，而与谷留于胃中者，令人柔润者也。胃柔则缓，缓则虫动，虫动则令人悗心。其气外通于肉，故甘走肉。

【注释】

①之：动词，行，走。两焦：即上中二焦。②胞：皮。③"阴者"两句：阴者，指前阴而言。积筋，即诸筋或宗筋。人的前阴，就是人身诸筋终聚之处。杨上善："人阴器，一身诸筋终聚之处。"张景岳："阴者，阴气也；积筋者，宗筋之所聚也。"④咽路：咽道。

【细读】

以上五节论述了"癃""渴""洞心""变呕""悗心"的形成机理，故篇名为《五味论》，而上篇无发病机理的论述，故称《五味》而不称"论"。

少俞回答说：酸味入胃以后，因气味涩滞，而有收敛作用，只能行于上中二焦，不能遍行出入。既然不出，就流于胃里，胃里温和，就向下渗注到膀胱。由于膀胱之皮薄而软，受到酸味，就会缩屈，使膀胱出口处约束不通，以致小便不畅，因此发生癃闭。人体的阴器，是周身诸筋终聚之处，所以酸味入胃而走肝经之筋。

黄帝说：咸味走血分，多食咸味，使人口渴，为什么？少俞说：咸味入胃以后，它所化之气向上走于中焦，再由中焦流注到血脉，与血相和。咸与血相和，脉就要凝涩，脉凝涩则胃的水液也要凝涩，胃的水液凝涩则胃里干竭，由于胃液干竭，咽路感到焦躁，因而舌干多渴。血脉是输送中焦精微于周身的道路，血亦出于中焦，咸味上行于中焦，所以咸入胃后，就走入血分。

黄帝说：辛味走气分，多食辛味，使人感觉如烟熏心，为什么？少俞说：辛味入胃以后，其气走向上焦，上焦有受纳饮食精气以运行腠理而卫外的功能，姜韭之气，熏至营卫，不时受到辛味的刺激，如久留在胃中，所以有如烟熏心的感觉。辛走卫气，与卫气同行，所以辛味入胃以后，就会和汗液发散出来。

黄帝说：苦味善走骨，多食令人呕吐，为什么？少俞说：苦入胃后，五谷之气味都不能胜过苦味。当苦味进入下脘后，三焦的气机阻闭不通，三焦不通，则入胃之水谷，不得通调而散，胃阳受到苦味的影响而功能失常，胃气上逆而变为呕吐。牙齿是属骨的部分，称骨之所终，苦味入胃后，走骨也走齿。因此，如已入胃的苦味而重复吐出，就可以知其已经走骨了。

黄帝说：甘味善走肌肉，多食则令人心中烦闷，为什么？少俞说：甘味入胃后，甘气柔弱而小，不能上达上焦，与饮食物一同留于胃中，所以胃气也柔润。胃柔则胃功能减弱，胃的功能减弱则肠中寄生虫乘机而动，虫动则使人心中闷乱。另外，由于甘味入脾，脾主肌肉，所以甘味外通于肌肉。

邪客第七十一

本篇从内容上看，可分为三个相对独立的部分。首先以邪气客人，使人发生不眠证，来说明卫气、营气、宗气的运行及生理作用，并提出了治疗失眠证的有效方剂。其次，用取类比象的方法，把人的身形肢节，与日月星辰、山川草木等相互比拟，说明了天人相应的道理。最后论述了手太阴、手厥阴之屈折循行及手少阴无输的道理和持针纵舍及针刺宜忌等。因以「邪气之客人」开篇，故以《邪客》名篇。

本书仅选注评析其中论失眠的部分。另外，《灵枢·口问》有与此相关的论『欠』（打哈欠）的内容，一并附于此。

论目不瞑之理

黄帝问于伯高曰：夫邪气之客人也，或令人目不瞑、不卧出①者，何气使然？伯高曰：五谷入于胃也，其糟粕、津液、宗气分为三隧②。故宗气积于胸中③，出于喉咙，以贯心脉，而行呼吸焉。营气者，泌其津液，注之于脉，化以为血，以荣四末，内注五脏六腑，以应刻数④焉。卫气者，出其悍气之慓疾，而先行于四末分肉皮肤之间，而不休者也。昼行于阳⑤，夜行于阴，常从足少阴之分间⑥，行于五脏六腑。今厥气客于五脏六腑，则卫气独卫其外，行于阳，不得入于阴。行于阳则阳气盛，阳气盛则阳跷满，不得入于阴，阴虚故目不瞑。

【注释】

①出：可能是衍文，但诸家未注。②三隧：张景岳："隧，道也。糟粕之道，出于下焦，津液之道，出于中焦，宗气之道，出于上焦。故分为三隧。"隧，本意为地下的通道。中医借指人体的各种通道。③胸中：此指膻中，为上气海。④以应刻数：古代把一昼夜分为一百刻，以计时。从明代以后才有二十四分法，一小时约四刻强。营气循行周身，一昼夜为五十周次，恰与百刻之数相应。可参见《灵枢·五十营》。⑤昼行于阳：卫气白天行于阳分，从足太阳膀胱经开始。⑥"夜行于阴"两句：卫气夜行于阴分，以足少阴肾经为起点。可参见《灵枢·卫气行》篇。

【细读】

黄帝问伯高说：邪气侵犯人体，有时使人不能闭目入睡安卧，是什么气造成的？

伯高说：饮食五谷进入胃中，它的糟粕、津液、宗气分为三条隧道。宗气积聚在胸中，上出喉咙，贯通心脉，而行呼吸。营气分泌津液，灌注到脉中，化为血液，向外营养四肢，向内灌注五脏六腑，循行于周身与昼夜百刻计数相应。卫气是水谷化生的慓悍之气，首先循行于四肢的分肉、皮肤之间，而不停息。白天出表，夜间入里，常以足少阴肾经为起点，循行于五脏六腑。如有邪气侵入五脏六腑，使得卫气只能行于阳分，而不得入于阴分。卫气只能循行于阳分，则阳气偏盛，阳气偏盛则使阳跷脉气充满，不得入于阴分，而致阴虚，所以不能闭目而眠。

本节首先论述了宗气、营气、卫气的生理功能，接着论述了"目不瞑"（失眠）的机理。卫气在正常情况下"昼行于阳，夜行于阴，常从足少阴之分间，行于五脏六腑"。由于"厥气客于五脏六腑"，使得"卫气独卫其外，行于阳，不得入于阴"。"行于阳则阳气盛，阳气盛则阳跷满，不得入于阴，阴虚故目不瞑"。可见，失眠的关键在于"阳跷满"而"阴虚"。失眠是临床上常见的疾病，失眠虽然没有可见的外在身体症状，但却给病人带来极大的痛苦，严重地影响病人的工作和生活。失眠的原因很多，如愤怒、抑郁等情志所伤；饮食不节；素体虚弱，心肾不交；思虑过度，劳伤心脾；心虚胆怯，心神不宁；等等。

由失眠给人带来的痛苦，我们可以反推，睡眠对于生命、对于养生具有何等重要的意义。人生三分之一的时间是在睡眠中度过的，可见睡眠对于生命的重要性。世界上没有不睡眠的人。曾经看到过一个报道说有个人多少年不睡觉。后来科学家研究发现，这个人的生理好像和别人不一样，虽然睁着眼睛，实际上也有睡眠。虽然没有人不睡觉，但有很多人却不会睡觉，准确地说不会科学地睡眠。就是在应该睡觉的时候不睡，不应该睡觉的时候大睡。这种恶习长期不改，对身体伤害是极大的，对养生是非常不利的。这也是现代很常见，很多人不以为然的事情。

这种在睡眠上阴阳颠倒的事，在古代是不存在的。因为古人在主观上持"日出而作，日入而息"的观念，而且在客观上，受条件限制，古人没有电和电灯，也不可能点灯熬油，深夜不睡，所以古人的生活自然合乎阴阳之道。在这个问题上，古人没有强调，因为当时不存在这个问题。但是，今天这个问题就很严重了，必须强调。电灯的发明，打破了昼夜的区别，给人带来了更大的自由，同时也带来了很大的副作用。很多人热衷于夜生活，昼夜颠倒，且自以为很时尚。实际上违逆了天道，对身心健康，有百害而无一利。

有人可能会说您又在危言耸听，我一直这样，也没有什么不好的。我们说，"种瓜得瓜，种豆得豆"，种下什么因就收获什么果。佛教讲的因果报应是世界的铁律。问题是因果联系在时间上有两种情况：一种是即时效应，由原因马上产生结果。比如毒药，马上就会置人于死地。另一种情况是延时效应，即由种下原因到出现结果需要较长的时间。很多时候是同一原因的长期累加的结果。比如养生就是这种情况。一次或者短时间合乎养生之道去生活，没有得到什么明显的效果；反之，违背养生之道，也没见有什么不好。这种情况最容易使人麻痹。如果不按照养生之道去生活马上就会有不利结果，就没有人不按养生之道生活了。因为没有人愿意生病，也没有人愿意早死。所以我们应该提高对养生之道对生命重要性的认识。程颐说过："饥而不食乌喙，人不蹈水火，只是知。"

为什么说在睡眠问题上昼夜颠倒是悖逆天道，不合乎养生之理呢？大家想想看，我们人是自然界长期进化发展的产物，人的生理、生命规律与自然界是一致的。人作为自然界的产物，怎么能够想象其生命规律和自然规律相反呢？天人合一是自然的逻辑，这就是《内经》天人相应思想所阐释的真理。《内经》已经告诉我们寤寐取决于卫气在阴阳之间的出入。而卫气在阴阳之间的出入是自然天道规律决定的。大家可能会说，古人讲的理论古怪玄虚，难以理喻，未必是真理。那我们看看现代科学是怎么认识的。

英国《每日邮报》报道，每天睡眠不足六小时的女性，罹患乳癌的风险将会增加超过百分之六十。这篇发表在《英国癌症期刊》的研究报告说，蜡烛两头烧的人，会大大提高罹患可能致命肿瘤的概率。科学家相信，睡眠不正常会扰乱身体分泌攸关重要激素"褪黑激素"，这种激素在预防癌症上扮演重要角色。日本科学家追踪将近两万四千名妇女的生活习惯长达八年，他们的研究结果提供了截至目前最强有力的证据，证明获得充足睡眠，攸关预防乳房肿瘤。研究人员发现，相较于睡足七小时者，每晚仅睡六小时或不足六小时的女性，罹患乳癌的概率高出百分之六十二。平均每晚睡九小时的女性，罹患肿瘤的风险则下滑百分之二十八。领导这项研究的柿崎真沙子说："我们发现睡眠时间和癌症之间关系很密切。只睡六小时或不足六小时的人，罹癌风险明显增高。"人类睡觉时，大脑会分泌褪黑激素来调节生理时钟，研究人员怀疑，这种激素借由控制雌激素的分泌量，在预防乳癌上扮演重要角色。目前已知不少乳癌的形成都跟雌激素有关。位于日本仙台的东北大学医学研究所科学家，针对参与健康与生活习惯调查的年龄介于四十岁到七十九岁妇女的调查资料展开研究，这项调查包括询问睡眠时间在内。在长达八年追踪调查期间，有一百四十三名受访者被诊断出罹患乳癌。研究人员分析罹癌对象的睡眠习惯时，发现睡得太晚、起得太早，都有很大影响。报道引述英国癌症研究中心表示，越来越多研究报告指向睡眠不足和癌症有关联。

另一个《肝癌的最新发现》资料显示，肝的致命伤原因如下：

"1. 晚睡晚起为最大致命伤。2. 早上不排便。3. 暴饮暴食。4. 不吃早餐导致透支体力而不自知。5. 服用药物过度。6. 防腐剂、添加物、色素、人工甘味（如沙茶酱）。7. 不当的油脂（如：色拉油为不稳定油），烹调尽量少用油，即便是好油，如橄榄油。疲倦时不吃油炸物，若要吃趁精神好时吃。8. 不生食（完全熟食）亦不利肝。青菜生吃或煮三分或五分熟，炒过的青菜当天吃完，不要隔夜吃。9. 错误的价值观，只追求卓越，欠缺和平、博爱。10. 急躁。

"要做到健康，完全不需花钱，只要注意起居与饮食习惯的调整。食疗加上时疗，让身体在正确的时间内主动进行吸收与排毒的动作。

"原因：晚上9—11点为免疫系统（淋巴）排毒时间，此段时间应安静或听音乐。倘若此时，做母亲的仍处于焦虑状态，如洗碗盘、盯孩子功课，对健康不利。晚间11点—凌晨1点，肝的排毒，须在熟睡中进行。凌晨1—3点，胆的排毒亦同。凌晨3—5点，肺的排毒，此即为何咳嗽的人在这段时间咳得最剧烈——因排毒动作已走到肺经，不应用止咳药，以免抑制废积物的排除。凌晨5—7点，大肠的排毒，应上厕所排便。凌晨7—9点，小肠大量吸收营养的时段，应吃早餐。疗病者最好早吃，在6点半前，养生者在7点半前，不吃早餐者应改变习惯，即使拖到9、10点吃都比不吃好。晚睡晚起混乱整个排毒过程。另外，半夜至凌晨4点为脊椎造血时段，必须熟睡，不宜熬夜。"可见，现代科学的调查已经发现不按时充分地睡眠与疾病的密切关系。

中医认为经脉之气的循行与昼夜有关，十二经脉之气各旺于一个时辰。手太阴肺经旺于寅时（3:00—5:00），手阳明大肠经旺于卯时（5:00—7:00），足阳明胃经旺于辰时（7:00—9:00），足太阴脾经旺于巳时（9:00—11:00），手少阴心经旺于午时（11:00—13:00），手太阳小肠经旺于未时（13:00—15:00），足太阳膀胱经旺于申时（15:00—17:00），足少阴肾经旺于酉时（17:00—19:00），手厥阴心包经旺于戌时（19:00—21:00），手少阳三焦经旺于亥时（21:00—23:00），足少阳胆经旺于子时（23:00—1:00），足厥阴肝经旺于丑时（1:00—3:00）。

懂得了以上的道理，我们就应该遵循自然规律，按时作息，这就是"休息"。休息者，休而复息，只有休养好了，才能更好地工作生活。其实，上天是眷顾人类的，在应该睡觉时，会发出信号告诉我们，我们应该听自然的话，做一个天地的"肖子"。而有些人死顶硬扛，还自以为本领了得，悲夫！

目不瞑治法

黄帝曰：善。治之奈何？伯高曰：补其不足，泻其有余①，调其虚实，以通其道②，而去其邪。饮以半夏汤一剂，阴阳已通，其卧立至。

【注释】

①"补其不足"两句：指针刺补泻。张景岳："此针治之补泻也。补其不足，即阴精所出，足少阴之照海也。泻其有余，即阳跷所出，足太阳之申脉也。若阴胜阳而多卧者，自补阳泻阴矣。"②以通其道：沟通阴阳经脉交会的隧道。

【细读】

本节论述了失眠的治法。黄帝说：好！怎样治疗呢？伯高说：用针刺补其阴分的不足，泻其阳分的有余，调理虚实，沟通阴阳交会的隧道，从而消除邪气，再饮用半夏汤一剂，使阴阳经气畅通，马上可以安卧入睡。

附:《灵枢·口问》之欠。

黄帝曰：人之欠者，何气使然？岐伯答曰：卫气昼日行于阳，夜半则行于阴。阴者主夜，夜者卧。阳者主上，阴者主下。故阴气积于下，阳气未尽，阳引而上，阴引而下，阴阳相引，故数欠。阳气尽，阴气盛，则目瞑；阴气尽而阳气盛，则寤矣。泻足少阴，补足太阳。

黄帝说：人打呵欠，是什么气所致？岐伯回答说：卫气白天循行阳分，夜间循行阴分。阴气主夜，入夜则睡眠。阳气升发而主上，阴气沉降而主下。所以人在夜间将睡之时，阴气聚集于下部，阳气还未全入阴分，阳仍有引气上升的作用；而同时，阴气开始引阳气向下降，阴阳上下相引，于是连连呵欠。等到阳气都入阴分，阴气大盛时，就能闭目安眠；等到阴气尽而阳气盛，就醒了。这样的症状，泻足少阴经，补足太阳膀胱经。本节论述了哈欠是阴阳相引出现的生理反应，是促人入睡的信号，养生者应该遵守，做好入眠准备。